Monika Brunsting

Legasthenie zwischen Coming-out und keiner merkts

Haupt

Monika Brunsting

Legasthenie zwischen Coming-out und keiner merkts

Wie man mit Dyslexie zurechtkommen kann:
Erwachsene Betroffene berichten

Haupt Verlag

Zur Autorin: *Monika Brunsting*, Dr. phil., hat nach mehrjähriger Lehrtätigkeit in Basel Heilpädagogik und in Zürich Psychologie studiert. Nach Abschluss ihrer Dissertation absolvierte sie eine Psychotherapieausbildung. Sie arbeitete während vieler Jahre als Schulpsychologin, Sonderpädagogin, Lern- und Psychotherapeutin und führt seit 1997 das Nordostschweizer Institut für Lernfragen (NIL) in Oberuzwil und Zumikon. Sie ist Autorin verschiedener Bücher und Artikel zu Themen wie Lernen und Lernschwierigkeiten (ADHS, LRS, Dyskalkulie, Achtsamkeit, exekutive Funktionen und Positiver Psychologie, Achtsamkeit) und Dozentin an verschiedenen Institutionen (z. B. HfH Zürich, ILT Kreuzlingen), sowie in der Eltern- und Lehrerbildung.

www.nil-brunsting.ch

1. Auflage: 2016

Bibliografische Information der Deutschen Nationalbibliothek
Die Deutsche Nationalbibliothek verzeichnet diese Publikation
in der Deutschen Nationalbibliografie; detaillierte bibliografische
Daten sind im Internet über http://dnb.dnb.de abrufbar.

ISBN 978-3-258-07981-3

Umschlaggestaltung: Marlis Braunwalder
Satz: Die Werkstatt Medien-Produktion GmbH
Illustration S. 16: Irene Odermatt
Lektorat/Korrektorat: Gregor Szyndler
Printed in Germany

www.haupt.ch

Inhaltsübersicht

«In der Schule lernte ich nicht Deutsch, sondern ich lernte, dass ich nie eine Chance hatte, einen Satz richtig zu schreiben. Dank starker Unterstützung aus dem Elternhaus wurde mein Selbstvertrauen aber nicht gebrochen, und ich machte aus der Not eine Tugend, indem ich meine Zeit auf das konzentrierte, was mir Spaß machte. Neben Naturwissenschaften und Mathe war das auch lesen. So konnte ich nach der Schule zwar keine Rechtschreibung, hatte aber dafür eine überdurchschnittliche Allgemeinbildung.»

Ruedi Noser, Ständerat, Mitglied Verband Dyslexie Schweiz

Vorwort

Viele Menschen in hochentwickelten Ländern Europas und aber auch auf andern Kontinenten haben Probleme mit Lesen und Rechtschreiben. Nicht wenige gelten gar als Illettristen. Viele von ihnen bewältigen ihre Dyslexie sehr gut, während andere dabei stranden. Was bei der Bewältigung dieser Schwierigkeiten langfristig hilft, scheint kaum jemand zu wissen. Jedenfalls existiert praktisch keine Literatur darüber.

Eine Antwort auf genau diese Frage aber interessierte die Autorin (als Psychologin, Sonderpädagogin und langjährige Dyslexietherapeutin) und nachdem sie ein paar Jahre darüber nachgedacht hatte, machte sie sich auf die Suche nach Menschen, die ihre Dyslexie erfolgreich bewältigt hatten. Sie traf Ella, Ernst, Georg, Maria, Max, Mia und Sofia, die einen Teil ihrer Zeit und ihrer Geschichten zur Verfügung stellten, um in verständlichen Worten über ihre Erfahrungen zu berichten.

Das vorliegende Buch basiert auf aktuellen wissenschaftlichen Grundlagen und kann von Interessierten verstanden werden, auch wenn sie keine Fachleute sind. Es sollte kein wissenschaftliches, wohl aber ein wissenschaftlich fundiertes Buch werden. Es soll ein Buch sein, das zum Nachdenken anregt, das viele mögliche Wege aufzeigt, zum Ausprobieren einlädt und Hoffnung macht.

Die Kernbotschaften stecken in den Geschichten, die die Betroffenen erzählten: Sie zeigen den aufmerksamen Lesenden, was dabei helfen kann, mit seiner Dyslexie gut klarzukommen.

Die Autorin und ihre Gesprächspartnerinnen und Gesprächspartner wünschen dem Buch eine gute Reise zu seinen Lesern und Leserinnen und hoffen, damit andere Menschen zu motivieren, ihre eigenen Lernschritte zu unternehmen.

Monika Brunsting
Ella, Ernst, Georg, Maria, Max, Mia und Sofia

1. Einleitung

Viele Menschen in hoch entwickelten Ländern sind trotz vollständig durchlaufener Schullaufbahn nicht in der Lage, so gut zu lesen und zu schreiben, dass sie ihren Alltag ohne Probleme meistern können.

Rund 800 000 Menschen in der Schweiz gelten als Illettristen oder funktionale Analphabeten. In Deutschland geht man nach Jana Hauschild (2015) von 7,5 Millionen Personen aus. Man scheint also selbst mit qualitativ hochstehenden Bildungsbemühungen nicht alle Menschen zu erreichen. Der Anteil dieser Personen könnte noch ansteigen, wurden doch in den letzten zehn bis fünfzehn Jahren viele Ressourcen für Schüler mit Lese-Rechtschreibschwierigkeiten (LRS, Dyslexie) aus finanziellen Gründen gestrichen oder für anderes eingesetzt. Man muss kein Pessimist sein, um in Zukunft mit einer wachsenden Anzahl von Erwachsenen mit markanten Lese-/Rechtschreibproblemen zu rechnen. Manche werden auch im Erwachsenenalter noch die Kriterien für eine Dyslexie erfüllen.

Obschon also eine große Anzahl von Menschen das Bild einer Dyslexie oder gar eines Illettrismus[1] zeigen, existieren erstaunlicherweise praktisch keine Forschungsarbeiten zu der Frage, wie sie diese Schwierigkeiten bewältigen. Dieses Ergebnis der Literaturrecherche war dann doch ziemlich erstaunlich.

Viele Menschen mit Dyslexie sind erfolgreich und längst nicht alle sind heute unter den Illettristen zu finden. Viele von ihnen haben eine sehr gute Entwicklung gemacht. Von diesen sollte man lernen können. Genau das ist die Absicht dieses Buches.

Im Folgenden werden wir auch die Begriffe Dyslexie, LRS (Lese-Rechtschreibschwäche) und Legasthenie synonym verwenden. Meine Gesprächspartnerinnen und -partner brauchen jeweils den Begriff, der ihnen liegt, und es spricht nichts dagegen, das so stehen zu lassen.

Eine kurze Begriffsgeschichte zeigt die Herkunft des Konzepts auf. 1916 veröffentlichte der ungarische Experimentalpsychologe und Psychiater Paul Ranschburg das erste Buch über Legasthenie und Dyskalkulie. Er nannte es «Die Leseschwäche (Legasthenie) und Rechenschwäche (Arithmasthenie) der Schulkinder im Lichte

---

1 Die Begriffe Dyslexie und Illettrismus werden hier synonym verwendet, wenn dies auch nicht ganz zutreffend ist. Viele Dyslektiker bleiben mit Illettrismus oder funktionalem Analphabetismus zurück. Aber nicht alle Illettristen leiden an einer Dyslexie. Die Überschneidungen sind jedoch m. E. gross genug, um diese Verwendung zu rechtfertigen.

des Experiments». Lotte Schenk-Danzinger, die österreichische Psychologin und Professorin, übernahm ihn im Jahr 1968, und in der Folge erreichte er viel Beachtung. Anfänglich war bei Legasthenie oder Dyskalkulie stets eine medizinische Komponente mitgedacht. Medizinische und neurowissenschaftliche Forschung wird bis heute zitiert und rezipiert, ohne dass man allerdings dadurch zu grundlegend neuen pädagogischen oder therapeutischen Interventionen gekommen wäre. Die Lösung heißt bis heute im Wesentlichen: üben, üben, üben.

In den Siebzigerjahren wurde diese Sichtweise scharf kritisiert. Ein pädagogischer Begriff wurde vorgeschlagen – Lese-Rechtschreibschwäche oder LRS. Dieser Befund wurde nicht nur pädagogisch behandelt, sondern auch pädagogisch erklärt. Es wurde über eine fehlende Passung von Unterricht und Individuum berichtet. Häufig wurden bildungsferne Elternhäuser beobachtet. Die sonderpädagogischen oder, wie sie oft genannt wurden, pädagogisch-therapeutischen Bemühungen waren jedoch nicht wesentlich anders als zuvor. Neu und wichtig war die Idee, dass der Schulunterricht eine Rolle spielen könnte bei der Entstehung dieser Störung. Dyslexie gilt als Behinderung. Somit kann man mit Dyslexie gemäß dem Behindertengleichstellungsgesetz in Schule, Lehre, Studium oder Weiterbildung einen Nachteilsausgleich beantragen. Dieser Nachteilsausgleich wurde in den OECD-Staaten vor etlichen Jahren eingeführt. Er soll Menschen mit Behinderungen eine angemessene Bildung ermöglichen. Einige unserer Gesprächspartner hatten in ihrer Kindheit bereits Kontakt mit dem Nachteilsausgleich.

Die extrem offene Fragestellung unseres Projekts rief nach speziellen Untersuchungsmethoden. Weder Fragebogen noch Tests konnten hier weiterhelfen. Informationen dazu sollten in Gesprächen gefunden werden. Gut trainierte Psychologen-, Psychotherapeuten- und Heilpädagogen-Ohren sollten helfen, auf dem Hintergrund der wichtigsten Theorien das Gehörte zu verstehen.

Deshalb wurde nach Erwachsenen gesucht, die mit einer LRS unterwegs sind oder waren. Sie sind zwischen 25 und 66 Jahre alt und stammen aus dem Bereich der psychologischen und sonderpädagogischen Praxis sowie aus dem privaten Umfeld der Autorin. Sie kommen mit ihrer Dyslexie gut klar oder haben sie erfolgreich überwunden und können uns über ihre eingeschlagenen Wege berichten. Wir werden sehen, dass eine solche Reise weg von der Dyslexie viel Zeit braucht. Die Geschichten machen deutlich, dass es sich lohnt, die Sache anzupacken. Das kann auch andern Betroffenen Mut machen.

Zum besseren Verständnis der Geschichten hilft Wissen in verschiedenen Disziplinen. Die Neurowissenschaften erforschen, wie solche Störungen und Schwierigkeiten entstehen und wie man sie verändern kann. Die Resilienzforschung versucht zu ergründen, was Menschen hilft, mit diesen Herausforderungen gut umzugehen und dabei so gesund wie möglich zu bleiben. Die Positive Psychologie zeigt auf, welche Faktoren zur Lebenszufriedenheit beitragen und wie diese helfen, Schwierigkeiten zu überwinden. Die kognitive Psychologie möchte in Erfahrung bringen, welche kognitiven und emotionalen Strategien helfen können, diese Schwierigkeiten zu bewältigen. Sie arbeitet heute oft mit dem Konzept der exekutiven Funktionen. Die pädagogische und die sonderpädagogische Forschung beschreiben den aktuellen Wissensstand aus dem Blickwinkel der Schule oder der Förderung. In Kapitel 2 werden die gewählten theoretischen Hintergründe beschrieben, und es wird das praktische Vorgehen erläutert.

Dann folgen die einzelnen Geschichten (Kapitel 3). Diese bilden das Kernstück dieses Projekts und beanspruchen entsprechend viel Raum. Sie sollen für sich sprechen und die Bewältigungsgeschichte der betreffenden Person möglichst persönlich und geschehensnah erzählen. Einzelne Themen werden als rote Fäden durch die Gespräche führen. Anschließend erfolgt eine individuelle Auswertung und Auslegung der Texte auf der Grundlage der Theorien, mit denen wir diese «Forschungsreise» zu verstehen suchen.

Danach (Kapitel 4) werden die einzelnen Auswertungen zusammengefügt, und es wird überlegt, welche Konsequenzen sich daraus ableiten lassen. Da der Weg dorthin einer je individuellen (Lern-)Expedition gleicht, können die Ergebnisse nicht repräsentativ sein. Vielleicht können die vielfältigen Eindrücke, Bilder und Fakten aber ein Anstoß sein zu breit abgestützter Forschung, die Repräsentativität anstrebt.

Die Autorin ist als Psychologin (Schulpsychologin, klinische Psychologin, Psychotherapeutin) und Sonderpädagogin seit Jahren mit Dyslexie und deren negativen Folgen konfrontiert. Sie möchte entmutigten Betroffenen, Eltern, Lehrpersonen und Therapeuten zeigen, wie schwierige Geschichten sich gut entwickeln können und was Betroffene selbst, ihre Eltern und Schulen zu einem Gelingen beitragen können – ein angesichts knappster pädagogischer und sonderpädagogischer Ressourcen wichtiges Anliegen.

2. Theoretische Grundlagen

Wir stützen uns hier auf verschiedene Theorien ab, weil ein so komplexes Phänomen wie die Dyslexie – noch dazu mit so viel zeitlicher Distanz betrachtet, wie es die Gesprächspartner hier mit Blick zurück in ihre Kinder- und Jugendjahre tun – einen weiten und breiten Blick erfordert. Dies ist gerade auch im Hinblick auf die Bewältigungsmöglichkeiten wichtig.

Die wichtigsten Theorien, die uns dabei helfen sollen, gut zu fokussieren und die Geschichten in Kapitel 3 möglichst gut zu verstehen, sind:

2.1 Neurowissenschaften und Lernpsychologie
2.2 Kognitive Psychologie und exekutive Funktionen
2.3 Positive Psychologie und Resilienzforschung
2.4 Pädagogische und sonderpädagogisches Wissen
2.5 «Psychotherapeutenohren»

2.1 Neurowissenschaften und Lernpsychologie

Die modernen Neurowissenschaften ermöglichen einen eher naturwissenschaftlichen Blick auf das Lernen und die Entwicklung von Menschen. Sie bilden gewissermaßen einen Kontrapunkt zu etablierten psychologischen und pädagogischen Sichtweisen. Sie zeigen aber keineswegs die ganze Realität, sondern eben eher eine naturwissenschaftliche Optik. Dadurch können sie helfen, neue Impulse zu geben oder Entwicklungen zu verstehen.

Aus Sicht der Neurowissenschaften ist klar, dass bestimmte organische Faktoren zu einer Dyslexie führen können. Jeffrey Gruen von der Yale University berichtete 2005, dass man bei Dyslexie gehäuft Veränderungen im DCDC2-Gen auf Chromosom 6 findet. Dadurch ist die Kommunikation der Hirnregionen untereinander gestört und das Lesen Lernen fällt schwer (www.spektrum.de/news/gen-fuer-leseschwaeche/792995). Nicht alle Menschen mit dieser Konstellation entwickeln jedoch das Bild einer Dyslexie und nicht alle Dyslexie-Betroffenen haben diese Konstellation. Wer davon betroffen ist und wer nicht, das entscheiden andere Faktoren. Wie die aktuelle neurobiologische Forschung zeigt, sind Umweltfaktoren (Familie, Gesellschaft, Schule) in der Lage, genetische Codes an- oder auszuschalten (Epigenetik). So kommt es, dass Dyslexien sich sowohl in Umgebungen entwickeln, in denen man dies durchaus erwartet (in sogenannt «bildungsfernen» Familien), als auch in solchen, in denen man dies eher nicht erwarten würde (z. B. beim Sohn des Professors für Germanistik).

Paula Tallal (1980) fand in ihrer Forschung bereits vor Jahren heraus, dass viele Dyslektiker bestimmte Laute (wie z. B. «k») oder andere sehr kurz aufeinanderfolgende phonologische Informationen mit weniger als 40 Millisekunden Abstand zueinander nicht adäquat verarbeiten können. Erwachsene Dyslektiker, die recht gut lesen und schreiben gelernt hatten, zeigten diese Schwierigkeit immer noch. Tallal entwickelte ein Training, das die Informationsverarbeitung verbessert. Forscher an verschiedenen Universitäten sind heute intensiv daran, hier weiterzukommen.

Da viele ADHS-Betroffene ebenfalls unter Dyslexie leiden, ist anzunehmen, dass auch bei Dyslexie Hirnreifungsprozesse eine Rolle spielen. Eine Reifungsverzögerung im Bereich der sprachverarbeitenden Hirnareale kann zu einer Sprachentwicklungsverzögerung und auch zu einer Dyslexie führen. Reifungsverzögerungen im Bereich des Frontallappens können zu Verzögerungen in der Entwicklung der exekutiven Funktionen (s. u.) führen. Dies dürfte bei den meisten Betroffenen, die auch eine AD(H)S haben, der Fall sein. Der Frontallappen ist der Hirnlappen, der sich am spätesten entwickelt, und das macht ihn und die dort verarbeiteten Leistungen sehr vulnerabel: Je nach den Äußeren Entwicklungsbedingungen kann er sich gut oder schlecht entwickeln.

So viel zu aktuellen Forschungsbefunden zur Entstehung einer Dyslexie. Man forscht und versucht weiterzukommen. Es scheint jedoch alles andere als einfach zu sein, auf der basalen Ebene Fortschritte zu erzielen. Etwas einfacher gestaltet sich dies auf höherer Ebene: Das Lesen- und Rechtschreiben-Lernen sind auch als Lernprozesse zu verstehen und dazu wissen die Neurowissenschaften heute recht viel. Sie zeigen, dass das Lernen zu strukturellen und funktionellen Veränderungen in der Hirnarchitektur führt. Die daraus abgeleitete Lernpsychologie weiß:

Das Lernen benötigt

- viele Durchgänge (Training),
- genügend Ruhezeiten (Schlaf oder ruhige Umgebung),
- eine angstfreie Lernumgebung,
- gute Emotionen,
- eine gut strukturierte und anregende Lernumgebung.

Das Lernen ist ein sehr komplexer Prozess. Zu seinem Gelingen sind neben den bereits erwähnten auch noch verschiedene weitere Faktoren wichtig. Das Lernen ist auf eine stress- und angstfreie Umgebung angewiesen, denn Angst geht Hand in Hand mit einem hyperaktiven Mandelkern (Amygdala, ein Teil des limbischen Systems). Ein solcher stört die Speicherung im Hippocampus. Stress und Angst wird man los, wenn man sich Zeit nimmt, sich entspannt und locker auf etwas konzentriert. Auch Achtsamkeit zu praktizieren kann sehr hilfreich sein. Leider ist aber gerade das Lernen der Schriftsprache für alle motivierten Lerner zumeist mit großem Stress verbunden. Mit der Zeit kann sich aus diesem eine massive Angst entwickeln, und so erstaunt es nicht, dass es oft so schwer vor sich geht.

Die Langzeitspeicherung erfolgt im Wesentlichen im Schlaf. Wer zu wenig schläft, lernt schlecht (Sandra Aamodt & Samuel Wang, 2012, Gerhard Roth, 2011, Manfred Spitzer, 2002). Deshalb sollte gut auf den Schlaf geachtet werden – das gilt nicht nur für Dyslektiker und ihre Eltern. Schlafverbessernd ist es, zwei Stunden vor der geplanten Einschlafzeit auf alle elektronischen Geräte zu verzichten, weil das damit ausgesendete (eher blaue) Licht die Melatonin-Ausschüttung stört und somit das Einschlafen verhindern oder erschweren kann. Seit kurzem gibt es neue Funktionen auf dem PC, die automatisch am Abend das Licht des Bildschirms entsprechend verändern.

Auch die Schlafqualität selbst ist beim Lernen eminent wichtig. Zu wenig Tiefschlaf erschwert die Langzeitspeicherung. Eine Geräuschquelle (wie z. B. ein laufender Fernseher) im Schlafzimmer erschwert deshalb die Langzeitspeicherung.

Die Lernumgebung sollte anregend sein, was bei Dyslektikern aus bildungsfernen Familien oft nicht der Fall ist. Elektronische Medien sind nicht immer die Art von Anregung, die für das Lernen sinnvoll ist. Als anregend wird ein Optimum an Aktivierung verstanden: man sollte weder zu entspannt noch zu angespannt sein. Bei vielen Lernenden stellt sich dieser Zustand ein, ohne dass man sich den Kopf darüber zerbrechen muss. Für Dyslektiker hingegen ist es jedoch oft recht schwierig, diesen Zustand beim Lernen von Schriftsprache zu erreichen und aufrechtzuerhalten.

2.2 Kognitive Psychologie und exekutive Funktionen

Die kognitive Psychologie interessiert sich dafür, wie Menschen lernen. Ein wichtiger und für die Praxis sehr hilfreicher Ansatz ist das in diesem Rahmen entstandene Konzept der exekutiven Funktionen.

Exekutive Funktionen sind Steuerungsfunktionen, die bei komplexen Prozessen eine große Rolle spielen. Sie sind schwergewichtig im Frontallappen angesiedelt, sind aber mit dem limbischen System, dem eigentlichen Zentrum der Emotionen, eng verbunden. Die Amygdala ist weitgehend zuständig für die negativen Emotionen und kann die exekutiven Funktionen sehr behindern.

Man unterscheidet heute oft zwischen bewussten exekutiven Funktionen (häufig als «kalte Funktionen» bezeichnet; sie werden vorrangig im Frontallappen bearbeitet) und unbewussten («heißen exekutiven Funktionen», die vom limbischen System ausgehen und schwer zu steuern sind). Das Ziel sollte es sein, eine Balance zu finden zwischen kalten und heißen exekutiven Funktionen. Weder die kalten (kognitiven) noch die heißen (emotionalen) sollten dominieren. Vielmehr sind im Idealfall beide gleich stark und können bei Bedarf gezielt und bewusst eingesetzt werden. Daniel Siegel und Tina Payne Bryson (2015) vertreten dieselbe Auffassung und vergleichen dies mit einem Haus: im unteren Stockwerk (unteres Gehirn) sind die Emotionen und, im oberen (oberes Gehirn) das Denken (Abbildung unten). Sie sind der Meinung, es sei eine wichtige Entwicklungsaufgabe, diese Verbindungstreppe in beide Richtungen selbstgesteuert benützen zu lernen.

Die exekutiven Funktionen entwickeln sich im Verlauf des Lebens, und so ist es sehr wichtig, seine Erwartungen dem Entwicklungsstand des Individuums anzupassen. Um beim Bild des Hauses zu bleiben: Während es bei Babys normal ist, dass sie sich viel im unteren Stockwerk aufhalten und das obere erst langsam für sich entdecken (Walter Mischel, 2015), wäre es sehr auffällig, wenn dies bei Schulkindern oder gar Erwachsenen immer noch der Fall wäre.

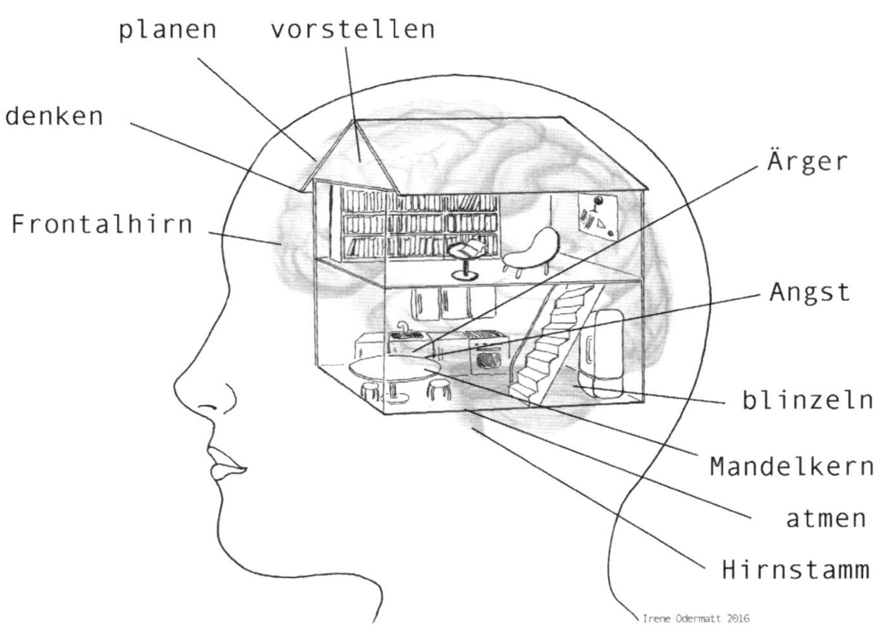

Oberes und unteres Gehirn

Übersicht exekutive Funktionen

Im Folgenden werden nun die einzelnen exekutiven Funktionen betrachtet. Vorausgeschickt sei, dass das Konzept der exekutiven Funktionen ist nicht sehr scharf ist und deshalb nicht überall ganz gleich verwendet wird. Im Forschungskontext wird heute meist von Inhibition, Arbeitsgedächtnis und kognitiver Flexibilität gesprochen. Wir haben diese noch weiter aufgefächert und arbeiten mit den folgenden exekutiven Funktionen:

Selbstregulation, Handlungsplanung. Organisation des Verhaltens, Zeitgefühl und Zeitmanagement, Flexibilität des Verhaltens, Arbeitsgedächtnis, Metakognitionen, Handlungskontrolle und Reflexion.

Diese differenziertere Sichtweise erlaubt mehr Beobachtungen. Entsprechend lassen sich daraus mehr konkrete Ansatzpunkte für die Förderung ableiten.

Uns interessiert hier vor allem, wie Menschen ihre (Lese- und Schreib-)Handlungen planen, wie sie sie überwachen, sich innerlich oder äußerlich organisieren, ob sie sich flexibel verhalten, ihr Arbeitsgedächtnis nutzen und trainieren und ob sie sich selbst steuern können (Selbststeuerung von Aufmerksamkeit, Motivation, Impulsen). Aber auch die Frage, wie sie ihr Lernen organisieren (Lern- und Problemlösungsstrategien) und wie sie aus ihrem Lernen fürs Leben lernen (Metakognitionen, Reflexionen, s. a. Brunsting 2011) ist von großem Interesse.

Die einen Lerner starten zwar mit Schwierigkeiten beim Lesen- und/oder Schreiben-Lernen, können aber dank ihrer guten Steuerungsfunktionen trotzdem gut lernen. Sie erlernen dabei nicht nur die schriftsprachlichen Fähigkeiten und Fertigkeiten, sondern auch Fähigkeiten, die ihnen zur Lebensbewältigung dienen – etwa Selbstregulation, Ausdauer und Anstrengungsbereitschaft. Andere wiederum beginnen mit denselben Schwierigkeiten, haben jedoch weder gute Steuerungsfunktionen noch jemanden, der ihnen bei ihrem Aufbau hilft. Das macht im Entwicklungsverlauf einen großen Unterschied.

Selbststeuerung der Aufmerksamkeit, Motivation und Impulse

Forschungsergebnisse zeigen, dass die Fähigkeit, sich selbst zu steuern (Selbstregulation) für das Leben von eminenter Bedeutung ist. Wie Mischel mit seinen Forschungsarbeiten schon in den Neunzigerjahren zeigte, sind Vierjährige, die auf ihre Belohnung warten konnten, zwanzig Jahre später in Studium oder Beruf erfolgreicher, haben bessere soziale Beziehungen und sind weniger häufig in kriminelle Handlungen verwickelt als die Altersgenossen, die nicht warten konnten (Eigsti & Mischel, 2006). Diese Forschungsergebnisse, die als «Marshmallow-Test» in die Forschungsgeschichte der Psychologie eingingen, wurden von Terry Moffitt und ihrem Team 2011 bestätigt. Moffitt zeigte zusätzlich auf: Wer ab Geburt mit besseren Selbststeuerungsfähigkeiten ausgestattet war, war mit 32 Jahren gesünder, weniger von Süchten betroffen und finanziell bessergestellt. Die Selbststeuerung scheint also für den Lebenserfolg zentral zu sein.

Isabelle Bauer & Roy Baumeister (2013) verstehen die Selbstregulation einerseits als relativ stabile Charaktereigenschaft. Andererseits kann sie aber auch, fast wie ein Muskel, trainiert werden. Dieser Aspekt macht sie interessant für Psychologie und Sonderpädagogik, aber auch für die alltägliche Lebensbewältigung. Er bedeutet, dass es sich lohnt, Selbstregulation auszuüben, weil man damit nicht nur das gerade anstehende Problem, sondern auch viele der darauf folgenden besser lösen kann.

Die Selbstregulation ist nach Baumeister nicht unerschöpflich. Wer hungrig oder müde ist, kann sie deutlich weniger gut anwenden. Wer sie über lange Zeit gebraucht hat, hat irgendwann eine «leere Batterie». Deshalb gilt es, sorgsam mit ihr umzugehen. Wer beispielsweise neben dem laufenden Fernseher oder PC eine Problemlöse- oder Lern-Aufgabe gut bewältigen will, muss damit rechnen, dass er länger hat und vielleicht auch Fehler macht. Vielleicht bricht die Selbstregulation auch bald zusammen und das Ziel wird gar nicht erreicht. Auf jeden Fall aber wird er nachher stärker ermüdet sein. Baumeister spricht von Ego-Erschöpfung, einem Zusammenbruch der Selbstregulation. Dies kann sich nicht nur auf die anstehende Aufgabe auswirken, sondern auch auf die nächste – selbst wenn diese nicht das Geringste mit der Ersten zu tun hat (Vohs & Baumeister, 2013).

Koole, Van Dillen & Sheppes (2013) unterscheiden folgende Arten von Selbstregulation:

- bedürfnisorientierte (emotionale) und
- zielorientierte (kognitive) sowie
- Person orientierte (personale) Selbstregulation.

Die bedürfnisorientierte Selbstregulation sucht Vergnügen und vermeidet Schmerz. Sie ist hedonistisch und wird primär vom limbischen System gesteuert (unteres Gehirn). Die Selbstregulation beginnt schon bald nach der Geburt wirksam zu werden (Babys weinen und beruhigen sich durch Nuckeln).

Die zielorientierte Selbstregulation ist recht ausgeprägt kognitiv und geht vom Frontallappen aus (oberes Gehirn).

Die Person orientierte Selbstregulation ist auf den ganzen Menschen ausgerichtet. Sie bezieht neben den Emotionen und den Kognitionen auch die Körperwahrnehmung ein und wird häufig in Meditationen und Achtsamkeitsübungen trainiert (Koole et al. 2013). Sie umfasst das untere und obere Gehirn.

Die Selbstregulation steuert Aufmerksamkeit, Motivation und Impulse, aber auch alle anderen exekutiven Funktionen. Ob Handlungsplanung, Organisation, Flexibilität, Zeitmanagement oder Arbeitsgedächtnis, alles kann nur mit einer guten Selbstregulation funktionieren.

Die Selbstregulation ist beim Lernen buchstäblich wichtiger ist als die Intelligenz, wie Angela Duckworth & Martin Seligman 2008 zeigten. Um die Selbstregulation zu konkretisieren und sie in den Geschichten auch aufspüren zu können, haben wir einige Fragen zusammengestellt:

Tue ich das, was ich tun sollte? Lenken mich Gedanken ab? (Na ja, dann lasse ich die eben ziehen und komme wieder zurück zu dieser Aufgabe.) – Bin ich motiviert? (Nein? Dann muss ich mich besonders bemühen bei dieser Aufgabe.) – Bin ich wütend oder ärgerlich? (Wenn es ganz schwierig ist, könnte eine stille Minute helfen.) – Habe ich angefangen? Bin ich dran? Bin ich fertig?

Im Folgenden gehen wir nun kurz auf die weiteren exekutiven Funktionen ein, die wir hier benutzen (s. a. Kapitel 6a Tool für exekutive Funktionen).

Handlungsplanung

Viele komplexere Handlungen, wie sie in der Schule, beim Lernen und im Leben vorherrschen, müssen gut geplant werden, damit sie gelingen können (Brunsting, 2011). Man muss Prioritäten setzen können, damit man überhaupt anfangen kann.
Dabei kann es helfen, sich folgende Fragen zu stellen:

Was ist meine Aufgabe? Was ist mein Ziel? Wie kann ich vorgehen?

Organisation des Verhaltens

Um komplexe Handlungen gut auszuführen, ist es nötig, sich innerlich und äußerlich darauf vorzubereiten und gut zu fokussieren. Dies hilft der Aufmerksamkeit und Konzentration auf die Sprünge.

Habe ich mich innerlich auf die Aufgabe eingestellt? Habe ich die äußere Umgebung entsprechend ausgewählt oder eingerichtet? Habe ich Ablenkungen (Smartphone, PC, Spielkonsolen) außer Sichtweite gebracht?

Zeitgefühl und Zeitmanagement

Die Zeit spielt eine große Rolle im heutigen Leben. Dyslexiebetroffene sollten aufgrund ihrer Probleme darauf gefasst sein, mehr Zeit ins Lernen investieren zu müssen als andere. Wie sie damit umgehen, können sie mit Fragen wie diesen etwas steuern:

Wie viel Zeit steht mir zur Verfügung? Habe ich genug Zeit? Ist mein Zeitgefühl einigermaßen zutreffend? Wie teile ich meine Zeit ein?

Flexibilität des Verhaltens

Hat man einmal mühsam herausgefunden, wie man an eine Aufgabe herangehen kann (z. B. Wörter richtig schreiben zu lernen), neigt man dazu, diesen Weg immer wieder zu beschreiten, auch wenn er sich für die aktuell anstehende Aufgabe (z. B. einen Text fließend lesen zu lernen) nicht eignet. Es gilt also, je nach Aufgabe flexibel zu reagieren und Strategien zu ändern, wenn sie nicht passen:

Wie gehe ich vor bei solchen Aufgaben? Was mache ich, wenn es nicht funktioniert?

Arbeitsgedächtnis

Das Arbeitsgedächtnis (früher auch Kurzzeitgedächtnis genannt), ist eine extrem wichtige exekutive Funktion. Es hilft, komplexe Aufgaben zu lösen, Zwischenresultate nicht zu vergessen, die einzelnen Schritte in der richtigen Reihenfolge zu machen und die nächsten Ziele nicht aus den Augen zu verlieren. Wenn ich von mir weiß, dass mein Arbeitsgedächtnis nicht allzu gut ist, kann ich es trainieren (Brunsting, 2008). Ich sollte aber auch weitere Vorkehrungen treffen für den Einzelfall, um Pannen möglichst zu verhindern:

Kann ich mir Dinge kurzfristig merken (Wanderdiktat)? Bin ich vergesslich? Verliere ich bei komplexen Gedankengängen (z. B. beim Schreiben eines Textes) den roten Faden? Was kann ich tun, um weniger zu vergessen (z. B. Post-it-Zettel verwenden, Regeln aufstellen)?

Metakognitionen

Bereits seit Jahrzehnten versucht man, das Lernen durch Metakognitionen zu beeinflussen. Auf Metakognitionen zielende Strategien können sehr hilfreich sein, um bestimmte Aufgaben gut zu lösen. Damit sie möglichst wirksam sind, lohnt es sich, sich diese bewusst zu machen. Fragen wie diese helfen dabei:

Was weiß ich über das Lernen generell? Wie lerne ich am besten? Wie lerne ich am liebsten? Wie lerne ich am besten? Wie löse ich solche Aufgaben am besten?

Handlungskontrolle, -korrektur und Reflexion

Sehr sinnvoll ist es, eine gelöste Aufgabe zu kontrollieren und zu reflektieren. Allerdings zeigt der Alltag, dass dies – nicht nur von Menschen mit Lernproblemen – sehr selten getan wird. Damit «verschenkt» man jedoch Lernmöglichkeiten.

Habe ich das Ziel erreicht oder bin ich ihm näher gekommen? Habe ich Schritte in die richtige Richtung gemacht? Habe ich die Aufgabe richtig gemacht oder muss ich etwas korrigieren? Was habe ich hier gemacht? Was habe ich gelernt oder trainiert? Wo kann ich das sonst noch brauchen? (Stichwort: Transfer)

Vor allem die Frage nach dem Transfer ist wichtig, denn Wege, die bei verschiedenen Aufgaben funktionieren, sind natürlich wichtige Wege. Sich das klarzumachen kann helfen, sie nicht zu vergessen.

2.3 Positive Psychologie und Resilienzforschung

Die Positive Psychologie, 1998 durch Martin Seligman begründet, interessiert sich für die Fragen, wie man seine Lebenszufriedenheit finden kann, wie man Schwierigkeiten überwinden kann und was man unternehmen kann, um sie gar nicht zu bekommen. Die Positive Psychologie interessiert sich dafür, wie Menschen etwas meistern. Das deckt sich zu einem großen Teil mit der Resilienzforschung.

Die Positive Psychologie kann daher über Ursachen und Hintergründe von Lernproblemen wie Dyslexie im engeren Sinn direkt nichts aussagen, da es nicht in ihrem Fokus liegt, Schwierigkeiten auf den Grund zu gehen. Ihre Kernfrage lautet: Was trägt dazu bei, dass Menschen mit ihrem Leben zufrieden sind oder dass sie ihr Leben meistern? Unsere Kernfrage hier lautet dementsprechend: Was trägt dazu bei, dass Menschen Ihre Dyslexie meistern?

In der Positiven Psychologie wurden 24 Charakterstärken als Forschungsinstrument entwickelt. Wir folgen hier Willibald Ruch von der Universität Zürich, der in seiner empirischen Forschungsarbeit feststellte, dass die wichtigsten zehn Charakterstärken nach ihrer Bedeutung in absteigender Reihenfolge geordnet (mit Hoffnung als wichtigste Stärke) die folgenden sind:

1. Hoffnung, Optimismus und Zuversicht.
2. Tatendrang, Enthusiasmus und Begeisterungsfähigkeit
3. Bindungsfähigkeit oder Liebe geben und nehmen
4. Neugier und Wissen
5. Durchhaltekraft, Ausdauer, Fleiß
6. Dankbarkeit
7. Humor und Verspieltheit
8. Tapferkeit
9. Soziale Intelligenz und Kompetenz
10. Reife und Weitblick

Damit klar wird, was darunter verstanden wird, werden wir diese im Folgenden kurz erläutern und illustrieren. Wer an seinen Charakterstärken interessiert ist, kann auf www.charakterstaerken.org ein Instrument finden, mit dem man diese evaluieren kann. Es gibt eine Variante für Erwachsene und eine für Kinder. Wer nur ab und zu einen Blick auf seine Charakterstärken werfen möchte, findet im Anhang ein einfaches Werkzeug dazu (6b Tools Positive Psychologie/Charakterstärken).

1. Hoffnung, Optimismus und Zuversicht

Hoffnung trägt nach internationalen Forschungsergebnissen am meisten zur Lebenszufriedenheit bei und ist auch bei der Bewältigung von Schwierigkeiten von größter Bedeutung. Rund 30 Prozent der Zufriedenheit lassen sich laut Willibald Ruch (Referat Universität Zürich, 2008) auf Hoffnung zurückführen.

Hoffnungsvolle Menschen erwarten von der Zukunft das Beste. Sie wissen zwar, dass sie es nicht immer erreichen werden, bemühen sich aber trotzdem darum. Sie sind optimistisch und zukunftsorientiert. Sie bauen darauf, dass in Zukunft Gutes geschehen wird, und sie gehen davon aus, dass sie selbst dafür etwas tun können. Das gibt ihnen viel Schwung und bringt sie ihren Zielen näher.

Gesucht sind nicht unrealistische Hoffnungen, denn unrealistischer Optimismus macht leichtsinnig und führt eher zu Unglück als zu Glück. Ideal ist Optimismus, gepaart mit Realismus.

Gedanken, die optimistische und zuversichtliche Menschen oft haben, sind etwa:

Wenn ich in der Schule eine schlechte Note erhalte, denke ich an das nächste Mal, wenn ich besser abschneide. Wenn mir etwas nicht gleich gelingt, stelle ich mir vor, wie ich es endlich schaffe. Wenn ich groß bin, bin ich bestimmt ein glücklicher Erwachsener. Wenn ich nicht weiß, wie etwas herauskommen wird, stelle ich mir immer wieder vor, dass es gut kommen wird.

2. Tatendrang, Enthusiasmus und Begeisterungsfähigkeit

Tatendrang, Enthusiasmus und Begeisterungsfähigkeit sind sehr wichtig, wenn man zufrieden und glücklich werden und es bleiben will. Am glücklichsten wird man, wenn man aktiv ist. Was genau man unternimmt und wie man glücklich wird damit, das ist recht verschieden. Es kann Arbeit, Sport, kulturelle Aktivität oder anderes sein.

Menschen mit viel Tatendrang sind im Leben voll dabei. Sie haben immer wieder Ideen und verfolgen diese mit Begeisterung. Oft ist ihr Enthusiasmus ansteckend. Was immer sie tun, tun sie mit Leib und Seele. Sie freuen sich auf den neuen Tag. Sie haben Lust, etwas zu unternehmen. Sie sind begeistert und lassen sich begeistern.

Gedanken, die begeisterungsfähige und enthusiastische Menschen oft haben:

Ich liebe mein Leben. Ich mache gerne tolle Sachen. Wenn ich morgens aufwache, freue ich mich auf den neuen Tag. Ich lasse mich leicht begeistern für interessante Themen, Ideen und Projekte. Ich fühle mich gut, wenn ich etwas tun kann.

3. Bindungsfähigkeit oder Liebe geben und nehmen

Für bindungsfähige Menschen sind enge und herzliche Beziehungen zu anderen Menschen sehr wichtig. Wenn Menschen miteinander in Beziehung sind, wird vermehrt Oxytocin ausgeschüttet und dies führt dazu, dass man sich so richtig wohlfühlt.

Zu wissen, was wichtige andere Personen zufrieden und glücklich macht, hilft, sie zu verstehen und gern zu haben. Die Fähigkeit, sich in andere einzufühlen (Empathie) gehört auch zu den wichtigen Quellen des Glücks. Man kann auch Empathie lernen und üben. Liebe geben und nehmen ist gleichermaßen wichtig. Es gilt also darauf zu achten, dass man beides tut.

Gedanken, die Menschen mit viel Bindungsfähigkeit oft haben:

Ich weiß, dass ich für einen anderen Menschen ein sehr wichtiger Mensch bin. Ich mache lieber etwas mit anderen zusammen als allein. Auch wenn es dann nicht genau das ist, was ich eigentlich wollte. Auch wenn ich mit meiner Schwester, meinem Bruder oder meinem Cousin streite, habe ich sie immer noch lieb. Ich mag es, mit der Familie zusammen zu sein. Ich bin nicht so gern allein.

4. Neugier und Wissen

Neugier kann helfen, zufriedener und glücklicher zu sein. Sie ist eng verwandt mit Interesse und sehr hilfreich beim Bewältigen verschiedener Lebensprobleme.

Die Neurowissenschaften zeigen, dass einer der stärksten «Motoren» der menschlichen Entwicklung während des ganzen Lebens die Neugier ist. Sie hilft uns, neue Felder zu erschließen und in bekannten Bereichen weiterzukommen. Eine interessante Frage gefunden zu haben oder gar eine Antwort auf eine solche, bedeutet für das Gehirn eine Belohnung: Es macht Freude – und neugierig auf Neues. Mit Hilfe der Neugier kommen wir schließlich zu mehr Wissen und Können, denn Neugier aktiviert das Belohnungssystem (Dopaminsystem).

Wer neugierig ist, ist offen für Neues, nimmt auf und vergleicht mit den Erfahrungen. Neugierig zu sein bedeutet, sich auf Neues einzulassen, Ungewissheit zu tolerieren und die daraus entstehende Spannung zu lieben. Man kann sich für alles Mögliche interessieren, kann aber auch nur auf bestimmte Themen neugierig sein.

In psychologischen Praxen, aber auch in Schulen finden sich heute oft Kinder und Jugendliche, die sich für nichts längerfristig interessieren. Manche können sich für nichts interessieren und (zu) viele werden dabei depressiv. Dies könnte mit Bildschirmen zu tun haben: Dort scheint man alles zu wissen und Antworten zu finden, ehe man sich die Fragen überhaupt gestellt hat. Um Fragen zu finden und neugierig zu werden, muss man sich Zeit nehmen, diese zu suchen. Neugier braucht Zeit, um sich zu entwickeln. Dabei können die folgenden Impulse helfen.

Gedanken, die neugierige Menschen oft haben:

Auch wenn ich allein bin, ist mir nie langweilig. Mich interessiert vieles. Wenn ich etwas wissen will, finde ich es mit einem Buch oder am PC heraus. Ich sehe immer wieder interessante Dinge, die ich nicht verstehe. Wenn ich erwachsen bin, wäre ich gerne Forscher oder Erfinder.

5. Durchhaltekraft, Ausdauer, Fleiß

Wie viel fangen Menschen an und lassen es dann wieder liegen! Auf diese Weise erreichen sie das Ziel nicht, selbst wenn ihre Begeisterung am Anfang unendlich groß war. Wer aber Durchhaltekraft und Ausdauer hat, kann sehr viel erreichen.

Durchhaltekraft ist auf eine gute Selbststeuerung angewiesen, denn viele Tätigkeiten fallen schwer, wenn das Ziel nur langsam näher rückt. Wie neuere Untersuchungen ergaben, ist Durchhaltekraft wichtiger für den Schulerfolg als Intelligenz (Duckworth & Seligman, 2008). Einstein, Leonardo da Vinci und andere berühmte Menschen haben ihre Ziele nicht anstrengungslos über Nacht erreicht, sondern mit und dank ihrer großen Durchhaltekraft.

Menschen mit Durchhaltekraft führen zu Ende, was sie angefangen haben. Auch langwierige Aufgaben beenden sie (z. B. für Prüfungen lernen, ein Referat vorbereiten, etwas bauen oder basteln). Sie halten Termine und Zusagen meist ein. Sie brauchen dabei aber nicht perfektionistisch zu sein. Durchhaltekraft entwickelt sich im Lauf des Lebens. Sie verändert sich und schwankt von Aufgabe zu Aufgabe: Was ich gerne tue, das tue ich mit viel Ausdauer und Durchhaltekraft. Sie schwankt aber auch von Tag zu Tag: Alle Menschen haben gute und schlechte Tage – auch hinsichtlich Durchhaltekraft. Ausdauer und Durchhaltekraft schwanken sogar im Verlauf des Tages: Morgenmenschen haben morgens am meisten davon, Nachtmenschen am Abend und in der Nacht und bei den meisten flacht sie am frühen Nachmittag vorübergehend etwas ab.

Gedanken, die Mensch mit viel Durchhaltekraft, Ausdauer und Fleiß oft haben:

Meine Eltern (oder andere Menschen) loben mich dafür, dass ich die Dinge zu Ende bringe. Ich bekomme, was ich haben will, wenn ich mich richtig anstrenge. Ich halte durch, auch wenn es manchmal nicht so einfach ist, und ich freue mich, wenn ich es geschafft habe! Je öfter ich etwas mit Durchhaltekraft, Ausdauer und Fleiß zu Ende bringe, desto sicherer bin ich, dass ich das Ziel das nächste Mal auf diese Weise auch erreiche.

6. Dankbarkeit

Dankbarkeit ist wichtig für ein gutes und glückliches Leben: Wer dankbar ist, fühlt sich besser und verbreitet damit auch eine zufriedene und gute Stimmung. Es ist also sehr sinnvoll, Dankbarkeit in den Alltag einzubauen, denn Dankbarkeit hilft nicht nur der Person, die sie empfindet, sondern auch der Person, der sie entgegengebracht wird.

Dankbare Menschen nehmen sich Zeit, ihren Dank auszudrücken, sei es mit Worten oder mit Taten. Es ist ihnen bewusst, was sie alles bekommen von anderen oder vom Leben und sie schätzen es, dass dem so ist. Nichts ist selbstverständlich für sie. Ihre Dankbarkeit kann sich auch auf Unpersönliches richten: auf das Schicksal, auf die Natur oder auf Tiere.

Gedanken, die dankbare Menschen oft haben:

Ich finde in meinem Leben jeden Tag etwas, für das ich dankbar bin. Wenn ich über mein Leben nachdenke, entdecke ich viele Gründe, um dankbar zu sein. Ich bin dankbar, dass mir das Leben so viel Gutes gebracht hat. Ich vergesse nie, mich bei Menschen zu bedanken, die mir geholfen haben.

7. Humor und Verspieltheit

Menschen mit Humor lachen gern und bringen auch andere gerne zum Lachen. Sie finden im Leben immer wieder etwas zum Lachen und haben das Gefühl, im Leben sei viel Witz versteckt. Sie freuen sich am Leben und machen vieles spielerisch. Wer mit Humor durchs Leben gehen kann, hat es einfacher. Humor macht Mut, hilft, Misserfolge zu verkraften und er hilft dem Optimismus auf die Sprünge.

Er stärkt sogar das Immunsystem: humorvolle Menschen sind gesünder und leben besser und länger. In den USA ist dies seit rund 40 Jahren ein wichtiges Forschungsgebiet. In der Schweiz beschäftigt sich Ruch seit einigen Jahren mit der Erforschung der Auswirkungen des Humors.

Humor und Lachen helfen gegen Schmerzen und sogar gegen Infektionen. Denn das Lachen aktiviert die Produktion körpereigener Abwehrstoffe (z. B. Killerzellen, Interferon, Antikörper). Die Auswirkungen einer entsprechenden Intervention (Coaching, Training) sind im Körper über Tage hinweg messbar.

Humor braucht Neugier und aktiviert ebenfalls das Dopaminsystem: Wir sind neugierig, wie die Geschichte weitergeht. Wenn sie als Witz daherkommt, ist uns eine Belohnung (das Lachen) so gut wie sicher. Schließlich verstehen wir ja die meisten Witze.

Lachen aktiviert die Produktion von Glückshormonen, stärkt die Abwehrkräfte, senkt den Blutdruck und lindert Schmerzen. Humor vertreibt Stress und bringt gute soziale Kontakte: Ein heiterer, lachender Mensch findet leichter Kontakte als ein pessimistischer, nervöser Mensch. Wer gut Witze erzählen kann oder wer witzig erzählen kann, ist nicht selten der Star in der Runde. Lachen wird oft als «sozialer Klebstoff für die Gesellschaft» bezeichnet.

Unser Gehirn ist also sehr aktiv, wenn es um Humor geht, und genau das hilft uns, zufrieden und glücklich zu sein.

Humor lenkt von Problemen ab, die man zwar dann immer noch hat. Aber durch einen humorvollen Unterbruch nehmen wir diese oft nicht mehr gleich wahr: Der Humor eröffnet uns neue Denkmöglichkeiten. Statt immerzu denken zu müssen, wie dumm es ist, dass nun Hausaufgaben (oder andere unangenehme Dinge) gemacht werden müssen, lässt man sich durch einen Witz ablenken, lacht eine Runde – und geht mit frischem, gut durchgelüftetem Hirn wieder zur Aufgabe zurück. Nicht umsonst gibt es so viele Schul- und Schülerwitze! Nicht die Dinge selbst werden verändert – aber die Sicht auf die Dinge. Und das ist eine ganze Menge.

Alle Menschen kommen mit einer gewissen Humorausstattung zur Welt. Nicht alle Menschen mit gleich viel Humor und nicht alle mit derselben Ausstattung. Humor hat neben dem Gemeinsamen auch etwas sehr Individuelles. Darum finden nicht alle Menschen die gleichen Situationen oder Witze witzig.

Neurowissenschaftlich betrachtet ist der Humor eine komplexe Angelegenheit. Verschiedene Hirnregionen sind beteiligt. Hier ist die Forschung noch in vollem Gang. Willibald Ruch von der Universität Zürich ist einer der weltweit führenden Forscher.

Gedanken, die Menschen mit viel Humor oft haben:

Ich lache gern. Ich erzähle gerne Witze. Die meisten anderen würden sagen, dass es Spaß macht, mit mir zusammen zu sein. Ich möchte gern noch besser lustige Geschichten oder Witze erzählen können! Wenn einer meiner Freunde traurig ist oder wenn ich unglücklich bin, mache oder sage ich etwas Lustiges, und dann sieht alles schon wieder viel besser aus. Wenn mir etwas Blödes passiert, lache ich darüber, wann immer es geht. Es gibt im Leben viele Gelegenheiten zum Lachen.

8. Tapferkeit

Tapferkeit setzt Mut voraus. Ohne Mut kann man nicht tapfer sein. Wer die Gefahren nicht sieht und ohne Seil von der Brücke springt, ist nicht mutig, sondern unbesonnen.

Wer tapfer ist, schreckt vor Bedrohungen und Schwierigkeiten nicht zurück. Tapfere Menschen sind in der Lage, sich gefährlichen Situationen zu stellen und Gefahren trotz Furcht mutig in die Augen zu sehen. Dies kann bedeuten, in der Schule zuzugeben, dass man die Hausaufgaben vergessen hat – auch wenn man die Konsequenzen tragen muss –, anstatt zu schummeln. Es kann aber auch heißen, eine schwierige Situation (Krankheit, Scheidung der Eltern) gelassen und mutig durchzustehen.

Auch die Tapferkeit ist eine wichtige Charakterstärke. Ohne tapfere Menschen würde unsere Welt nicht funktionieren. Wir brauchen tapfere Mütter und Väter, tapfere Lehrpersonen und tapfere Kinder. Wir brauchen aber auch viele tapfere Berufsleute, die ihre Arbeit gut machen, auch wenn sie Mut braucht.

Gedanken, die mutige Menschen oft haben:

Ich mache, was ich für richtig halte, auch wenn ich Angst habe. Auch wenn mich die anderen vielleicht auslachen, sage ich, was ich für richtig halte. Ich wage etwas, auch wenn ich nicht sicher weiß, wie es herauskommen wird. Manchmal möchte ich am liebsten aufgeben. Dann mache ich mir Mut, halte durch und mache weiter, bis ich fertig bin. Auch beim Lernen muss ich manchmal mutig und tapfer sein: Wenn die anderen anrufen und mit mir etwas abmachen wollen, ich aber noch lernen sollte.

9. Soziale Intelligenz und Kompetenz

Die soziale Intelligenz trägt wesentlich zu Zufriedenheit und Glück bei. Zur sozialen Intelligenz gehört nach Seligman auch das Wissen über sich (personale Intelligenz) und über seine Gefühle (emotionale Intelligenz). Wer viel davon hat, weiß Bescheid über sich selbst und andere Menschen, nimmt die eigenen Gefühle und die Gefühle anderer gut wahr und kann angemessen darauf reagieren. Er findet einen den eigenen Fähigkeiten und Interessen entsprechenden guten Platz im Leben. Ob in der Schule, am Arbeitsplatz, mit Freunden oder der Familie: Überall im Leben sind gute soziale Fähigkeiten gefragt.

Die soziale Intelligenz erlaubt es, schnell zu verstehen, was läuft. Sie hilft, sich in andere einzufühlen. Sie lässt Menschen Ideen haben, um zwischenmenschliche Probleme zu lösen. Wer eine gute soziale Intelligenz hat, hat es leichter im Leben. Wer bis heute keine gute soziale Intelligenz entwickelt hat, kann sie sich immer noch antrainieren.

Gedanken, die Menschen mit guter sozialer Intelligenz oft haben:

Ich gehöre in einer Gruppe gern dazu. Wenn ich fröhlich oder wütend bin, weiß ich meist warum. Ich bin gern mit anderen Menschen zusammen. Ich verstehe schnell, worum es geht, wenn irgendwo etwas los ist zwischen Menschen. Wenn irgendwo zwei miteinander streiten, habe ich oft Ideen, wie sie sich wieder vertragen könnten. Wenn ich mit jemandem gestritten habe, mag ich den anderen trotzdem noch oder sonst mag ich ihn oder sie sicher bald wieder.

10. Reife und Weitblick

Reife und Weitblick liegen laut empirischen Forschungsergebnissen auf Platz zehn. Seligman versteht darunter die höchste Stufe von Wissen, nämlich Weisheit. Allerdings ist es ziemlich schwierig zu definieren, was Reife und Weisheit ist. Vielleicht helfen Beispiele da weiter. Man kann wohl sagen: Reife und weise sind

- Menschen, die ihre Lebensaufgaben in Anbetracht ihres Alters gut lösen.
- Menschen, die wissen, wie sie sich und anderen helfen könnten.
- Menschen, die wissen, was im Leben wichtig ist.
- Menschen, die über sich und das Leben nachdenken.
- Menschen, die sich auch über den Tod Gedanken machen.

Wenn es auch schwierig ist, Reife und Weitblick zu definieren, und sie nur auf Platz 10 landen, so ist es doch sicher, dass diese Charakterstärken an sich erstrebenswert sind. Weisheit ist ein Ziel, dem wir uns bis zum Ende unserer Leben nähern können. Dass wir sie je erreichen, ist jedoch keineswegs sicher.

Gedanken, die reife Menschen oft haben:

Andere sagen, dass ich für mein Alter reif bin. Ich weiß, worauf es im Leben ankommt. Ich denke oft über das Leben nach. Ich blicke gern und oft in meine Vergangenheit und in meine Zukunft. Ich denke gern über verschiedene Themen nach. Andere fragen mich oft um Rat.

Da diese Charakterstärken helfen, Lebenszufriedenheit zu finden, liegt es nahe, davon auszugehen, dass diese auch helfen, Schwierigkeiten zu meistern. Deshalb werden wir uns an diesen orientieren. Als Psychotherapeutin kann man in diesen Faktoren wichtige Möglichkeiten sehen, seine Lebensprobleme – auch die Dyslexie! – zu bewältigen.

Resilienz oder Löwenzahnkinder und Orchideenkinder

Schon seit Jahren interessiert sich die psychologische Forschung dafür, warum die einen Menschen ihre Schwierigkeiten bewältigen können und die anderen nicht. Es gibt Menschen, die unter widrigsten Umständen aufwachsen mussten (z. B. Krieg, Konzentrationslager, Verlust der Eltern oder andere Schicksalsschläge) und daran nicht zerbrechen, sondern lernen, ihr Leben gut zu meistern. Dann gibt es Menschen, die an alltäglichen Kleinigkeiten zerbrechen und kein Mensch weiß weshalb. Oft spielen dabei Bezugspersonen eine ganz wichtige Rolle.

Während die einen Menschen an Schwierigkeiten zerbrechen, wachsen andere daran oder lassen sich zumindest nicht «unterkriegen», sondern lernen aktiv, wie sie mit diesen geschickt umgehen können. Beispielsweise lernt man durch ein engagiertes Lesetraining lesen – aber nicht nur das: Man lernt auch, hartnäckig an einer schwierigen Sache dranzubleiben. Vielleicht lernt man auch, dass es jemanden gibt, der einem zuhört, oder der einen ermutigt. Man lernt somit etwas für das ganze Leben.

Nicht alle Menschen sind gleich widerstandsfähig. Aamodt & Wang (2012, S. 283) bezeichnen Kinder als Löwenzahnkinder oder als Orchideenkinder. Löwenzahnkinder sind widerstandsfähig und entwickeln sich in der unglaublichsten Umgebung unerwartet gut, während Orchideenkinder sich selbst unter sehr günstigen Bedingungen nicht den Erwartungen entsprechend entwickeln. Sie können sich aber auch hervorragend entwickeln. Bakermans-Kranenburg et al (nach Christina Berndt, 2015) konnten dies für ADHS-Kinder zeigen.

Dieses Bild beschreibt etwas, das man im heilpädagogischen und im psychotherapeutischen Alltag immer wieder erlebt: Viele gute Hilfe verändert in einem Fall wenig und die Fachleute zweifeln an sich und ihrer Kompetenz (Orchideenkinder). In anderen Fällen entwickeln sich Kinder prächtig, obschon die Hilfe nur sehr begrenzt und die Mittel bescheiden waren (Löwenzahnkinder). Was zur Resilienz beiträgt und was nicht, findet sich in Berndt (2015, S. 83) aufgelistet. Es sind so viele Übereinstimmungen mit der Positiven Psychologie, dass wir auf eine explizite Darstellung verzichten.

2.4 Pädagogisches und sonderpädagogisches Wissen

Welche pädagogischen und heilpädagogischen Bemühungen angestellt wurden und wie diese weiterhalfen, ist ebenfalls ein wichtiges Thema. Da die Gesprächspartner wegen ihres Alters nicht alle in den Genuss von heilpädagogischer Förderung kamen, ist zu erwarten, dass sich nicht in allen Gesprächen viele Informationen dazu finden lassen.

Es gilt heute als gesichert, dass gut strukturierte heilpädagogische Interventionen recht erfolgreich sind und dass sich diese, was Dyslexie anbelangt, in den Bereichen Lesen und Schreiben abspielen sollten. Mit Transfereffekten von lese- und schreibfernen Maßnahmen ist nicht zu rechnen. Ise, Engel und Schulte-Körne fanden in ihrer Metaanalyse (2012), dass LRS-Förderprogramme zu einer deutlichen Verbesserung der Rechtschreibleistung führen. Mit einer Effektstärke von g=0.61 liegt sie deutlich höher für das Rechtschreiben als für das Lesen (g= 0.31). Funktions- und Wahrnehmungstrainings (wie man sie früher sehr häufig machte), führen nicht zu Leistungsverbesserungen und Phonologie-Trainings scheinen im Schulalter nicht mehr effektiv zu sein (ebenda, 132). Führen Lehrpersonen eine solche Förderung durch, ist sie recht wirksam (g= 0.69), der Studienautor selbst erzielt noch etwas mehr Wirkung. Für ein Training am PC konnte keine Wirkung gesichert werden. Die Autoren kommen zu folgendem Schluss: «Die Förderung sollte zudem kontinuierlich über einen längeren Zeitraum (mindestens 20 Wochen) durchgeführt werden. Empfehlenswert ist außerdem eine Förderung der Motivation durch den Einsatz verhaltenstherapeutischer Maßnahmen (Tokens).» (2012, 134). 20 von 28 der hier untersuchten Studien wurden mit Kindern gemacht, bei denen keine Lese-Rechtschreib-Störung vorlag. Es wäre dringend nötig, diese Befunde an LRS-Betroffenen zu überprüfen.

Neben einer symptomorientierten gezielten Förderung in der Schule gibt es noch weitere pädagogische Maßnahmen. Wir haben bei unseren Gesprächspartnern einige angetroffen. Das kann außerschulische Betreuung im Elternhaus oder durch Fachleute außerhalb der Schule sein.

Sonderpädagogische Interventionen können in Form von Betreuung durch eine Heilpädagogin, Logopädin oder Lerntherapeutin erfolgen. In den oben berichteten Studien waren dies Lehrpersonen, die mit Einzelnen oder Gruppen arbeiteten.

John Hattie (2012), der mit seiner vielbeachteten Metastudie über 50’000 empirische Studien das schulische Lernen gründlich durchleuchtete, kann uns ebenfalls vieles aufzeigen, erklären und begründen. Er analysierte zwar keine Studien zur Förderung von LRS-Kindern. Man kann aber davon ausgehen, dass deren Lernen sich nicht grundlegend unterscheidet und dass auch sie von vielen pädagogischen Maßnahmen profitieren können. Zu den effektivsten pädagogischen Maßnahmen zählen seiner Studie zufolge beispielsweise Leseförderung (Effektstärke d=0.67), metakognitive Strategien (d=0.69), Feedback (d=0.73), reziprokes Lernen (d=0.74), Micro-Teaching (d=0.89), dann aber auch Peer-Tutoring (d=0.55), herausfordernde Ziele verfolgen (d=0.56), direkte Instruktion (d=0.59). (Effektstärken zwischen 0.40 und 0.60 gelten als große, solche über 0.60 sehr große Effekte.)

Der Nachteilsausgleich soll die Nachteile auffangen, die Dyslektikern durch ihre Behinderung in ihrer Bildungslaufbahn entstehen. Verschiedene formale Anpassungen sind in Schule, Lehre und Studium möglich (z. B. Zeitzuschlag, mündliche statt schriftliche Prüfungen u. a. m.). Der Nachteilsausgleich ist in der Schweiz eine relativ neue pädagogische Maßnahme, so dass er bei den befragten Personen noch nicht wirklich zum Tragen kommen konnte. Immerhin aber war die eine oder andere Person bereits mit einer Vorstufe des heutigen Nachteilsausgleichs konfrontiert.

Da bei allen Gesprächspartnern diese Maßnahmen weit bis sehr weit zurückliegen, kann man möglicherweise nicht mehr viel über deren Wirkungsgrad erfahren. Wir können aber davon ausgehen, dass das Wichtige und das Emotionale der Erinnerung auch heute noch zugänglich sind.

2.5 «Psychotherapeutenohren»

Mit Psychotherapeutenohren zuzuhören, wenn man die Absicht hat, in einem heilpädagogischen Feld etwas zu erfahren, ist eher ungewöhnlich. So lohnt es sich wohl, ein paar Worte darüber zu sagen, wie und was Psychotherapeutenohren hören.

Psychotherapeutenohren sind darauf trainiert, in und zwischen den Wörtern zu hören, um auch Dinge zu verstehen, die implizit geäußert werden, besonders, wenn die Ohren einer ehemaligen Psychoanalytikerin gehören. Psychotherapeuten beobachten sehr genau, legen oft aus und fassen dann aufgrund der Theorie wieder zusammen. Phänomenologisch-hermeneutisch wird dieses Vorgehen in der Fachsprache oft genannt.

Neben diesen Ohren hat die Autorin die oben beschriebenen Theorien im Gepäck. Mit all diesen Werkzeugen sollte es gelingen, das Wichtigste herauszuarbeiten und ein differenziertes und buntes Bild zu zeichnen.

2.6 Informationen zur Durchführung

Im Folgenden nun die wichtigsten Details zur Durchführung der Untersuchung.

Die Gesprächspartner

Gesprächspartner waren sieben Personen zwischen 25 und 66 Jahren, die ihre Dyslexie erfolgreich bewältigt hatten, denn die Kernfrage ist die, was zu ihrem Erfolg beitrug. Den meisten war die Autorin in ihrem beruflichen Feld begegnet, einzelnen aber auch im privaten Kreis. Eine solche Auswahl kann natürlich nicht repräsentativ sein. Aber darum geht es auch nicht mit diesem Buch. Hier geht es darum, verschiedene Möglichkeiten und Wege zur Bewältigung zu entdecken, was mit dieser Auswahl der Personen möglich sein sollte. Unterschiedliches Alter, unterschiedliche Bildung und verschiedene Arbeitsfelder der Gesprächspartner sollten dies ermöglichen.

Alle Gesprächspartner hatten die Kriterien für eine Dyslexie-Diagnose in ihrer Kindheit erfüllt. Bei den älteren Personen war die Diagnose nicht in allen Fällen gestellt worden, weil es diese damals im Dorf, in dem sie lebten, noch nicht gab. Aber in ihrer Lern- und Schulgeschichte kommt die Dyslexie zum Ausdruck. Die Gesprächspartner tragen fiktive Namen, um ihre Identität zu schützen.

Die Gesprächsführung

Die Gesprächsführung war zurückhaltend (wie das bei manchen Psychotherapeuten üblich ist). Die Themen wurden gegeben, aktives Zuhören signalisiert und gelegentlich wurden klärende Rückfragen gestellt. Ansonsten überließ die Autorin ihren Gesprächsteilnehmern das Gespräch weitgehend. Hie und da wurden einzelne individuelle Inputs zum Gespräch beigetragen.

Die Gesprächsinhalte

Die Gespräche folgten einem halbstandardisierten Leitfaden und dauerten eine bis zwei Stunden. Die Gesprächsteilnehmer waren frei, auch eigenen Erzählwegen zu folgen. Die Gespräche wurden in Dialekt geführt, elektronisch aufgezeichnet und von der Autorin notiert. Die Gesprächspartner haben die Texte gegengelesen und wo nötig adaptiert und ergänzt, so dass die Geschichten das erzählen, was sie wirklich erzählen wollten.

Gesprächsthemen waren die folgenden:

Schulerinnerungen

Diese sollten zur Sprache kommen, weil sie ein Ausdruck der persönlichen Schulgeschichte sind und sich in ihnen Emotionen und Kognitionen verweben. Wir suchten nach der ältesten, einer tollen und manchmal auch nach einer weniger tollen Erinnerung.

Lernerfolge

Lernerfolge waren ein wichtiges Thema. Neben den unvermeidlicherweise vielen Lernmisserfolgen in der Schriftsprache sollten Erfolge ganz speziell auch zur Sprache kommen.

Lernerfolge können für die Entwicklung von ganz großer Bedeutung sein, Lernmisserfolge leider auch. Lernerfolge beflügeln: Auch wenn sie in anderen Bereichen stattfinden, kann es ihnen gelingen, Lernern in schwierigen Situationen zu helfen, das emotionale Gleichgewicht wiederzufinden. Aus Sicht der Positiven Psychologie ist es sinnvoll, von der Kraft der Lernerfolge zu profitieren. Dazu sollte man sie lebendig halten. Wenn man sie ab und zu aufsucht, bleiben sie lebendig und behalten ihre helfende Kraft.

Lernmisserfolge sind von «Natur aus» sehr nachhaltig. Davon können Psychotherapeuten und Lehrpersonen manches Lied singen. Die Neurowissenschaften haben uns inzwischen bestätigt, dass dem tatsächlich so ist: Das Negative bleibt fast immer hängen und stört uns, während wir das Positive oft aktiv suchen müssen. Somit ist die Frage nach den Lernerfolgen mehr als nur Gesprächsinhalt. Sie ist eigentlich schon eine wirkungsvolle Intervention.

Schullaufbahn

Die Schullaufbahn war bei einigen Gesprächspartnern nicht ganz geradlinig verlaufen. Wir wollten wissen, welche Klippen, Umwege und Kurven es gab, wo und wie es leicht weiterging und wo nicht. Was führte zu welchen Entscheidungen und wie erlebten die Betroffenen sie damals und heute? Fragen wie diese werden einigen Platz beanspruchen, denn jede noch so kleine äußere Entscheidung bezüglich der Schullaufbahn beinhaltet eine Fülle von Emotionen und Kognitionen.

Unterstützung

Die Unterstützung in und außerhalb der Schule interessierte uns ebenfalls sehr. Wo gab es eine Unterstützung? Wie sah diese aus? Wie wurde sie erlebt? Was brachte sie im Rückblick? Als Heilpädagogin möchte man gerne wissen, ob das, was man jahrzehntelang gemacht hat, den betroffenen Menschen geholfen hat. Der große zeitliche Abstand zwischen den Kinderjahren und dem Gesprächszeitpunkt ist allerdings ein Filter, den wir nicht ausschalten können und von dem wir im Voraus nicht wissen, wie er sich auswirkt.

«Das half mir»

Dies war ein weiteres Stichwort in den Gesprächen. War diese Hilfe eher in der Schule oder neben der Schule zu finden? Worin bestand sie genau? Hier geht es um die rein emotionalen und subjektiven Wirklichkeiten, die man einfach finden kann, auch wenn viel Zeit dazwischen liegt.

«Dafür bin ich dankbar»

Dieser Impuls wird im Rahmen der Positiven Psychologie immer wieder gegeben. Die Forschung zeigt und die Erfahrung bestätigt, dass Menschen, die sich dies hie und da überlegen, davon profitieren können für ihre Lebenszufriedenheit. Wer jemandem (einem Menschen) oder etwas (den Umständen) dankbar ist, findet in dieser Erinnerung eine Quelle der Zufriedenheit, denn Gedanken der Dankbarkeit machen einen ganz einfach zufrieden. Das weiß die Positive Psychologie und die Neurowissenschaft kann das heute mit bildgebenden Verfahren bestätigen.

«Das brachte den Durchbruch/die Wende»

Je nach Temperament und Lebensgeschichte erlebt man eher einen Durchbruch oder eine Wende oder vielleicht auch nichts von beidem. Interessant war auf jeden Fall die Frage, ob es einen Punkt in der Entwicklung gab, der etwas grundlegend oder nachhaltig veränderte oder ob die Entwicklung eher kontinuierlich verlief. Was dieser Punkt war und wie sich die Wende abspielte, versuchen wir mit diesem Impuls zu ergründen.

Weitere Themen

Je nach Gesprächsverlauf ergaben sich manchmal auch noch andere Themen. Die haben wir gerne auch aufgenommen.

Auswertung

Die Auswertung erfolgte qualitativ und inhaltsanalytisch und ist direkt im Anschluss an die Gesprächstexte zu finden. In einem ersten Schritt wird sie für jede Person individuell dargestellt. Dabei wurden erst die Themen im Einzelnen zusammengefasst, danach wurden die exekutiven Funktionen entlang den vorne skizzierten Überlegungen und Fragen (s. a. Kapitel 6a) gesucht und schließlich wurde das ganze Gespräch im Hinblick auf die Positive Psychologie (s. vorn und 6.b) nochmals ausgewertet.

In Kapitel 4 werden die individuellen Auswertungen unter den verschiedenen theoretischen und praktischen Gesichtspunkten zusammengefasst. Hier werden auch die Kernbotschaften zu finden sein.

Anmerkung zu den folgenden Berichten:
Bezirksschule (Bez.): Oberstufe mit den höchsten Anforderungen im Kanton Aargau
Sekundarschule (Sek.): Oberstufe mit den höchsten Anforderungen in den andern Kantonen
Realschule (Real.): Oberstufe mit weniger Anforderungen
Die Notenskala in der Schweiz geht von 6 bis 1. Noten unter einer 4 sind ungenügend.

3. Menschen und ihre Geschichten. Gespräche mit Betroffenen und was uns diese Geschichten erzählen

Nun kommen wir zu den Texten und den individuellen Gesprächsauswertungen. Den Anfang machen die Abschriften der Gespräche mit unseren Interviewpartnern. Die Texte wurden von ihnen gegengelesen und autorisiert. Anschließend werden diese Gespräche auf dem Hintergrund der hier angewandten Theorien (s. Kap. 2) ausgewertet.

3.1 Ella, 24 Jahre, in Weiterbildung zur diplomierten Hôtelière-Restauratrice

Fakten

Bildungs- und Berufslaufbahn: Primarschule 1.–4. Kl. Repetition der 4. Kl., Bezirksschule 3 Jahre, Sprachaufenthalte (England, Frankreich), Ausbildung zur Restaurationsfachfrau und Hotel- und Gastrofachfrau, jetzt in Weiterbildung zur diplomierten Hôtelière-Restauratrice HF.

Gespräch

Schulerinnerungen
Das war in der ersten oder zweiten Klasse, da gab es Wanderdiktate. Das vergesse ich nie mehr: Ich war für ein Wort viermal an der Tafel und wurde nie in der Zeit fertig. Das ist meine erste Erinnerung. Auch an das Reihen auswendiglernen erinnere ich mich.

Wir lernten in den ersten zwei Jahren nicht die Blockschrift, sondern von Beginn an die verbundene Schrift. Ich war nicht besonders gut und ich bin mir auch sicher, dass man meine Versuche gar nicht richtig lesen konnte. Auch hatte ich Schwierigkeiten, die verbundene Schrift anderer zu lesen. Unser Lehrer wollte wohl ein Experiment mit uns machen. Bis zum Lehrerwechsel in der dritten Klasse schrieben wir nur in verbundener

Schrift. Wir hatten sogar spezielle Schulbücher, welche auch so geschrieben waren und daneben andere. Diese Kombination hat das Lernen für mich noch erschwert.

Wir machten einmal einen Wettbewerb. Wir hatten sehr viele fremdsprachige Kinder. Wir mussten ein Märchen auswendig lernen und der Klasse frei erzählen. Jeder bekam ein Märchen. Dieser Wettbewerb war super für mich, denn ich ließ es mir einmal vorlesen und danach konnte ich es frei wiedererzählen. Das war nicht schwierig für mich, auch hatte ich keine Probleme das Märchen vor der ganzen Klasse vorzutragen. Ich erinnere mich, ich habe mich nicht einmal verhaspelt.

Eine weitere schöne Erinnerung war, als ich zum zweiten Mal die vierte Klasse besuchte. Ich war damals in der Begabtengruppe, in welcher wir an individuellen Projekten arbeiten konnten. Da konnte ich vielen Dingen nachgehen, die mich Interessierten. Zum Beispiel machte ich einmal einen Vortrag über ein schwarzes Loch. Für den Tag des Kindes habe ich ein Znüni für die ganze Schule organisiert. Ich weiß heute noch, dass dies am 20. November geschah. Ich fand, alle Kinder sollten wissen, dass das unser Tag war. Es machte mir großen Spaß und ich stieß mit meiner Idee auf offene Ohren. Ich fragte meine Eltern und Frau M. (Heilpädagogin, Begabungsspezialistin) an. Wir nahmen Kontakt mit dem Elternverein auf und der war sofort dabei. Dann schrieb ich einen Bauern an, ob er Rüebli stiften möchte für das Znüni [Anm. der Autorin: Karotten spendieren für die Zwischenverpflegung]. *Ich bin sicher, dass die Schüler sich nicht mehr an den Znüni erinnern können, aber ich weiß noch, dass es einen gab. Alle waren begeistert. Für einmal war es nicht wichtig, ob ich etwas richtig schrieb oder nicht.*

Unterstützung in der Schule und außerhalb der Schule

In den ersten beiden Jahren hatte ich keine Unterstützung in der Schule. Der Lehrer sagte, das entwickle sich noch und ich hätte halt viele eigene Ideen und Wege. Nach dem Lehrerwechsel in der dritten Klasse merkte meine neue Lehrerin schnell, dass etwas nicht stimmte. Sie bot meinen Eltern an, mich beim Schulpsychologischen Dienst abklären zulassen. Was meine Eltern nicht wollten, da sich mein Vater sehr in der Schule engagierte und er auch die zuständigen Personen kannte. Sie wollten mich unabhängig davon abklären lassen. Die Schule schlug vor, ich solle eine Klasse wiederholen und die Logopädie besuchen. Da ging es um kleine Sachen wie wann man «Z» oder «TZ» benutzt. Es waren alles Dinge, bei welchen der Spaß schon vor dem Beginn vergeht.

Eine Zeit lang hieß es, ich sollte nicht in die Bezirksschule gehen, sondern besser in die Sekundar- oder Realschule. Von meiner Leistung in allen Fächern außer in Deutsch wäre die Bezirksschule möglich gewesen. Als es dann so weit war, konnte die Schule doch noch überzeugt werden, und ich durfte die Bezirksschule besuchen.

Meine Eltern und Frau M. mussten sehr kämpfen um Dinge wie die Notenbefreiung. Ich versuchte jeweils die ersten Prüfungen, aber in Deutsch, Französisch und Englisch war es sehr schlimm. Ich konnte in Französisch nicht einmal die Wörter richtig lesen. Das Wortbild machte für mich einfach keinen Sinn. Normalerweise fange ich ein Wort zu lesen an und bevor ich es zu Ende gelesen habe, weiß ich, was es heißt, weil ich das Wortbild erkenne. Diese Technik funktioniert natürlich bei einer Fremdsprache nicht. Ich musste sehr viel üben und darum kämpfen, bis es endlich einigermaßen funktionierte.

In Französisch hatte ich einen Lehrer, mit dem ich nie klarkam. Am Schluss sagte ich kein Wort mehr und er sprach mich auch nicht mehr an. Da hatten wir eine stillschweigende Übereinkunft.

Ich hatte einen Deutschlehrer, der sich am Anfang gegen Spezialabmachungen wehrte. Mit der Zeit merkte er, dass es etwas bringt. Die Ziele, die Frau M. mit ihm vereinbarte, konnten erreicht werden. Er konnte das sehr gut vor den andern Lehrern und auch vor der Schulleitung begründen. Man hatte ihn überzeugen müssen, dass es etwas bringt. Weil ich es nicht konnte, meldete ich mich in der Schule nicht mehr. Als aber die Kehrtwende kam und ich mitmachte, funktionierte es ganz gut. Ich probierte es, es verbesserte sich und der Lehrer merkte es. Er unternahm dann auch eigene Initiativen.

Englisch war einfacher für mich. Zwar ist die Rechtschreibung nicht wirklich einfacher. Aber ich hatte immer das Gefühl, dass es einfacher ist als Deutsch. Hier habe ich auch immer schnell die Grammatik verstanden und konnte mir etwas zusammenbasteln. Es lief einfach alles von Anfang an besser und so habe ich mich nie so damit angefeindet wie mit Französisch und Deutsch. Natürlich hatte ich auch hier die Notenbefreiung, also fühlte ich mich wohl im Englisch. Englisch hatten wir erst ab der zweiten Bezirksschule. Im Gegensatz zu Französisch, welches schon in der ersten Oberstufe begann.

In der ersten «Bez.» hatten wir eine Franzlehrerin, die war wohl auch nicht so super. Aber wir hatten es gut. Ich war sicher nicht super, aber das Französisch war für mich noch nicht ganz gestorben. Dann kam der Lehrer, von dem ich schon erzählt habe, da ging es nicht mehr. Dann war es für mich vorbei.

Ich mache jetzt im Studium Französisch so gut ich kann. Aber dann nie mehr! Ich komme zwar um Französisch nicht herum. Im letzten Semester habe ich einen Vierer geschafft. Kürzlich war ich wieder drei Wochen in Frankreich in einer Sprachschule, um mein Französisch aufzubessern. Ich wäre natürlich viel lieber woanders hingefahren, wusste aber, dass das jetzt nicht geht. Das Reden ist ok. Das merke ich auch bei der Arbeit. Die Leute sind so froh, dass ich Französisch kann. Denen ist es egal, ob ich etwas falsch ausspreche. Das tut einem gut. Man denkt, wie verzweifelt die wohl wären, wenn ich das nicht könnte. Aber sobald ich schreiben müsste, in der Schule sitzen würde und die blöden Schulbücher vor mir hätte, würde es mir grad wieder ablöschen. Es ist ein kleiner Erfolg. Mündlich kann ich mich verständigen. Ich kann mich im Alltag durch-

schlagen und mehr brauche ich eigentlich nicht. Ich werde nie nach Frankreich ziehen oder in die Westschweiz, weil das einfach nicht meine Sprache ist. Mein Ziel war es, Französisch für das Studium zu schaffen. Das Gute ist: Ich habe noch zwei Semester vor mir und wir dürfen zwei ungenügende Noten haben. Die habe ich mir jetzt für Französisch reserviert. Das beruhigt mich. Es hätte mich beunruhigt, wenn ich schon die ersten zwei Semester nicht geschafft hätte. Es läuft für mich besser, wenn ich weiß, dass es eigentlich egal ist. Dann kann ich es mit Humor nehmen, mal darüber lachen, mitreden und mal etwas Falsches sagen. Aber wenn man so großen Druck hat und denkt, es gehe um jedes Wort, um jede Zehntelnote, dann ist es für mich vorbei. Dann müsste ich gar nicht mehr hineinsitzen, denn dann geht für mich der Laden runter.

Das muss man alles so einplanen. Ich habe mir überall Mühe gegeben. Englisch habe ich eine 4-5 und sonst mache ich mir eigentlich keine großen Sorgen. Ich bin zuversichtlich, dass ich das alles schaffe. Andere haben im Rechnungswesen ein Problem, das gibt es auch.

Unterstützungen

Von der Schule kamen die Empfehlung zur Repetition und die Stunden bei der Logopädin. Den Rest haben die Eltern gesucht: die private Abklärung und Förderung. Die Unterstützung des Deutschlehrers und der Englischlehrerin war gut. Ich hatte es gut bei ihr. Ich hatte keine Angst vor Tests. Es war eher neutral. Das war schon viel. Hier möchte ich noch meine Heilpädagogin, Frau M., speziell erwähnen. Sie hat mir und auch meinen Eltern beigestanden, sich stets bemüht und vollen Einsatz gegeben.

Hilfreich an den Hilfestellungen war …

Im Großen und Ganzen bin ich froh, dass ich das vierte Schuljahr wiederholen musste. Ich konnte da noch gar nicht wirklich lesen. Bis zur dritten Klasse konnte ich kaum einen Satz lesen. Das konnte ich fast nicht aufholen. In dem Moment fand ich es natürlich saublöd. Schlussendlich war es aber gut.

Was ich nie gut fand, war die Logo [Anm. der Autorin: Logopädie/Logopädietherapie]. *Da saß man am Tisch schrieb Wörter mit «tz», lernte, wann das Wort zwei «s» hat und all das Zeug. Daneben waren andere Kinder, die lispelten oder noch gar kein Deutsch sprechen konnten. Man kam sich vor wie ein Depp. Vielleicht nützte es ja schon etwas. Aber das war für mich nicht lohnend. Ich ging auch nie gern hin. Das war meist an einem Mittwochnachmittag, dann eine Stunde oder mehr den Quatsch anschauen, der einen gar nicht interessiert und alle andern haben frei. Da war die Motivation auch nicht ganz so groß. Immer in der Freizeit! So gesehen war es immer blöd und interessierte einen nicht. Man konnte mit den Hausaufgaben kommen. Dann machten wir die miteinander. Man schaute Fehler nochmals an oder machte ein Probe-*

diktat. Es war einfach Quatsch und dann saß da jemand, der sagte einem laufend, was nicht gut war. Man musste nicht mehr auf die Note warten. Man musste nochmals zwei Stunden da sitzen und es brachte nichts.

Durchbruch oder Wende

Ich hatte immer versucht, gut zu sein in diesen Dingen. Ich glaube, es war in der vierten Bez. im ersten Semester: Da verlor ich die Motivation. Ich schrieb Einer und ließ auch Mathematik liegen, einfach alles. Ich fand, es bringe sowieso nichts, auch wenn ich in Mathematik gut wäre, denn die Sprachen könnten so nicht ausgeglichen werden. Die Eltern sagten: «Du reißt dich jetzt zusammen und machst das, oder wir suchen eine andere Lösung!» Ich weigerte mich einfach. Sie kamen und sagten: «Dann gehst du diese Sprachen woanders lernen.» Ich war so sauer, weil ich einfach nicht weg wollte. Alle Freunde zurücklassen, alle waren noch in der Schule. Ich war 16 und sauer. Ich ging nicht in die Schule und die Eltern sagten, dann müsse ich eben weggehen. Ich habe ihnen alles abgeleiert [Anm. der Autorin: abgeschwatzt]: *ein Laptop, ein iPad und so. Ich dachte, wenn ich schon weg muss, will ich da noch was herausholen.*

Ich war in England noch zwei Wochen lang so wütend. Ich bin ein extrem nachtragender Mensch, was auch nicht so vorteilhaft ist. Der erste Schultag lief nicht so gut. Ich war zuerst in einer Einführungsklasse, und da war außer mir noch eine Schweizerin, eine Oma. Alle andern waren Araber oder Asiaten und verstanden kein Wort. Ich dachte: «Toll. Jetzt bist du bei denen, die noch nichts können!» Ich hatte wohl bei den Einstufungstests nicht gut gearbeitet. Da kam eine Lehrerin und meinte, sie möchte etwas ausprobieren: Sie stuften mich eine Klasse höher ein. Ich dachte: «Cool!» Da ging es mir persönlich besser. Ich fand Freunde. Dort sind ja alle megaoffen. Ich war am Anfang schüchtern, traute mich wenig. Die andern waren mindestens 18 Jahre alt und ich gerade 16. Dann konnte ich nochmals zwei Stufen aufsteigen und war dann auf meinem Level. Es machte mir Spaß, ich traf viele coole Leute und meldete mich ab und zu zuhause.

Ich freute mich, dass ich hier sein durfte und genoss die Unabhängigkeit. Die Gastfamilie schaute nicht so sehr. Ich war zwar immer noch verletzt, weil mich die Eltern so vor die Wahl gestellt hatten. Dann hatte ich eine Blinddarmentzündung, war im Spital und musste herausfinden, was ich hatte. Ich kannte die Wörter nicht. Da kamen mein Mami und meine Tante. Nach der Operation am nächsten Morgen standen sie da. Da realisierte ich wieder, dass sie mich nicht einfach weggeschickt hatten.

Das war der Durchbruch: das Englisch. Das würde ich sofort wieder machen. Aus einer blöden Schule raus, auch von den Freunden weg. Die haben mich irgendwie auch immer wieder heruntergezogen: Man sah deren Note – und dann die eigene.

Dann kam ich zurück und machte mich hinter das Französisch. Aber in Frankreich lief es nicht ganz so gut. Ich war zwar dort, war in der Schule, lernte coole Leute kennen und hatte eine gute Zeit. Ich hatte es gut mit den Leuten. Französisch stand aber nicht im Mittelpunkt. Ich habe wahrscheinlich fast mehr Englisch gesprochen als Französisch.

Jetzt bin ich wegen des Studiums nochmals nach Frankreich gegangen und habe in drei Wochen mehr gelernt als damals in einem halben Jahr. Vielleicht war es beim ersten Mal zu früh, weil ich noch gar nicht sah, wozu ich das brauche.

Man braucht halt schon ein Ziel. Die Zeit in Frankreich beim ersten Mal gab mir ein neues Ziel. Ich musste nicht in die Schule zurück. Ich musste die blöden Lehrer nicht mehr sehen. Ein halbes Jahr weg, niemanden sehen. Das war für mich das Beste.

In dieser Zeit merkte ich, dass ich auch gern einmal allein bin. Als ich zurückkam, störte es mich extrem, wenn man zu Hause war mit Bruder, Mutter und Vater: Man war nie allein. Auch ins Zimmer konnte jederzeit jemand hereinlaufen. Dann zusammen am Abend zu essen! Sie redeten immer über Soziales, weil alle in diesem Bereich arbeiteten: der Bruder in der Pflege, der Vater in einem Behindertenheim und die Mutter in einer Kita. Das ging mir so auf die Nerven!

Alle bemühten sich in der Schule darum, dass es mir gut geht. Sie zeigten mir die Wege auf und setzten sich mit mir hin. Ich machte es nie allein. Allein dahinter gemacht habe ich mich nie. Im Sprachaufenthalt war ich allein, musste selber hingehen und es einfach selber machen. Wenn ich nichts machte, passierte nichts. Es ist schön und ich bin auch dankbar, dass alle immer so viel für mich gemacht haben, aber ich glaube, am Ende war ich nicht einmal mehr dankbar. Da wollte ich nur noch, dass es fertig ist. Es wurde so viel. Man lernt, was für einen selber wichtig ist. Was man will und wofür man selber einstehen will.

Die vielen Hilfen waren am Anfang super. Ich brauchte sie auch. So lange es mich interessierte, war es auch gut. Ich interessierte mich für vieles und arbeitete an der Rechtschreibung über die interessanten (inhaltlichen) Themen. Aber irgendwann stieg man auf Rechtschreibung ein. Dadurch hatte ich weniger Spaß. Je mehr Druck kam, je mehr Forderungen, desto blöder fand ich das.

Was auch extrem war für mich: Alles brauchte so viel Zeit. Die Logo zwei Stunden. Die private Lega [Anm. der Autorin: Legasthenietherapie] *bis zu zwei Stunden. Die andern hatten Hobbys in dieser Zeit. Wahrscheinlich haben sie sich schon auf meine Bedürfnisse eingestellt. Aber für mich war der Blick so: Ach so, Logo fertig. Jetzt kommt das Nächste. Ich konnte mich nicht mehr aufraffen, als ich kein Ziel mehr hatte. Ich wollte die Prüfungen bestehen am Ende der Bez. Ich hatte einmal studieren wollen, Geschichte. Das war lange mein Ziel gewesen. Als mir klar wurde, dass das nicht funktioniert, machten die andern Ziele keinen Sinn mehr für mich. Es bringt niemandem etwas. Es gab zwar Erfolge. Aber die führten nirgendwohin. Es brachte wohl schon etwas. Aber im Moment war es nur Arbeit, die einem nichts bringt. Da war bei mir die Luft draussen. Ich sah keinen Erfolg. Ich wollte mal einen Fünfer haben und andere dachten für mich an eine 3–4. Alle hatten sich eingesetzt für mich. Aber mein Wille war am Schluss nicht mehr da. Ziel weg, Motivation weg. Es war auch nicht besonders hilfreich, dass die andern sagten: «Du könntest alles werden! Du musst nur genug dahinter!» Das kann man nicht. So einfach geht das nicht.*

Ich habe ein Jahr lang an einer Rezeption gearbeitet. Die wussten bis zum letzten Tag nicht, dass ich eine Legasthenie habe. Das wollte ich ihnen gar nicht sagen. Ich dachte, die brauchen das nicht zu wissen. Natürlich machte ich Fehler. Vielleicht kam mal der Chef und sagte: «Entschuldigung, hast du da gerade einen schlechten Tag?» Ich hatte für alles ein bisschen länger, musste übersetzen. Ich ging auf Google, um Wörter zu suchen, weil ich nicht wusste, wie man sie schreibt. Ich möchte nicht immer die Abgestempelte sein, die, die es nicht kann. So lernte ich für mich andere Wege zu suchen. Eines Tages ging ich hin und schlug vor, einen Duden zu kaufen. Ich fand es mühsam, die Wörter immer im Internet zu suchen. Jeder muss manchmal etwas nachschlagen im Duden. Dann gab es einen Duden und das war für mich einfacher. Die andern dachten wohl: «Aha, Rechtschreibung ist nicht ihre Stärke!» Ich machte es auf meine Art und Weise.

Wer oder was motivierte am meisten?

Ich wollte esen, weil ich Neues erfahren wollte. Am Anfang war es nicht aufgefallen, dass ich nicht gut lesen kann. Erst so in der dritten Klasse merkte man, dass ich alles auswendig konnte und es gar nicht las. Ich hatte es nicht immer leicht. Ich wollte, dass es anderen nicht auch so geht und so wollte ich lange Lehrerin werden, damit die Kinder nicht solche Lehrer haben wie ich. Das möchte ich aber heute nicht mehr. Ich lese einfach viel. Aus einem Geschichtsstudium kann man beruflich auch nicht so viel machen.

Eigener Weg

Nach der Schule wurde ich nach England und Frankreich geschickt. Richtig klar wurde es mir, als ich mein Studium anfing: Eine Ausbildung muss man ja machen. Das war noch nicht so freiwillig. Aber als ich mich entschloss, noch das Studium zu machen. Das war freiwillig. Ich dachte, ich möchte nicht das Leben lang an einer Rezeption stehen oder im Service sein. Ich möchte etwas anderes. Darum mache ich jetzt noch eine Schule mit allen Höhen und Tiefen. Ich mache es für mich. Das bedeutet mir mehr als alle andern Schulen bisher. Ich will und kann auch aufhören. Wenn man die erste Ausbildung macht, kann man nicht einfach gehen. Die Grundausbildung gehört dazu. Schon am Ende der Ausbildung dachte ich: «Das ist es jetzt noch nicht. Aber erst gehe ich arbeiten.» Ich arbeite ja gern, immer schon. Die Arbeit war schön, reichte mir aber noch nicht. Von den Leistungen her hatte ich das Gefühl, mehr zu können. Nach drei Monaten an der Rezeption fragte ich, ob ich noch andere Arbeiten machen dürfe. Ich machte Personalabrechnungen und das gefiel mir sehr. Dazu brauche ich noch eine Ausbildung, die nochmals drei Jahre dauert. Eine Ausbildung habe ich schon geschafft, jetzt kommt die nächste. Da haben sie mir vieles angerechnet und ich kam in eine fortgeschrittene Klasse. Nach den ersten zwei, drei Prüfungen merkte ich, dass ich das schaffe. Meist muss man etwas lernen und denkt, das brauche man nie mehr. Hier aber lerne ich Dinge, die ich wirklich brauche. Dann kommt die Eigeninitiative zum Vorschein. Ich mache lieber etwas mehr für meine Arbeiten, frage einmal mehr nach. Als ich so angefangen hatte und merkte, dass es mir gefällt, lief es gut. In der Zusatzausbildung, also jetzt, wo ich merke, dass ich etwas fürs Leben, für den Beruf lerne, gefällt es mir.

Als Zehnjährige hatte man noch kein richtiges Ziel. Da war es Ziel, am Mittwochnachmittag zum Fußballspielen zu gehen. Dann möchte man die Hausaufgaben in dieser Stunde fertig machen. So wurde es halt schwierig, mich zu motivieren, weil ich den Sinn hinter dem Ganzen nicht mehr sehen konnte. Ich glaube, dass auch die andern Kinder den Sinn dahinter nicht immer sehen. Aber denen fällt es einfach leichter und deshalb machen sie es lieber. Wenn es einem leichtfällt, braucht es weniger Motivation, weil es einfach funktioniert. Die denken vielleicht: «Diese zehn Minuten!» und machen es schnell. Bei mir dagegen waren es zwei Stunden und dabei kam erst noch wenig heraus. Das ging nicht auf.

Kolleginnen und Kollegen

Ich habe nie mit ihnen darüber gesprochen. Meine Platznachbarn wussten es. Man schaut ja immer bei den andern auf die Note. Sonst wollte ich es niemandem sagen. Ich habe auf diese Weise wohl viel kompensiert. Ich hatte immer viele Freunde. Ich habe immer sehr viel gemacht, war sehr engagiert in Vereinen, war jahrelang in der «Jubla» [Anm. der Autorin: Pfadfinderorganisation] *und ging in viele Lager. Am Schluss war ich auch Leiterin, aber nicht lang, weil ich ja ins Ausland ging. Am Mittwochnachmittag habe ich für die Badi* [Anm. der Autorin: Schwimmbad/Freibad] *abgemacht oder ging in Schulsportkurse. Alles Mögliche. Ich habe auf diese Weise viel kompensiert.*

In der Schule war ich ja nicht der Held. Ich stellte mich nicht in den Vordergrund, war mehr Zuschauer. In der Schule sind meist die Guten mit den Guten zusammen und die Schlechten mit den Schlechten. Ich habe es aber immer geschafft, mit den Guten zusammen zu sein. Ich bin ja nicht blöd und sobald es ums Diskutieren und Reden ging, war ich dabei. Die Schule war nie Thema in der Freizeit. Die war abgeschlossen. Morgen wieder! In der Freizeit machte ich alles Mögliche, meist mit einer größeren Gruppe.

Vorher war man die, die nichts konnte. In der Freizeit konnte ich alles. Ich war gut im Schwimmen, im Sport, im Fußball. Ich machte gern mit bei Dummheiten, oder ich organisierte eine Schnitzeljagd durchs Quartier. Ich hatte immer Zeit. Die andern lernten vielleicht noch für einen Französisch-Test. Ich ging immer zuerst hinaus zum Spielen und wenn es dann noch reichte, lernte ich vielleicht etwas für den Test. Die Reihenfolge war bei mir halt anders.

Lernen heute

Heute nehme ich mir vor, bis 21 Uhr zu lernen und das mache ich auch so. Wenn es 21 Uhr ist, dann höre ich auf. Die andern dagegen lernen manchmal bis Mitternacht. Das könnte ich nicht. Da würde nichts mehr herauskommen. Beim Lernen hilft es mir heute vor allem, den Stoff durchzulesen, zusammenzufassen und laut zu lesen.

Nach dieser Ausbildung …

Nach dieser Ausbildung bin ich Hotelière, möchte aber nicht als Hotelière arbeiten. Da hat man so lange Arbeitszeiten. Viel lieber möchte ich auf der Personalabteilung eines Hotels arbeiten, in der Lohnbuchhaltung und im Eventbereich.

Das große Glück, hochbegabt zu sein, kann offensichtlich auch belastend sein …

Irgendwie war es blöd, immer wieder hören zu müssen, dass man eigentlich alles können würde, wenn man sich nur richtig Mühe gäbe. Ich gab mir doch so viel Mühe und konnte es trotzdem nicht. Das war irritierend, ärgerlich, nervend.

Das Schlimme daran war, dass die Hochbegabung einem Hoffnung gab. Damit sollte es möglich sein, in den Bereichen der Begabung einfacher zu lernen, nur dass in den Bereichen meiner Hochbegabung die Legasthenie einsetzte und ich dadurch sogar schlechter war als die meisten andern. Durch die Hochbegabung veränderten sich der Druck und die Erwartungen, welche ich nicht erfüllen konnte.

Auswertung

Fokus: Erlebnisse, Erfahrungen und Erinnerungen

- **Schulerinnerungen**

Ellas älteste Erinnerung ist sehr unangenehm: Ausgerechnet das Wanderdiktat, das als ausgezeichnete pädagogische Möglichkeit gilt, um das Rechtschreiben zu lernen, hat sie genervt. Eine als pädagogisch wertvoll betrachtete Intervention muss also nicht für jedes Kind toll sein.

Ella resignierte jedoch nicht und hat glücklicherweise viele gute Schulerinnerungen. Sie erinnert sich an einen Wettbewerb in Sprache, in dem man der Klasse ein Märchen erzählen sollte. Da sie sprachlich sehr begabt ist, tat sie dies mit Bravour. Heute noch strahlt sie, wenn sie sich daran erinnert.

In der Begabtengruppe, in der sie in der vierten Klasse mitmachen durfte, dachte sie sich ein Projekt aus, ein Znüni für die ganze Schule. Sie hatte viele Akteure und viel zu organisieren und das begeisterte sie damals wie heute. Dass alle Beteiligten sie dabei unterstützten, beeindruckte und freute sie sehr.

- **Lernerfolge**

Auch Lernerfolge gab es, wenn auch nicht gerade im Lesen und Rechtschreiben. Zwar berichtet sie von einer erfolgreichen Therapie, als sie auf der Oberstufe war (s. Unterstützung). Aber Ella hat den Eindruck, dass ihre Erfolge dort nirgendwohin führten. Zudem war das, was die andern als Erfolg betrachteten, aus ihrer Sicht überhaupt keiner. Sie wollte eine 5 und nicht eine 3–4. Über die Definition des Erfolgs herrschte hier offensichtlich kein Konsens.

- **Bildungs- und Berufslaufbahn**

Ella repetierte die vierte Primarklasse, was sie im Nachhinein sehr gut findet. Die Oberstufe konnte sie dank ihrer Intelligenz trotz ihrer schriftsprachlichen Leistungen auf dem höchsten Niveau anpacken. Sie hatte viel zu lernen für die Sprachen und wurde therapeutisch gut begleitet. Trotz aller Bemühungen verließ sie die Schule in halbes Jahr vor deren Ende und hat damit keinen offiziellen Abschluss. Nach einem Sprachaufenthalt in England begann sie ihre Ausbildung im Gastrobereich. Sie schloss diese ab, weil das eben erwartet wurde. Sie wollte aber nicht in einer solchen Funktion arbeiten und macht jetzt eine Weiterbildung. Dass sie das nicht müsse, sie es aber trotzdem mache, ist ein großer Unterschied für Ella. Da könnte sie jederzeit aufhören, was sie aber überhaupt nicht will. Bald wird sie diese Ausbildung abschließen und Hotelière sein. Die Freiwilligkeit dieser Entscheidung macht für Ella einen entscheidenden Unterschied.

- **Die Unterstützung in der Schule und außerhalb der Schule**

Ella hatte in den ersten beiden Schuljahren noch keine Unterstützung in der Schule. Die Schule beruhigte die Eltern («Das kommt schon noch.»). Als es nicht einfach so kam, beschloss man eine Repetition der 4. Klasse und schickte sie in Logopädie-Therapie. Die Repetition empfand sie als unterstützend, die Therapie hingegen gefiel ihr gar nicht. Sie mochte nicht mit den «lispelnden» Kindern in einen Topf geworfen werden. Auch die Arbeit an der Rechtschreibung gefiel ihr überhaupt nicht. Es war ihr egal, ob man ein Wort mit «z» oder «tz» schreibt.

Die beunruhigten Eltern veranlassten eine kinderpsychologische Untersuchung, bei der sich herausstellte, dass Ella hochbegabt sei und dass ihr demzufolge schulisch alle Türen offenstehen sollten. Dass dies dann anders herauskam, beschäftigt Ella noch heute. Sie fand es ärgerlich, dass alle immer fanden, sie müsste es eigentlich können. Es wäre einfacher gewesen, weniger intelligent zu sein, findet sie. Dann wäre klar gewesen, dass sie eben nicht alles könne. Aber so kam sie unter massiven Druck.

Ella wurde während mehrerer Jahre von Frau M. (Begabungsspezialistin und Heilpädagogin) betreut. Sie versuchte, ihre Interessen und das Rechtschreiben-Lernen miteinander zu verbinden. Da gab es selbst gewählte Themen (z. B. schwarze Löcher) oder richtig tolle Projekte (z. B. ein Znüni für alle Kinder organisieren), an die sie sich heute noch begeistert erinnert. Als aber auch hier das Rechtschreiben vermehrt direkt angegangen werden musste, war Ella nicht mehr so dabei.

Frau M. und die verschiedenen Oberstufenlehrer arbeiteten sehr eng zusammen: So gab sie jeweils bekannt, bis wann welches Rechtschreibproblem bearbeitet sein würde und der Deutschlehrer von Ella auch dessen Beherrschung verlangen konnte. Auf diese Weise konnte auch sie etliche Lernerfolge verbuchen.

Ella träumte lange davon, eines Tages Geschichte zu studieren. Aber als sie dachte, mit ihren Schriftsprachleistungen eine Matura nicht zu schaffen, gab sie diesen Traum auf. Damit verlor die Schriftsprache noch mehr an Sinn. Ihre Motivation war aufgebraucht und wohl nicht mehr zu retten.

Ella hatte während mehrerer Jahre insgesamt vier Wochenstunden Unterstützung für ihre LRS. Alles fand außerhalb des Unterrichts statt, am Mittwochnachmittag und nach der Schule. Für all diese Unterstützung in ihrer kostbaren Freizeit musste sie viel Motivation aufbringen.

Für Ella war Schule kein Thema mehr nach der Schule. «Morgen wieder!», so lautete ihre Devise. Dies half ihr zwar, mit den Qualen der Schule besser umzugehen, führte aber lernmäßig nicht weiter.

- **«Das half mir»**

Als hilfreich empfand sie in der regulären Schulzeit eher wenig. In der Freizeit erlebte sie viele tolle Dinge (s. u.), für die sie heute dankbar ist.

Ihre Lernmotivation für Lesen und Rechtschreiben schöpfte sie über lange Zeit aus dem Ziel, Geschichte zu studieren. Ihr Fernziel war eine starke Motivationsquelle. Ziele überhaupt findet sie sehr wichtig als Antrieb. Jetzt es ist ihr selbstgewähltes Ziel, das Studium abzuschließen. Alles, was sie jetzt noch zu lernen hat, wird sie später brauchen in ihrem Beruf. Das hilft ihr ganz enorm.

- **«Dafür bin ich dankbar»**

Ella lebte vor allem in und von der Freizeit. Da konnte sie einfach alles tun, von Schwimmen und anderen Sportarten bis hin zu Dummheiten machen oder tolle Schnitzeljagden organisieren. Sie hatte viele Freunde und schaffte es in der Schule, trotz ihrer schlechten Leistungen, immer mit den Guten zusammen zu sein, was sie sehr schätzte: «Ich bin ja nicht blöd und sobald es ums Diskutieren und Reden ging, war ich dabei.» In der Freizeit machte sie alles Mögliche, meist mit einer größeren Gruppe, und die Schule war dabei nie ein Thema.

Anfangs fand sie die vielen Hilfen gut, weil sie spürte, dass sie sie brauchte. Der für sie so schwierigen Rechtschreibung näherte sie sich über Themen an, die sie auch interessierten. Da machte die Arbeit mehr Freude.

- **Das brachte den Durchbruch/die Wende**

Die Wende wurde in der 4. Bezirksschule durch einen schulischen Absturz eingeläutet. Nun ließ sie auch Mathematik liegen, weil sie realisierte, dass sie damit die vielen schlechten Noten in den Sprachen unmöglich ausgleichen konnte. Sie brach die Schule ab. Die Eltern drängten sie zu einem Sprachaufenthalt in England. Sie war sauer, denn so musste sie ihre Freunde zurücklassen. Schließlich stellte sich dieses Wegstück für sie jedoch als Durchbruch heraus.

Anschließend konzentrierte sie sich auf ihr Französisch, was jedoch nicht mehr so fulminant verlief wie anlässlich ihres Englandaufenthalts. Hier lernte sie dafür neben Französisch auch das Alleinsein zu schätzen, was völlig neu für sie war. Sie lernte, allein und selbstständig zu lernen. Während eines großen Teils ihrer Schuljahre war sie gefördert und unterstützt worden von verschiedenen Personen. Glücklicherweise fand sie wieder ein Ziel.

Ob es bis jetzt einen eigentlichen Durchbruch in Sachen Rechtschreibung gab, ist noch nicht so klar. Im Lernen hat Ella sicher eine Wende geschafft: Seit sie aus freien Stücken lernt, fällt es ihr leichter.

Fokus: Exekutive Funktionen

- **Selbstregulation (Aufmerksamkeit, Motivation, Impulse)**

Ella hat viel Power und organisiert sich am liebsten selbst. Sie ist mit viel Aufmerksamkeit, Motivation und auch voller Elan dran an den Dingen, die sie interessieren. Während der Schuljahre waren dies hauptsächlich außerschulische Aktivitäten.

Das Lernen fiel ihr sehr schwer. In den Sprachaufenthalten und in der Berufsausbildung machte sie sich dann auch an Inhalte, die von ihr gefordert wurden und jetzt in der Weiterbildung schafft sie es, sich auf Anforderungen einzulassen, denn hier hat sie frei entschieden. Hier lernt sie nun auch Dinge, die sie reizen, und so gelingt es ihr, sich zum Lernen zu motivieren und ablenkende Impulse, etwas anderes zu tun, zu bremsen. Sie will diese Ausbildung abschließen und ihren Bachelor nach Hause tragen. Ihre Selbstregulation ist mithilfe dieses Ziels in Sachen Lernen deutlich besser geworden.

Manchmal leidet ihre Selbstregulation unter dem Druck, der durch die schwachen Leistungen entsteht. Jetzt im Studium beispielsweise weiß sie, dass sie es schaffen kann, auch wenn sie in Französisch vielleicht ungenügend sein wird. Ella beschreibt, wie ihre Selbstregulation unter Druck und Stress leidet, wie das limbische System die Frontallappenaktivität stört, das untere Stockwerk das obere förmlich lahmlegt (Baumeister, 2013, Siegel und Bryson, 2015). Was man dagegen tun kann, zeigt Ella ebenfalls: Sie beruhigt das limbische System (d. h. vor allem die Angstproduzentin Amygdala) mit der Feststellung: «Andere haben im Rechnungswesen ein Problem.» Darüber kann sie nun entlastet schmunzeln. In Englisch hat sie keine Angst vor Tests und deshalb läuft es für sie hier gut mit der Motivation und der Selbstregulation beim Lernen. Für Englisch fällt ihr heute noch die Selbstregulation leichter als für Französisch.

Die Repetition der vierten Klasse fand sie anfänglich «saublöd. Schlussendlich aber war es gut.» Eine positive Bewertung dieser Maßnahme entwickelte sich erst mit der Zeit.

Was sie nie gut fand, war die Logopädie-Therapie. Hier schaffte sie es nicht, sich selbst so zu steuern, dass eine brauchbare Motivation entstand. Glücklicherweise durfte sie ihre Hausaufgaben mitbringen und diese dort machen. «Man schaute Fehler nochmals an und machte ein Probediktat.» Das waren eigentlich nicht nur gutgemeinte, sondern auch nützliche Aktivitäten. Ella aber fand das einfach «Quatsch – und dann saß da jemand neben einem und sagte einem laufend, was nicht gut war».

Eine große Herausforderung für das limbische System war es jedoch, dass alle diese schulischen Hilfestellungen in ihrer Freizeit anberaumt waren. Alle Kinder hatten frei, und sie musste sich «diesen Quatsch» anschauen: «Da war die Motivation auch nicht ganz so groß.»

Ab der dritten Klasse gelang es Ella, eine gute Lesemotivation aufzubauen, weil sie Neues erfahren wollte. Heute liest sie viel und gern.

- **Handlungsplanung**

Ursprünglich wollte Ella einmal Lehrerin werden, «damit die Kinder nicht solche Lehrer haben wie ich. Das möchte ich heute aber nicht mehr.» Deshalb ist das Lesen und Rechtschreiben wohl auch heute nicht so wichtig für sie.

Sie träumte als Mädchen davon, Geschichte zu studieren. Als sie diesen Traum begrub, war ihre Motivation weg und die Handlungsplanung beschränkte sich nur noch auf die Freizeit. Dieses Beispiel zeigt eindrücklich, wie die beiden wichtigen exekutiven Funktionen voneinander abhängig sind und wie die mehr vom unteren Gehirn gesteuerte Motivation die Planung stört oder gar verhindert.

Manchmal hat man den Eindruck, ihr wichtigster Plan während ihrer Schulzeit sei es gewesen, das Lernen für die Schule und insbesondere das Rechtschreiben-Lernen zu vermeiden. Schule aus – morgen wieder. Sie war draußen mit den anderen Kindern, unternahm viel und wenn niemand mehr draußen war, ging auch sie hinein und wenn die Zeit noch reichte, lernte sie etwas. Mit diesem Plan ging das Lernen nicht besonders gut vonstatten.

Nach einem einigermaßen guten Start auf der Oberstufe bei einer Französischlehrerin, die sie mochte und die sie ähnlich unterstützte wie der Deutschlehrer, kam ein neuer Französischlehrer und «da ging es nicht mehr. Dann war es für mich vorbei.» Französisch war gestorben und heute noch findet sie nur mit Mühe genügend Motivation und Selbststeuerung, um für das Lernen dieser Sprache Zeit einzuplanen. Sprachaufenthalte in Frankreich halfen ihr schließlich weiter. Französisch lernt sie heute, weil es sich nicht vermeiden lässt. So bald als möglich wird sie diese Sprache beiseitelegen. In ihrem Berufsumfeld kommt sie mit der gesprochenen Sprache schon so weit, dass sie sich das Rechtschreiben fast schenken kann. Im Studium darf sie zwei ungenügende Noten haben beim Abschluss. Sie plant diese für Französisch ein und das beruhigt sie: «Das muss man alles so einplanen.»

- **Organisation des Verhaltens**

Ellas Eltern, ihre Therapeutin und einige ihrer Lehrpersonen unternahmen viel für eine gute Organisation der Umstände für Ella (Organisation des äußeren Verhaltens). Die Eltern kämpften dafür, dass sie Unterstützung bekam und organisierten diese privat, wenn die Unterstützung durch die Schule zu wenig effektiv war (Begabungsförderung und LRS-Therapie).

Sie kämpften auch für einen Nachteilsausgleich in der Bezirksschule. Dieser bestand damals aus einer Notenbefreiung im Rechtschreiben. Die Therapeutin arbeitete sehr eng mit dem Deutschlehrer zusammen, der allerdings erst davon überzeugt werden musste. Dieses Vorgehen führte zu Erfolgen, was ihn überzeugte und Ella motivierte, sich weiter anzustrengen. Die anderen Sprachlehrer waren etwas weniger (Englisch) oder gar nicht (Französisch) in diesen Prozess involviert.

Heute noch sagt sie, sobald sie die blöden Schulbücher vor sich sehe, lösche es ihr in Französisch «grad wieder ab» (innere Organisation). Glücklicherweise funktioniert es mündlich ganz gut, weil sie ja ein kommunikativer Mensch ist.

Während der Schuljahre war Ellas Organisation ganz einfach: Schultasche zu Hause abstellen (äußere Organisation), kein Hirn für das Lernen verschwenden und falls noch etwas Zeit und Energie übrig bleiben sollte, könnte sie diese ja ins Lernen investieren (innere Organisation).

- **Zeitgefühl und Zeitmanagement**

In den Schuljahren lernte Ella nur dann, wenn noch Zeit übrig blieb, auf jeden Fall erst *nach* dem Spielen. «Alles brauchte so viel Zeit!», seufzt sie heute noch. «Die andern hatten Hobbys in dieser Zeit» und sie hatte nur viel, viel Unterstützung.

- **Flexibilität des Verhaltens**

Während ihrer Schuljahre blieb Ella ihrer Devise treu, dass das Lernen nicht toll sei und das richtige Leben außerhalb der Schule stattfinde. Erst in ihrem Englandaufenthalt lernte sie, dass Anstrengung sich lohnte, weil man dann einen anspruchsvolleren Kurs besuchen konnte.

- **Arbeitsgedächtnis**

Informationen zum Arbeitsgedächtnis sind im Gesprächstext schwer zu finden. Das visuelle Arbeitsgedächtnis ist wohl eher schwach, denn es fällt Ella schwer, sich Wortbilder zu merken. Dafür ist ihr auditives Arbeitsgedächtnis außergewöhnlich gut: Sie kann sich sehr rasch und sicher merken, was sie gehört hat. Texte, die man lesen muss, kann sie sofort auswendig, so dass es in der ersten Klasse lange niemandem auffiel, dass sie nicht las, sondern rezitierte.

- **Metakognitionen**

Ella denkt oft über ihr Lernen nach und vieles ist ihr heute bewusst. Ihr Handicap war ihre Begabung: Ella findet es heute noch blöd, dass ihr eine ausgezeichnete Begabung attestiert und daraus der Schluss gezogen wurde, sie könnte das Lesen und Rechtschreiben schon bewältigen. Das bedeutete jahrelang eine große Irritation für sie. Sie hätte die Diagnose Hochbegabung lieber nicht gehabt.

Als sie im Büro viel schreiben musste, regte sie bei ihrem Chef an, einen Duden zu kaufen. So kann sie unauffällig und gut nachschauen, wie man die Wörter schreibt.

Sie weiß, dass sie nicht lernen kann, wenn sie kein Ziel hat. Sie lernt gern auf eigenen Wegen und ist froh, wenn sie Entscheidungen selber treffen kann. So gesehen ist es verständlich, dass Schule und Ausbildung für sie eine große Herausforderung darstellten und erst die selbst gewählte Weiterbildung ihr nun Freude macht.

- **Handlungskontrolle, -korrektur und Reflexion**

Handlungskontrolle im Rechtschreiben passte nicht so recht zu Ella. Sie musste während der Schuljahre immer wieder dazu aufgefordert werden. Es störte sie sehr, wenn jemand anders diese Kontrolle machte und sie auch noch zu Korrekturen bewegen wollte: «… und dann saß da jemand neben einem und sagte einem laufend, was nicht gut war».

Fokus: Positive Psychologie

1. Hoffnung

Ella ist zuversichtlich, dass sie ihre Prüfungen abschließen und den Bachelor erhalten wird. Trotz der Schuljahre, in denen es schwierig war, Hoffnung zu haben und zu behalten, ist sie heute voller Hoffnung und kann sich so auf das nun endlich selbst gewählte Lernen konzentrieren. Sie ist froh, dass ihr aktuelles Studium freiwillig ist, denn so lernt sie viel lieber und besser.

Vielleicht kann man es auch als einen Ausdruck ihrer Hoffnung verstehen, dass sie heute niemandem mehr sagt, dass sie eine LRS hatte und hat. Es fällt heute niemandem mehr groß auf. Wenn sie unsicher ist, schlägt sie einfach im Duden nach.

2. Tatendrang (Vitalität)
Ella hatte immer viele Ideen für Freizeit, Spiel und Sport. Das waren ihre Elemente, da war sie glücklich. Ging es um die Schule und vor allem um das Rechtschreiben, kam ihr diese Vitalität allerdings immer wieder abhanden und sie musste gegen viel inneren Widerstand kämpfen.

Ella ist emotional sehr lebendig, erzählt viel in direkter Rede. Das Gespräch war fast wie ein Drehbuch und man spürte ständig ihre große Vitalität.

3. Bindungsfähigkeit
Ella mag andere Menschen und möchte, dass es ihnen besser geht als ihr selbst. Deshalb wollte sie früher einmal Lehrerin werden. In ihrem heutigen Beruf in der Gastronomie hat sie unzählige Gelegenheiten etwas zu tun, damit es anderen Menschen gut geht.

Auch wenn sie sich über ihre Autonomie freut, die sie vor allem beim Französischaufenthalt kennen- und schätzen gelernt hat, ist sie ein Mensch geblieben, der gern mit anderen etwas unternimmt und sich auch an andere Menschen bindet (Freund, Familie, Kollegen).

4. Neugier
Sie will Neues erfahren und liest darum sehr viel. Die LRS-Therapie gefiel ihr so lange gut, als man dort neue Themen anpacken konnte. Sie konnte diese selber wählen; das Thema «schwarze Löcher» etwa ist ihr bis heute in lebendiger Erinnerung geblieben. Wurde diese Neugier nicht mehr gestillt, weil man sich vermehrt direkt auf das Rechtschreiben konzentrieren musste, wurde es schwierig für sie. Auf Rechtschreibung war sie gar nie neugierig.

5. Durchhaltekraft (Ausdauer)
Ella hat viel Ausdauer. Sie hat ein Schulleben lang «Ausdauertraining» im Bereich Dyslexie-therapie gehabt. Zwar entwickelten sich ihre schriftsprachlichen Fertigkeiten bis heute nicht ganz wunschgemäß. Aber dafür hat sie das Durchhalten gelernt, was ihr im Leben immer wieder helfen kann.

6. Dankbarkeit

«Es ist schön und ich bin auch dankbar, dass alle immer so viel für mich gemacht haben. Aber ich glaube, am Ende war ich nicht einmal mehr dankbar. Da wollte ich nur noch, dass es fertig ist.» (Weiteres zur Dankbarkeit siehe weiter oben.)

7. Humor

Manchmal hilft Ella ihr Humor, etwas Distanz zu gewinnen, denn «Es läuft für mich besser, wenn ich weiß, dass es eigentlich egal ist (die Note). Dann kann ich es mit Humor nehmen, mal darüber lachen; mitreden und mal etwas Falsches sagen.» Ansonsten ist in dem Gespräch wenig von Humor zu finden. Aber mit einer solchen Schulkarriere hat man wohl auch Jahre später noch nichts zu lachen.

8. Tapferkeit

Wer mit so vielen Schwierigkeiten zu kämpfen hatte, wer bei einer so hohen Begabung eine schwere LRS herumschleppte und bis heute den Lernwillen nicht verloren hat, muss tapfer sein. Wer über Jahre hinweg tapfer Mittwochnachmittage und andere freie Zeiten einsetzt, um mit Lesen und Rechtschreiben voranzukommen und dabei bleibt, auch wenn die Erfolge spärlich sind, ist tapfer. Diese Tapferkeit, erprobt und gestärkt durch viele Schwierigkeiten, wird Ella auch gut durch das Leben helfen.

9. Soziale Intelligenz

Ella hat gute soziale Fähigkeiten. Andere Menschen interessieren sie, sie hat leicht Kontakt und versteht sich im Allgemeinen gut mit Menschen. Sie durchschaut Abläufe, versteht, was geschieht und passt sich gut an, wenn ihr dies sinnvoll erscheint.

Trotz ihrer Lernschwierigkeiten war sie in der Schule immer mit leistungsstarken Kindern zusammen, wofür sie sehr dankbar ist. Sie war meist in größeren Gruppen unterwegs in den Schuljahren. Hier kam ihr ihre ausgezeichnete soziale Intelligenz zugute, denn in der Freizeit zählte diese mehr als das Rechtschreiben.

10. Reife und Weitblick

Ella hat einen ausgeprägten eigenen Willen und sucht sich ihren Weg gern selbst. Wenn sie selber entscheiden kann, geht das Lernen viel leichter, wie sie in den letzten Jahren beobachtet hat.

Ella sieht heute, dass es für das Lernen sehr wichtig ist, ein Ziel zu haben. Sie geht davon aus, dass auch andere Kinder den Sinn nicht immer sehen, dass sie aber lieber lernen, da es ihnen leichter fällt. «‹Diese zehn Minuten!›, denken diese vielleicht und machen es schnell.» Bei ihr waren es zwei Stunden, und es kam erst noch wenig heraus dabei. «Das ging nicht auf», so lautet ihre Schlussfolgerung.

Ella hat Zukunftspläne. Sie möchte einen Beruf haben, in dem sie interessante Arbeiten machen kann. Dafür ist sie sogar bereit, nochmals in zur Schule zu gehen «mit allen Hochs und Tiefs».

3.2 Sofia, 24 Jahre, Kosmetikerin

Fakten

Bildungs- und Berufslaufbahn: Primarschule (Kindergarten, 1.–3. Kl., Rep. 3. Kl., Kleinklasse ab 4. Klasse, Bäckerin-Konditorin (Lehre), Handelsschule/ Bürofachdiplom VSH (kaufmännische Zusatzausbildung), Kosmetikfachschule, Ziel: Lehrabschlussprüfung in einem Jahr. Zwei Monate Sprachaufenthalt in England geplant.

Gespräch

Eine erste Schulerinnerung

Die älteste ist sicher im Kindergarten das Basteln. Man konnte vieles machen und nachher aufstellen und alle konnten es sehen. Man konnte «stüpferle» [Anm. der Autorin: mit stumpfer Nadel eine Form in Karton stechen, statt das Objekt auszuschneiden]. *Vom Kindergarten habe ich viele Erinnerungen. Vor allem Basteleien. Mami tat die auf die Seite und so kann man sich schön wieder erinnern.*

Eine tolle Schulerinnerung

In der Schule etwas Tolles? In der ersten oder zweiten Klasse, als wir an einen See gingen, eine Schulreise. Das war sicher super.

Dann war ein Erlebnis: Die Kiste der Lehrerin, in der sie schöne Sachen hatte. Sie verteilte Kleber. Wer etwas gut gemacht hatte, bekam einen Kleber und wenn man genug solche hatte, durfte man nach vorn und etwas aus ihrer Kiste auswählen. Natürlich konnten andere immer wieder nach vorn und bei mir war es eher seltener. Irgendwann war es aber doch so weit. Es war toll! Ich nahm eine Kartonbox mit Hieroglyphen und anderen ägyptischen Zeichen. Das spornte einen an, weil man auch einmal etwas wollte. Da dachte man halt: «Jetzt gebe ich mir wirklich Mühe!»

Mühsame Schulerinnerungen

Da gibt es einen Haufen! Ab der dritten Klasse hatte ich eine Lehrerin, die an einem Elternabend gefragt wurde, ob ein Kind mit einer Schwäche bei ihr auch eine Chance hätte. Sie antwortete: «Nein!» Und so war es genau!

Wir waren drei, die meist langsam waren und Fehler machten, die am Schluss oft noch bleiben mussten oder die Blätter nochmals schreiben mussten. Es wurde immer laut erwähnt, dass man es nochmals machen «dürfe».

Wir waren auch die, die an die Wandtafel mussten. Das war das ganz Schlimme, weil alle zusehen konnten.

Die Klasse und die Kinder hatte ich gerne. Dann musste ich aber die Klasse wiederholen und kam in eine Klasse, in der ich gehänselt wurde. Das Fiese war: Die Lehrerin war super, die sah, dass etwas nicht richtig läuft und schaute mit den Eltern, dass man die Abklärungen machen konnte. Die Eltern mussten kämpfen, dass ich überhaupt in die Abklärung gehen durfte. Es war für die Eltern ziemlich stressig, bis das endlich abgeklärt war.

Bei mir ging es da los. Ich fragte mich: «Bin ich anders? Bin ich dumm?» Ich hatte immer mehr Fehler als die andern. Die Lehrerin meinte es gut mit mir: Bei Aufsätzen mussten alle immer eine Seite schreiben und ich nur eine halbe. Es passte mir nicht, so speziell behandelt zu werden. Da hieß es dann bald einmal, das Einzige sei die Werkschule [Anm. der Autorin: C-Klasse, Kleinklasse für Lernbehinderte] *in der nächsten Stadt.*

Am Ende der vierten Klasse war es dann so weit. Ich kam in diese Klasse. Mir gefiel es sehr gut, weil ich merkte, dass ich eine der Besseren war und eine der Schnelleren. Von den Klassenkameraden wurde man nicht gehänselt, weil alle gleich waren. Ich wurde dann bald besser. Da kamen Dinge, die ich schon einmal gemacht hatte. Ich nahm die alten Hefte hervor und schrieb es einfach ab. Dadurch kam die Faulheit ein wenig. Ich schrieb es ab und lernte gar nicht zu lernen.

Als ich immer besser wurde, kam die Idee auf, ich könnte nach der 6. Klasse auf die Regelschule wechseln. Das wollte ich aber nicht. Da hätte man ja lernen müssen und wäre (wenn man Pech gehabt hätte) in die Klasse gekommen, in der man früher gehänselt worden war. Das wollte ich nicht.

Da blieb mir nichts anderes übrig, als mit voller Absicht nur noch schlechte Noten zu machen. Da dachten sie, es sei doch besser für mich, in der Kleinklasse zu bleiben. Man könnte ja auch die erste Oberstufe noch dort machen und dann schauen, wie es so geht. So durfte ich in dieser Klasse weitermachen. Das war gut für mich. Ich musste nicht viel lernen. Es hatte noch schlechtere Schüler in der Klasse.

Die Eltern versuchten schon, den Lehrer zu beeinflussen, mir mehr Hausaufgaben zu geben, damit ich mehr gefordert bin. Das ging dann vielleicht zwei Wochen gut und dann war es wieder wie vorher. Der Lehrer war halt auch überfordert, weil er eine so «breite Schere» hatte von schnellen Schülern und bis hin zu den ganz langsamen Schülern. Es war ihm nicht möglich, separate Aufgaben zu geben.

Kolleginnen und Kollegen in der Schule

In der C-Klasse verstand ich mich mit allen gut. Von der ersten Klasse hatte ich eine wirklich gute Kollegin (Anna) und die habe ich bis heute. Im Dorf hieß, es, ich gehe in die «Dubeli»-Schule [Anm. der Autorin: Sonderschule] *und Anna stand immer hinter mir. Mit ihr bin ich auch heute noch befreundet. In der Schulzeit habe ich immer mit ihr abgemacht nach der Schule. In der Oberstufe kamen noch zwei andere Kinder aus meiner 1. Und 2. Klasse aus dem gleichen Dorf hinzu. Mit Anna habe ich auch immer noch Kontakt. Wir treffen uns heute noch. Sie ist meine beste Freundin.*

Lehrpersonen

Wir hatten vor allem einen Lehrer, der alles machte. Nur im Werken und so hatten wir andere Lehrer.

Wenn ich Dinge nicht gern machte, habe ich ab und zu mal eine frechere Antwort gegeben. Aber sonst ging alles gut. Der Lehrer war halt der Lehrer. Alles, was er sagte, war eigentlich «Scheiße», weil es der Lehrer sagte. Es war halt Schule und man ging nicht wirklich gern hin. Ausflüge und Schulreisen waren gut. Aber in der Schule dachte ich dann halt: «Dann rede du mal…» Man nahm es gar nicht so richtig ernst.

Ab der dritten Klasse war die Schule halt ein rotes Tuch für mich. Wir hatten eine Lehrerin, die einen nicht mochte und bald mochte man die auch nicht mehr. Dann hatte man eine Lehrerin, die es eigentlich gut meinte und die schickte mich auf eine andere Schule! Das wurde dann schließlich gut. Aber man wurde deswegen gehänselt. Also wurde es auch eine negative Erfahrung. Lehrer, das war immer ein Tabu – außer in der Lehre.

Die Schule war eine verzwickte Geschichte.

«Das half mir»

Das Zuhause half mir sehr. Mami nahm sich immer viel Zeit. Dadurch fühlte sich zwar die kleine Schwester benachteiligt. Aber Mami nahm sich die Zeit. Manchmal gab es auch Tränen beim Hausaufgabenmachen. Irgendwann gab es einmal nicht mehr so viele Hausaufgaben, weil die Schule einfacher war.

Dann wusste man immer, dass man zu Anna gehen konnte und mit ihr etwas unternehmen konnte nach der Schule, hinausgehen, spielen. Das war sicher das, was mich tröstete.

Man nahm die Schule gar nicht so wahr. Man ging hin und wieder nach Hause. Sobald man auf dem Heimweg war, war sie schon wieder abgehakt. Andere gingen nach Hause und nochmals über die Bücher. Und du gingst nach Hause, stelltest deinen Schulsack hin und gingst hinaus. Wenn ich gefragt wurde, ob ich Hausaufgaben hatte, sagte ich wohl ja, ging für eine halbe Stunde in mein Zimmer und schaute in ein

Buch – falls Mami kommen würde. Damit sie dachte, ich sei am Lernen. Man betrog sich selber. Aber das merkte man erst viel später. Der größte Trost war, dass die Schule immer wieder fertig war.

Lernerfolge

Ich war gut beim Zeichnen und bei allem Kreativen. Sportunterricht hatte ich gern. Man konnte sich bestätigen mit anderem als Deutsch und Mathe. Man musste nicht so viel studieren, konnte sich schön Zeit nehmen.

Wofür sind Sie dankbar?

Für das Zureden und den Spruch von Mami: «Du machst es für dich, nicht für uns!» bin ich heute dankbar. Das merkte man selber halt etwas spät. Das ist eigentlich schade. Ich bin dankbar für den guten Rückhalt, dass sie einen so unterstützt haben.

Nach der Schule – der Durchbruch

Das war für mich das Wichtigste. Es hieß immer: Mit Sek C machst du am besten eine Anlehre. Für mich war es immer so, dass ich dachte: Wenn schon eine Lehre, dann eine richtige. Ich erwischte eine Superklasse in der Lehre, einen Superlehrer hatten wir auch. So gut hatte ich es nie vorher.

Der Start war naja. Das Erste war Kopfrechnen und ich erhielt eine Note 1,9. Mit der Lehrmeisterin habe ich abgemacht, dass ich in die Anlehre wechseln muss, wenn die Noten unter 4,3 fallen. Man saß zusammen, Eltern, Lehrmeisterin und ich. Wir suchten eine Nachhilfelehrerin. Wir fanden eine ehemalige Lehrerin, die heute Mutter von zwei Kindern ist, die mich unterstütze. Sie merkte, dass es schon im Drittklassstoff «Löcher» gab. Ich wollte einfach in der Lehre bleiben. Man merkte bald einmal: Man schafft es schon, muss aber einfach mehr arbeiten als die andern. Trotzdem war ich manchmal im Trotz und wollte nichts machen für die Lehre. Das Lernen musste ich auch erst lernen. Dadurch, dass ich es gern machte, fiel es mir auch leichter. Im Nachhinein muss ich sagen: Wenn ich mich mehr hingesetzt hätte, wären die Noten noch besser gewesen. Wenn ich gut gelernt hatte, gab es eine gute Note. Aber ich war oft zufrieden, wenn es eine Vier gab, wenn es reichte. Das war durch die ganze Lehrzeit hindurch so. Ich merkte vor allem nach der Lehre, dass es sich lohnt, sich hinzusetzen, weil man dann etwas erreichen kann.

Ich schloss die Bäckerin-Konditorin mit dem EFZ [Anm. der Autorin: Eidgenössisches Fähigkeitszeugnis/Lehrabschluss] *ab – keine Anlehre! Nach der Lehre ging ich in den Service. Ich wollte nicht mehr immer um 2.00 Uhr zu arbeiten beginnen. Da konnte ich mein Kopfrechnen auffrischen. Das tat auch gut. Nach 1,5 Jahren im Service bekam ich von einem Gast das Angebot, bei ihm in der Confiserie zu arbeiten. Da merkte ich in einem Jahr, dass mein Körper das nicht mitmacht. Während dieser Zeit absolvierte ich berufsbegleitend das Bürofachdiplom VSH* [Anm. der Autorin: eine kaufmännische Zusatzausbildung].

Wenn man wie ich einen Partner hat, der schon viel erreicht hat, will man auch mehr erreichen. Ich dachte, wenn ich meinem Freund das Büro machen will, muss ich das ja können. Also machte ich ein Bürofachdiplom VSG und bestand alle Fächer Außer Deutsch. Das musste ich dann halt nochmals machen. Als Legastheniker ist das eben so. Mein Freund hatte mehr Mühe damit zu akzeptieren, dass ich es nicht bestand als ich selbst. Das war wieder eine Enttäuschung. Wieder ein Rückschlag. Ich musste dann nur noch das Deutsch machen.

Haben Sie nicht gesagt, dass Sie eine Legasthenie haben?
Doch ich sagte es. Aber es interessierte sie nicht. In der Lehre waren wir zu spät zum Einreichen des Gutachtens. Aber das war nicht schlimm. Ich wollte zeigen, was ich kann. Ich wollte ja nicht anders behandelt werden als die andern. Damit hatte ich schlechte Erfahrungen gemacht.

Wie haben Sie Ihre Lehrstelle gefunden aus der Kleinklasse heraus?
Ich ging einfach hin. Das Kreative passte mir immer. Arbeiten hat man auch zu Hause gelernt und Anstand ebenfalls. Mein Chef in der Backstube, ein älterer Herr, erkannte, dass da eine Leidenschaft dahinter ist und versprach mir, sich für mich einzusetzen. Ich hatte Glück und musste nur zwei Bewerbungen schreiben und hatte meine Lehrstelle. Es war die Leidenschaft, die alles ganz einfach machte.

Leider konnte ich aus gesundheitlichen Gründen wie gesagt nicht lang auf dem Beruf arbeiten. Ohne Physiotherapie wäre es nie gegangen. Und das wollte ich nicht, Physiotherapie ein Leben lang.

Schon bei der Lehrstellensuche hätte mir der Beruf der Kosmetikerin auch gut gefallen. Da gab es aber fast keine Lehrstellen und dann ich aus der Kleinklasse! Ich sah, dass das nicht klappen würde und lernte Bäckerin-Konditorin.

Lernerfolge
Im Bürofachdiplom VSH lernte ich das Lernen und konnte nun auch allein lernen. In dieser Ausbildung war auch Anna dabei. Wir haben viel zusammen gelernt und sie erklärte mir viel. Auch nach der Schule oder in der Schule. Sonst wäre es mehr Stress gewesen. Wir haben viel gelernt für die Prüfungen.

Und dann in der Kosmetikfachschule machte man es allein. Man wollte gut sein, hatte Freude an der Materie. Es machte einfach Freude. Man investierte gern Zeit dafür. Darum freue ich mich jetzt auf die eidgenössische Prüfung. Die Schule dauerte ein halbes Jahr (Vollzeit), dann ein halbes Jahr Praktikum und ich habe mit Note 5,1 abgeschlossen. Jetzt arbeite ich als Kosmetikerin und nach drei Jahren Arbeit kann ich die Lehrabschlussprüfung machen.

Wir hatten eine Lehrerin kurz vor der Pensionierung. Die machte Unterricht mit vollem Körpereinsatz, Unterricht, der lebte. Sie brachte es locker rüber und mit einem richtigen System. So konnte man schon relativ viel im Unterricht aufnehmen. Sie brauchte Wandtafel, Hellraumprojektor, Bilder und alles Mögliche, um uns den Stoff nahezubringen. Man ging gerne hin. Man freute sich am Morgen, man lernte gern. Es ist schade, dass man es erst so spät lernte.

Natürlich musste man viel lernen, manchmal auch zweimal nachfragen. Man braucht einfach mehr Zeit zum Lernen, wenn man eine Lega hat. Man schämt sich oft auch, etwas zu schreiben, weil man weiß, dass es sicher drei oder vier Fehler drin hat. Man schämt sich halt immer.

Jetzt im Sommer 2016 gehe ich in den Vorbereitungskurs für die LAP. Ich freue mich darauf.

Plötzlich lief es von selbst …

Ja, wenn man jemanden hat, der hartnäckig ist wie mein Partner, dann will man es ihm und sich beweisen. Man denkt: «Das Schaffen wir doch!» Ich brauche halt manchmal jemanden, der mich schubst. So war es auch extrem hilfreich, dass Anna auch mitkam in diese Schule.

Unterstützung in der Schule

Da gab es ein Jahr Legasthenietherapie. Meine Eltern mussten kämpfen dafür. Es war sehr schwierig, Unterstützung zu bekommen. Die half zwar. Aber dann flachte es wieder ab und sie mussten nochmals für ein Jahr Unterstützung kämpfen. Für die Eltern war es happig, für mich diese Hilfe zu bekommen.

Waren Sie denn die Einzige mit diesem Problem?

Das weiß ich nicht. Wir trauten uns nicht, darüber zu reden. Man schämte sich. Man hatte das Gefühl, anders zu sein. Als Kind versuchte man das zu verdrängen. Die Therapie war nicht im Schulhaus. Mami holte mich extra und fuhr mich nach der Schule in die Therapie. Unterstützung musste man selber suchen.

Wie war die Unterstützung selbst?

Naja, es war Deutsch, was man eh nicht mochte. Es war sicher abwechslungsreich, verschiedene Dinge hat man gemacht. Auf spielerischer Ebene. Viel genutzt hat es nicht.

Dann dachte ich: Ich gehe in die einfachere Schule. Dann geht es schon und jetzt hat man Google und andere Hilfsmittel. Da kann man nachsehen, wie man die Wörter schreibt. Man kann meist irgendwo die Wörter finden und sie einfach abschreiben.

Denken Sie an die 3. Klasse zurück, was hätten Sie sich von einer guten Fee gewünscht?

- *Dass man sich die Wörter merken kann, die man gelernt hat.*
- *Dass man gleich schnell und gleich gut schreiben kann wie die andern.*
- *Wie die andern sein.*

Wenn Sie mit heutigen Augen schauen? Was hätte helfen können?
… das ist schwierig … ein gewisser Druck ist schon nötig. Aber nicht zu viel: «Du musst!»

Die Lehrer haben viel Druck und keine Zeit. Sie müssen den Stundenplan durchziehen, egal, ob man es begriffen hat oder nicht.

Wer sind die wichtigen Figuren in Ihrer Lernbiografie?
An erster Stelle meine Eltern, die immer an mich glaubten, die mich immer bei allem unterstützten. Das war Gold wert. Man braucht genauso einen starken Rückhalt.

Und natürlich Anna und mein Partner, der immer wieder sagte: «Ich glaube nicht, dass du das nicht kannst!»

Was hat Ihnen am meisten geholfen?
Interesse und Freude am Thema. Jemand, der an einen glaubt. Dass man etwas kann und jemand ist.

Auswertung

Fokus: Erlebnisse, Erfahrungen und Erinnerungen

- **Schulerinnerungen**

Sofias älteste Erinnerung stammt aus dem Kindergarten, wo sie gerne bastelte und sich freute, wenn andere es bewundern konnten. Auch Ausflüge mit der Klasse und Aktionen draußen sind ihr in lebhafter und guter Erinnerung geblieben.

Ihre schulischen Lernerinnerungen sind eher schlecht. Immerhin durfte auch sie hie und da etwas aus der Schatzkiste der Lehrerin nehmen, weil sie gut gearbeitet hatte. Das wirklich wichtige Leben für Sofia fand außerhalb der Schule statt.

- **Lernerfolge**

Sofias Lernerfolge sind vor allem ab der Lehre zu finden. Es gelang ihr, eine reguläre Lehrstelle zu finden und sie musste sich nicht, wie andere es ihr prophezeit hatten, mit einer Attestlehre zufriedengeben. Sie fand den Beruf der Bäckerin-Konditorin sehr interessant und liebte ihn.

Da sie eines Tages für ihren Freund die Büroarbeit machen will, absolvierte sie zusammen mit ihrer Freundin Anna eine Handelsschule. Die anschließende Kosmetikerinnen-Fachschule war eine Herausforderung. Sie musste hier Anatomie, Physiologie und andere komplizierte Dinge lernen. Da sie die Themen interessierten und die Lehrerin so lebendig unterrichtete, fiel Sofia die Anstrengung leicht.

- **Bildungs- und Berufslaufbahn**

Die ersten zwei Schuljahre verliefen recht unauffällig. Dann kam eine Lehrerin, die merkte, dass etwas nicht gut lief und eine Abklärung veranlasste. Diese hatte für Sofia einschneidende Folgen. Immer wieder dachte sie von diesem Zeitpunkt an, sie sei wohl blöd und dumm.

Mit der Klasse und den andern Kindern hatte sie es gut bis zur Repetition der 3. Klasse. Sie hatte eine verständnisvolle Lehrerin und musste etwas weniger schreiben als die anderen. Trotzdem ging es nicht gut und sie musste für die vierte Klasse in die Kleinklasse im Nachbarort wechseln. Die anderen Kinder nannten diese «Dubelischuel» und Sofia berichtet heute noch mit Schaudern darüber. Eigentlich gefiel es ihr dort schließlich ganz gut, und als zur Diskussion stand, ob sie auf der Oberstufe in die Regelschule wechseln wolle, entschied sie sich dafür, in der Kleinklasse zu bleiben, denn hier musste sie nicht so viel lernen. Mithilfe vieler schlechter Noten, die sie absichtlich herbeiführte, erreichte sie dieses Ziel.

Am Ende der Schulzeit wusste sie, dass sie eine Lehrstelle als Bäckerin suchen wollte – und fand auch eine! Sie absolvierte die Lehre mit Leidenschaft, Einsatz und recht guten Noten. Ab hier gab es viele Lernerfolge verzeichnen und Sofia ist bis heute bemerkenswert engagiert mit Lernen unterwegs.

Sie machte eine kaufmännische Ausbildung (Bürofachdiplom), wo sie beim ersten Mal die Abschlussprüfung in Deutsch schriftlich nicht bestand. Sie war enttäuscht, lernte mehr, ging ein zweites Mal hin und schaffte es.

Sie besuchte nach einigen Monaten im Gastgewerbe eine Kosmetikfachschule, weil ihr Körper die Arbeit im Service langfristig nicht mitmachte. Heute arbeitet sie als Kosmetikerin und ihr nächstes Ziel ist das Vorbereitungsjahr für die Lehrabschlussprüfung als Kosmetikerin. Auch einen Englandaufenthalt hat sie inzwischen geplant.

- **Unterstützung in der Schule und außerhalb der Schule**

In der Schule war die Unterstützung beschränkt. Man stellte fest, dass sie die Klassenziele nicht erreichen würde, versuchte es mit einer Repetition und schickte sie anschließend in die Kleinklasse.

Etwas Druck sei schon nötig, meint sie heute, aber nicht zu viel. Auf Druck reagierte sie sensibel und wurde schnell einmal trotzig. Wenn die Lehrerin in der 2. Klasse sagte: «Du darfst das nochmals machen», entlarvte sie das pädagogisch schöngeredete «Dürfen» als getarntes «Müssen».

Außerhalb der Schule hatte sie Legasthenietherapie in der Nachbargemeinde. So wusste keiner, dass sie dorthin ging. Das war ihr wichtig. Sie wollte nicht über ihre Schwierigkeiten reden und schämte sich dafür.

Ihre Eltern unterstützen sie sehr. Sie kämpften für eine Abklärung und für die Finanzierung einer Therapie. Trotzdem änderte sich dadurch wenig, weil Sofia sich nicht dafür interessierte und sich nur widerwillig und minimal für das Lernen engagierte.

Die Unterstützung fand ja in Deutsch statt, in dem Fach, das sie überhaupt nicht mochte. Die Stunden waren zwar abwechslungsreich. Vieles wurde spielerisch trainiert. Viel genutzt habe es trotzdem nicht, meint sie heute.

Die Lehre begann mit Schwierigkeiten, denn Sofia war im Kopfrechnen schwach. Die Lehrmeisterin sagte, wenn die Noten genügend seien, dürfe sie in der Lehre bleiben. Sonst müsse sie in die Attestlehre wechseln. Sofia suchte eine Nachhilfelehrerin, die ihr abends nach der Arbeit beim Lernen half und ihr das Wichtigste vermittelte. So ging es ganz gut, denn der Beruf gefiel ihr sehr: «Es war die Leidenschaft, die alles einfach machte!», meint sie heute. Ihre Klasse war für sie eine Superklasse und der Lehrer ein Superlehrer.

- **«Das half mir»**

Ihre Mutter unterstütze sie jahrelang so gut sie konnte und half ihr bei den Hausaufgaben, die einfacher wurden, als sie in die Kleinklasse wechselte.

Anna war ebenfalls eine große Hilfe. Zu ihr konnte sie nach der frustrierenden Schule gehen. Mit ihr konnte sie immer etwas unternehmen in der Freizeit.

Schließlich vermittelte ihr ihr Lebenspartner immer wieder, dass sie das sicher könne. «Ich glaube nicht, dass du das nicht kannst!», war und ist vielleicht immer noch einer seiner wichtigsten Sätze.

- **«Dafür bin ich dankbar»**

Die Eltern hatten immer sehr viel Unterstützung geleistet, eine Abklärung und eine Therapie durchgesetzt. Zu Hause kümmerte sich die Mutter um das Lernen, übte mit ihr Diktate und überprüfte ihre Hausaufgaben. Denn gerade Letztere waren gar nicht besonders erfreulich für sie und es gab oft Tränen.

- **Das brachte den Durchbruch**

Sofias Durchbruch fand in der Berufslehre statt. Erstmals erlebte sie, dass sie erfolgreich war und dass es Freude macht, sich für etwas anzustrengen, das einem gefällt. So spürte sie die Anstrengung kaum.

- **Nachteilsausgleich**

In der Lehre stellte sie den Antrag für einen Nachteilsausgleich zu spät, und so konnte er bei der Lehrabschlussprüfung nicht mehr berücksichtigt werden. Das machte ihr aber nichts aus, denn sie wollte ihn eigentlich gar nicht. «Ich wollte ja nicht anders behandelt werden als die andern. Damit hatte ich schlechte Erfahrungen gemacht.» Sie schaffte es ohne diesen und ist bis heute stolz darauf.

Fokus: exekutive Funktionen

- **Selbstregulation (Aufmerksamkeit, Motivation/Emotion, Impulse)**

Ein paar Jahre lang stellte sie nach der Schule den Schulsack ab und verschwand gleich darauf bei ihrer Freundin Anna. Sie nutzte die Selbstregulation – aber anders als erwünscht. Sie wollte mit Anna etwas unternehmen und ihre Mutter passte auf, dass die Hausaufgaben nicht untergingen.

Ihre Lernmotivation war gering und wurde hart auf die Probe gestellt durch ihre schwachen Leistungen: «Bin ich ein Dubel?», fragte sie sich immer wieder. Sie hält sich die Sache auch heute noch ein wenig vom Leib, indem sie sich hinter verallgemeinernden Formulierungen mit «man» versteckt. Das ist wenigstens ein bisschen weiter weg als «ich». Manchmal baute sie etwas Frustration ab durch freche Antworten.

Von der Lehre an konnte sie eine tragfähige Lernmotivation aufbauen, ohne dass sie sich dafür sehr hätte anstrengen müssen. Die Leidenschaft machte es ihr einfach.

In der Lehre lernte sie zwar fleißig. Sie wollte sich jedoch keineswegs immer hinsetzen und lernen. Eine genügende Note zu bekommen reichte ihr damals noch. «Ich merkte vor allem nach der Lehre, dass es sich lohnt, sich hinzusetzen, weil man dann etwas erreichen kann», meint sie heute. Diese Selbststeuerung der Lernmotivation hält bis heute an und führt sie weiter.

- **Handlungsplanung**

Während der Schuljahre herrschte bei Sofia der Gedanke vor: «Jetzt ist Schule und nachher nicht mehr!» Wenn sie plante, dann für die Freizeit oder, wie sie möglichst unauffällig verschwinden könnte nach der Schule.

Später veränderte sich das radikal: Sie wollte leidenschaftlich gern die Lehre und die Weiterbildungen machen. Sie suchte eine Nachhilfelehrerin und die Unterstützung von Anna, als sie beide in derselben Ausbildung waren. Sie hatte Pläne und geht bis heute kontinuierlich, Schritt für Schritt voran.

- **Organisation des Verhaltens**

Am liebsten organisierte Sofia sich so, dass sie gar nicht lernen konnte. Sie war draußen (äußere Organisation) oder setzte sich zwar ins Zimmer, wenn die Mutter sie dazu aufforderte, öffnete ein Buch und schaute hinein (äußere Organisation), lernte aber nicht (innere Organisation) – sondern tat nur so, wenn sie eine Kontrolle der Mutter erwartete.

Das änderte sich mit Beginn der Lehre schlagartig. Sie suchte sich Hilfe (äußerlich: die Nachhilfelehrerin) und setzte sich hin, um zu lernen (innere Organisation: sie stellte sich darauf ein).

- **Zeitgefühl und Zeitmanagement**

Sie nahm sich kaum Zeit zum Lernen während der Schuljahre (s. o.). Sie hatte jede Menge Zeit für alles – aber keine Zeit zu lernen. Erst ab Beginn der Lehre entdeckte sie das Lernen und investiert seither viel Zeit dafür.

- **Flexibilität des Verhaltens**

Ihre Strategie, den Schulsack stehenzulassen und draußen spielen zu gehen, begleitete sie durch ihre ganze Schulkarriere. In dieser Hinsicht war also keine Flexibilität zu beobachten. Diese kam erst später, als sie sich für das Lernen entschied. Da begann sie zu verstehen, wie das Lernen funktioniert und wie sich im Einzelnen organisieren konnte.

- **Arbeitsgedächtnis**

Über das Arbeitsgedächtnis ist im Gespräch direkt nicht viel zu hören. Die Tatsache, dass Sofia alle Prüfungen schließlich trotz ihrer Dyslexie bestand, weist darauf hin, dass dieses ganz gut ist. Der Satz ihres Freundes: «Ich weiß, dass du das kannst!» lässt darauf schließen, dass sie das, was sie lernen wollte, auch lernen konnte – inklusive Rechtschreibung, wenn auch erst später.

- **Metakognitionen**

Seltene kleine Geschenke der Lehrerin halfen ihr, sich Mühe zu geben beim Lernen auf der Unterstufe. Meist machte sie jedoch viele Fehler und musste Blätter nochmals schreiben, weil sie nicht gut genug waren.

«Bin ich anders? Bin ich dumm?», fragte sie sich oft. Mit der Zeit kam sie zum Schluss, Lernen sei nicht wichtig in ihrem Leben. Glücklicherweise revidierte sie diese Kognition. Jetzt ist ihr klar, dass das Lernen sehr wichtig ist, wenn man berufliche Träume und Pläne hat. «Man schafft es schon, muss aber einfach mehr arbeiten als die andern.»

Erst nach der Lehre lernte sie, dass «es sich lohnt, sich hinzusetzen, weil man dann etwas erreichen kann». In der Ausbildung für das Bürofachdiplom lernte sie das Lernen richtig. Nun konnte sie es auch allein. Oft lernte sie mit Anna, und die beiden bereiteten sich auch zusammen auf die Prüfung vor.

In der Kosmetikfachschule bewältigte Sofia das Lernen erstmals ganz allein. Hier lernte sie, wie sie am besten lernt, nämlich von einer Lehrerin, die mit viel Begeisterung lehrte, einen systematischen Aufbau hatte und die Wandtafel ebenso brauchte wie den Hellraumprojektor oder Bilder. Sie musste viel lernen und oft nachfragen, wenn sie etwas nicht verstand.

Bis heute schämt sie sich gelegentlich, «etwas zu schreiben, weil man weiß, dass es sicher drei oder vier Fehler drin hat». Diese Scham ist tief in Sofia verwurzelt und wird wohl noch einige Jahre eine Begleiterin sein.

- **Handlungskontrolle, -korrektur und Reflexion**

Sie wollte unbedingt in der Kleinklasse bleiben. «Da blieb mir nichts anderes übrig, als nur noch schlechte Noten zu machen.» Dieser Prozess ist ihr heute sehr bewusst und war es wohl auch damals schon einigermaßen. Sie wollte dort bleiben, um möglichst wenig lernen zu müssen.

Sofia erfährt, dass es sich besser lernt, wenn man Interesse hat und wenn man sich etwas vorgenommen hat. Sie spürt, dass die Leidenschaft für einen Beruf ihr beim Lernen hilft. Sie hat gelernt, wie sie am besten lernt und nutzt dieses Wissen heute auch.

Sie findet es heute einfacher zu schreiben, weil man Google und andere Hilfsmittel hat und einfach nachsehen kann, wie man die Wörter schreibt. «Man kann meist irgendwo die Wörter finden und sie einfach abschreiben.»

Fokus: Positive Psychologie

1. Hoffnung

Sofias Mutter hatte für Sofia das Hoffen übernommen und es gelang ihr, ihrer Tochter zu vermitteln, dass es schon gut kommen würde. Sofia ließ sich gerne durch diese Hoffnung tragen. Später war es ihr Partner, der ihr mit seiner Überzeugung, dass sie es könne, immer wieder die Hoffnung gab, dass sie es schaffen würde. Heute hat sie offensichtlich das Hoffen sehr gut gelernt und ist so optimistisch, dass sie die Lehrabschlussprüfung als Kosmetikerin plant.

2. Tatendrang (Vitalität)

Sofia hatte viel Tatendrang in der Schulzeit. Allerdings bezog sich dieser nicht auf das Lernen, sondern auf die Freizeit, in der sie mit Anna viel unternahm. In der Lehre gelang es ihr, ihren Tatendrang für das Lernen einzusetzen. Heute richtet sich ihr großer Tatendrang auf ihre nächste Ausbildung und auf ihre weiteren beruflichen Ziele.

3. Bindungsfähigkeit

Bindungen sind wichtig für Sofia, Menschen, die an sie glauben, wie ihre Eltern, ihr Lebensgefährte oder ihre Freundin Anna spielen wichtige Rollen in ihrem Leben.

Die Beziehung zu ihren Lehrpersonen in der Primarschule war anfänglich gar nicht gut. Erst in der Retrospektive kann sie diese in einem etwas positiveren Licht sehen. Die Lehrpersonen in der Lehre und in ihrer Zweitausbildung waren hingegen sehr wichtig für sie.

4. Neugier

Sofia will wissen, erfahren und lernen – allerdings erst nach abgeschlossener Schulzeit. Als sie merkt, dass sie in ihrem erlernten Beruf aus gesundheitlichen Gründen nicht bleiben kann, sucht und findet sie bald etwas Neues. Sie arbeitet im Gastgewerbe und macht eine kaufmännische Ausbildung. Anschließend wird sie Kosmetikerin und lernt noch ein paar Jahre neugierig weiter. Das Lernen fällt ihr leicht, wenn Neugier und Interesse im Spiel ist.

5. Durchhaltekraft (Ausdauer)

In und nach der Lehre änderte Sofia den Fokus ihrer Durchhaltekraft. Auch bei Misserfolgen verlor sie ihren Optimismus nicht. Die Enttäuschung nach nicht bestandener Prüfung in der Handelsschule überwand sie durch den Optimismus, es beim nächsten Mal bestimmt zu schaffen. Mit viel Durchhaltekraft und Ausdauer lernte sie weiter und bestand die Prüfung beim zweiten Mal. Auch heute noch ist sie mit großer Ausdauer auf ihren Lernwegen unterwegs.

6. Dankbarkeit

Sie ist ihren Eltern, ihrer Freundin und ihrem Lebenspartner sehr dankbar. Sie alle haben ihr geholfen, das Lernen spät, aber energisch anzupacken. Im beruflichen Feld waren es ihr Lehrmeister und ihre Lehrerinnen in der ersten Lehre sowie in der Kosmetikerinnenschule, denen Sofia besonders viel verdankt.

7. Humor

Viel zu lachen hatte sie während ihrer Schulzeit tatsächlich nicht, und so ist denn im Gespräch auch von Humor nur wenig zu spüren. Aber vielleicht war ja die eine oder andere ihrer etwas frecheren Antworten ein Ausdruck ihres Humors?

8. Tapferkeit

Sie musste in der Schule manche Schlappe einstecken (Arbeiten wiederholen, Repetition, Kleinklasse). Tapfer überstand sie die mühsamen Schuljahre. Sie wich der Leistung und dem Leistenmüssen aus, bis die Schule zu Ende war und sie ihren Traumberuf erlernen konnte. Andere Menschen sind nach einer solchen Schulkarriere für das Lernen nicht mehr zugänglich. Sofia aber steht auf, als wäre der Winterschlaf vorbei und legt los.

9. Soziale Intelligenz

Als Folge ihrer schlechten Schulleistungen bekam sie in ihren Schuljahren soziale Schwierigkeiten. Sie wurde gehänselt, gemobbt und man versuchte, sie auszugrenzen. In der Freizeit wurde sie ausgelacht als die von der «Dubelischuel». Trotzdem gelangen ihre gute soziale Beziehungen: Ihre Familie, Anna und ihr Lebenspartner zeigen dies deutlich. Heute arbeitet sie als Kosmetikerin gar in einem sozial orientierten Beruf und mag das sehr.

10. Reife und Weitblick

Mit einer großen Reife berichtet sie über die Rolle ihrer Lehrpersonen. Sie versteht deren Sachzwänge: «Die können eben nicht anders. Die müssen das Programm durchziehen, egal, ob man es begriffen hat oder nicht.» Nicht die Lehrer sind schuld, sondern eher sie selber. Aber Sofia denkt vorwärts, lenkt ihren Blick in die Zukunft und denkt sich neue Pläne aus. Sie will etwas erreichen und möchte einen Beruf, der ihr gefällt. Über anderes haben wir nicht gesprochen – wen würde es wundern, wenn sie nicht auch da noch ihre ganz eigenen Pläne hätte …

3.3 Mia, 28 Jahre, Literatur- und Medienwissenschaftlerin

Fakten

Bildungs- und Berufslaufbahn: Primar- und Sekundarschule, pädagogische Maturitätsschule (ehem. Lehrerseminar), Studium der Germanistik und Medienwissenschaft an der Universität Basel und in Berlin, in Ausbildung zur wissenschaftlichen Bibliothekarin in Kombination mit einem MAS in Bibliotheks- und Informationswissenschaft an der Universität Zürich.

Gespräch

Schulerinnerungen

Ich ging gerne zur Schule. Nicht unbedingt wegen dem Stoff, also dem, was wir aufgrund des Curriculums lernen musste, sondern einfach wegen der Schule selbst. Die Schule war ein Ort, an den wir täglich hingingen. Ich mochte das Haus, die anderen Kinder, die Lehrer und all die musischen Fächer, in denen wir Schweizerdeutsch reden konnten: Musik, Turnen, Zeichnen, Werken und manchmal samstags die freiwilligen Theaterstunden.

Ich habe relativ spät geschrieben und gelesen und erinnere mich vor allem daran, dass es mühsam war. Ich habe unzählige Löcher in Hefte radiert und manchmal auch die Seiten herausgerissen und wieder andere ins Heft geklebt, im Wissen, dass sie sonst vom Lehrer gestrichen oder herausgerissen worden wären und ich sie dann sowieso nochmals hätte schreiben müssen.

In der 3. Klasse durfte man vom Bleistift auf den Füller wechseln und die verbundene Schrift lernen. Zumindest diejenigen, die gut genug schreiben konnten und nicht drückten wie ein Stier, so wie ich. Ich musste weiterhin mit dem Bleistift schreiben, während die anderen den schönen Holzfüller mit farbigem, metallenem Deckel in Rot, Blau oder Grün bekamen. Das war Frust und Ansporn zugleich: Ende der vierten Klasse hatte auch ich meinen Wunschfüller in Grün. Ich habe ihn heute noch.

So wirklich lesen gelernt habe ich erst in der vierten oder fünften Klasse. Plötzlich hat es «klick» gemacht. Ich wurde gut und schnell und entwickelte einen großen Bücherhunger. Ich las kritiklos alle Bücher in unserer kleinen Schulbibliothek. Am

Ende der sechsten Klasse holte ich das dicke rote «Herr der Ringe»-Buch aus der Oberstufenbibliothek, weil es in unserer nichts Neues mehr zu lesen gab. Das Buch hat über 1200 Seiten.

Beim Schreiben hat es allerdings nie wirklich «klick» gemacht. Es war ein schleichender Prozess und ein langer Weg hierhin. Heute schreibe ich sehr gerne und es gehört neben Lesen quasi zu meinem Beruf. Aber Schreiben und Lesen waren immer zwei verschiedene Dinge für mich. Das haben nicht alle verstanden. Weil ich gut lesen konnte, hatten die Lehrer das Gefühl, dass ich mich zu wenig bemühen oder anstrengen würde. «Konzentrier dich!» oder «Sei nicht so schusslig!» habe ich oft gehört, wenn ich einen rot korrigierten Aufsatz zurück bekam und es wieder einmal schaffte, auf nur einer Seite ein Wort in vier verschiedenen Varianten zu schreiben. «Wer gut liest, schreibt auch gut» – davon wird ausgegangen und von: «Wer nicht schreiben kann, ist dumm» leider auch. Ich konnte gut vorlesen, hatte ein gutes Textverständnis und war alles andere als dumm. Aber komplett fehlerfrei schreiben kann ich bis heute nicht. Und das, obwohl ich viel übte, Wörter und Schriftbilder auswendig lernte, als Kind in den Sommerferien übte und durch mein Studium sehr viel mit Sprache zu tun habe. Ich bin meine Rechtschreibeschwäche nie ganz losgeworden.

Eine tolle Schulerinnerung

Es gibt eigentlich ganz viele gute Schulerinnerungen. In der Primarschule waren das Theaterspielen, Zeichnen und Malen schön. Wir konnten auch am Samstag freiwillig zur Schule gehen. Ich ging fast immer. Wir konnten machen, was wir wollten. Wir haben Theater geprobt und aufgeführt. Ich habe auf der Oberstufe unser Abschlusstheater geschrieben. Das war ein ziemlich großes Projekt. Das klingt jetzt vielleicht seltsam. Aber ich habe immer gerne geschrieben, so lange es egal war, wie ich schrieb, also der Inhalt und nicht die Form zählte. In der Primarschule mussten wir als Strafaufgabe manchmal einen Aufsatz schreiben. Wenn die Geschichte gut war, drückte der Lehrer bei der Rechtschreibung ein Auge zu. Das gelang mir fast immer und Herr W. (Fritz) behauptet auch heute noch, wenn ich ihm zu Hause im Dorf begegne, dass er auf mein erstes Buch wartet.

Ich hatte Glück mit meinen Lehrern. Fritz war immer der Meinung: «Das kommt schon noch!» Und dachte: «Sie kann schon, wenn sie wirklich will.» Das stimmte zwar nicht, aber das war ja egal. Auch später im Seminar konnte ich dank guter Inhaltsnote meine 3 in Rechtschreibung ausgleichen.

Grundsätzlich ging ich also all die vielen Jahre gerne zur Schule. Ich wollte einfach nicht, dass jemand sieht, wie falsch ich schreibe. Das zu verheimlichen, ging natürlich nicht in allen Bereichen. Für meine Rechtschreibung habe ich mich immer geschämt.

Viele dachten, Rechtschreibung sei mir einfach egal, und die vielen Fehler seien meine in der Sprache ausgelebte Anarchie. Aber das stimmte so nicht ganz.

Als ich am Ende des ersten Semesters meine ersten schriftlichen Prüfungen hatte, bat mich ein Professor in seine Sprechstunde und riet mir dringend davon ab, weiter Germanistik zu studieren. Mit einer solchen Rechtschreibung sei man eine Schande für das Fach. Er könne mich zwar nicht zu einem anderen Studienfach zwingen, aber seiner Ansicht nach sei ich sicher keine Deutschstudentin.

Es gelang mir irgendwie, die Tränen noch ein bisschen zurück zu halten. Ich fragte mich, ob er wohl wusste, dass Kafkas Manuskripte – die Kafka-Gesamtausgabe stand hinter ihm auf dem Regal – auch voller Rechtschreibefehler waren? Klar, ich war nicht Kafka, aber durfte ich nicht trotzdem dessen Bücher studieren? Ich war sehr verunsichert. Hatte der Professor Recht? War ich am falschen Ort?

Das war ich natürlich nicht: Deutsch, die Sprache und all das, was damit zusammenhängt, besteht aus so viel mehr als aus dieser blöden Rechtschreibung.

Lernerfolge

Lernerfolge gab es ganz viele.

Ich habe mit Mamis alten Leseblättern und einem großen Malbuch lesen gelernt. Ich mochte die vielen Bilder und weil nur kleine Wörter wie «im» oder «mit» ausgeschrieben waren, und die schwierigen langen Wörter mit Bildern dargestellt wurden, kam man einigermaßen voran und las im besten Fall eine kleine Geschichte mit vielen Bildern und kleinen Wörtern.

Ein anderer Ansporn war der alle drei Jahre stattfindende Literaturwettbewerb auf der Oberstufe, wo ich einige Preise gewann oder der erste veröffentlichte Artikel in der Zeitung.

Und dann natürlich meine Masterarbeit in Literaturwissenschaft. Darin steckt viel Zeit und Arbeit.

Es macht mich auch stolz, wenn ich merke, dass andere gar nicht merken, dass ich diese Schwäche habe. Ich weiß, dass ich nicht komplett fehlerfrei schreibe. Aber vielleicht wurde ich über die Jahre hinweg pingeliger und erlaube mir weniger Fehler, als jemand, der ganz normal schreiben kann. Das ist für mich auch ein Lernerfolg, der – Computer sei Dank! – auch leichter umzusetzen ist. Die Autokorrektur verbessert eine falsche Buchstabenreihenfolge meistens automatisch.

Unterstützung

Ich hatte viel Unterstützung zu Hause. Natürlich: ich hasste es, in den Sommerferien Rechtschreibeübungen machen zu müssen. Aber unterdessen bin ich meinen Eltern dafür dankbar. Noch dankbarer bin ich aber dafür, dass sie es grundsätzlich nicht schlimm fanden, dass ich zum Beispiel meinen Namen zu Beginn der Schule noch nicht schreiben konnte. Ich kannte die Buchstaben nicht. Aber ich kannte anderes und wusste beispielsweise all die Namen der Bäume, Blumen und Pilze, die auf den Wiesen, am Bach und im Wald wuchsen. Ich wusste, welche Sachen giftig sind und welche nicht, welche geschützt und «nur zum Anschauen» waren und welche ich auf dem Heimweg pflücken durfte.

In der Schule kam dann einmal eine Heilpädagogin ins Spiel. Ich schrieb auch in der 5. Klasse noch kreuzfalsch. Die Frau machte einige Tests und kam zum Schluss, ich konzentriere mich einfach nicht genug gut und die Rechtschreibung sei mir eben egal. Daran könne sie nun mal auch nichts ändern. Ab da wurde die Schwäche in der Schule irgendwie toleriert, vielleicht auch ignoriert.

Ich bekam vielleicht nicht so viel Unterstützung von der Schule. Aber abgesehen davon habe ich einen tollen Kreis an lieben Menschen, die mir jederzeit etwas korrigieren oder Fragen beantworten, wenn Google keine Antwort weiß. Papa ist schon immer mein Chef-Gegenleser. Im Studium habe ich jeweils die Texte meiner Kommilitonen auf Inhalt geprüft und sie meine auf Rechtschreibung – wir haben uns gut ergänzt. Zu Beginn des Studiums war ich besonders dankbar für die Unterstützung meines Freundes, der mich im Schreiben bestärkte, zugleich darüber lachte und so dem Ganzen irgendwie die Schwere nahm. Wir studierten zusammen und ihm machte es nie etwas aus, auch blöde Zusammenfassungen von Vorlesungen für mich gegenzulesen, bevor ich es meiner Lerngruppe weiterschickte. Außerdem beruhigte er mich durch Aussagen wie: «Nein, nein, das ist nicht so schlimm. Das sieht aus wie viele Tippfehler und die passieren jedem. Hier gehen sowieso alle davon aus, dass du schreiben kannst, also brauch deine Zeit doch für besseres, als ermüdende Re-Lektüre und Fehlersuche für doch eigentlich irrelevante Texte.»

Das ist natürlich nur eine Sicht auf mein Problem. Doch half es mir, mich auch anderen Mitstudierenden, die unterdessen liebste Freunde sind, zu öffnen. Sie unterstützen mich. Sie gaben mir viele gute Feedbacks. Annina schrieb mir zum Beispiel verschiedene Wortlisten mit oft falsch geschriebenen Wörtern. Diese legte ich dann beim Schreiben neben mich und konzentrierte mich darauf. Manchmal lernte ich sie auch auswendig.

Durchbruch, Wende

Auf den Durchbruch warte ich noch, frage mich aber zugleich, ob so etwas bei jemandem mit einer Rechtschreibeschwäche überhaupt passiert. Kann es plötzlich «klick» machen und dann schreibt man fehlerfrei?

Bei mir war und ist es eher ein fließender Prozess. Es ist viel besser geworden und ich bin unterdessen auf einem Niveau, das völlig für den Alltag reicht – und vermutlich sogar über dem Durchschnitt liegt. Durch das Studium und das viele Schreiben habe ich viel geübt und gelernt. Und trotzdem: Wenn man mir jetzt etwas diktieren würde, hätte es vermutlich Fehler drin. Denn schreiben ist bei mir auch tagesformabhängig und nach einem Tag im Büro bin ich einfach sprachmüde.

Mein Lernprozess ist noch nicht abgeschlossen. Ich mache ja gerade eine Ausbildung zur wissenschaftlichen Bibliothekarin. Da lernen wir unter anderem die Grundlagen des Katalogisierens und ich musste feststellen, dass ich auf dieser Sprachebene erneut mit meinem Rechtschreibproblem konfrontiert bin. Beim Katalogisieren ist jedes einzelne Wort, ja, ist jeder einzelne Buchstabe enorm wichtig. Eine falsche Buchstabenreihenfolge kann dazu führen, dass ein Buch nie mehr im Katalog zu finden ist. Und da es in diesem Programm keine Autokorrektur gibt, musste ich meine Wahrnehmung und meine Aufmerksamkeit neu wieder ganz bewusst auf jeden einzelnen Buchstaben des Titelblatts richten. Ich muss Buchstabe für Buchstabe vergleichen und brauche dafür logischerweise etwas mehr Zeit. Es hilft mir zum Beispiel, all meine Katalogisate am nächsten Tag auszudrucken und zu überprüfen. Manchmal finde ich am nächsten Tag mehr, manchmal weniger Fehler. Da merke ich genau, ob ich fit war oder nicht. Es gibt gute Zeiten und schlechtere: Wenn ich zum Beispiel direkt nach der Mittagspause katalogisiere, ist die Fehlerquote grösser, als wenn ich dies zwischen neun und elf tue.

Zum Glück ist das aber nur ein kleiner Bereich meiner Ausbildung. Ich werde später nicht katalogisieren. Ich möchte später gerne eine Leitungsposition übernehmen oder die Öffentlichkeitsarbeit/PR für eine Bibliothek machen. Dann werden meine Mitarbeitenden katalogisieren, und ich werde ihre Arbeit mit dem größten Respekt würdigen, weil ich weiß, wie schwierig diese ist.

Was hat Ihnen besonders geholfen?
Die Bücher, die Geschichten, die darin zu finden waren und mich immer wieder aufs Neue fesselten. Ich wollte in diese Welten eintauchen – gut lesen zu können ist dafür logischerweise die Grundbedingung: je besser man lesen kann, desto durchsichtiger und fließender werden die Übergänge. Es ist so faszinierend, wie zwischen zwei Kartondeckeln nur mit Sprache eine eigene kleine Welt eröffnet wird und man jederzeit und überall darin eintauchen kann.

Unabhängig von der Rechtschreibeschwäche merkte ich irgendwann, dass ich selber auch die Fähigkeit habe, meine eigenen Bilder in Sprache zu packen oder mit Sprache neue Bilder zu schaffen.

Dankbarkeit
Das klingt jetzt vielleicht etwas zu umfassend und zufällig, aber ich bin einfach unheimlich dankbar dafür, dass ich an einem Ort aufwachsen konnte, in einer Welt, in der ich

auch als Mädchen lesen lernen konnte und zur Schule gehen durfte, in der ich studieren konnte und mich auch noch völlig frei für ein Fach entscheiden durfte. Ich bin keine BWL-erin oder Juristin, sondern Literatur- und Medienwissenschaftlerin, habe einen «Master of Arts» und bin damit quasi ein diplomierter Schöngeist. Noch mehr: ich darf heute Lesen als meinen Beruf bezeichnen.

Was ich gern noch wissen möchte ...
Manchmal wüsste ich gern, was ich habe. Ich hätte gern eine Erklärung. Ich habe in meinen Schul- und Studienjahren viele Umwege und Umgehungsstrategien entwickelt für ein Problem, das aber gar nicht so ganz greifbar ist. Manchmal schreibe ich richtig, manchmal sind meine Texte voller Fehler und manchmal habe ich das Gefühl, dass ich es gar nicht wirklich steuern kann. Manchmal sehe ich meine Fehler, manchmal sehe ich sie aber auch einfach nicht. Warum? Was stimmt in meinem Hirn nicht ganz? An Tagen, an denen Schreiben schwierig ist, wüsste ich gerne, warum es so mühsam war und immer noch so mühsam ist. Dann hätte ich gerne einen Namen für mein Problem und eine Lösung dafür. An anderen Tagen vergesse ich es, oder bin der Meinung, dass ich vielleicht schon einen guten Umgang mit meinem Problem gefunden habe.

Auswertung

Fokus: Erlebnisse, Erfahrungen und Erinnerungen

- **Schulerinnerungen**

Mia ging immer gern zur Schule, auch wenn ihr das Lesen anfänglich große Mühe bereitete und die Rechtschreibung stets eine Herausforderung für sie war. Sie hat viele gute Schulerinnerungen, denn ihre Kreativität wurde immer geschätzt. Zeichnen und Theaterspielen gehörten zu ihren Lieblingsaktivitäten. Für diese ging sie sogar freiwillig am Samstag zur Schule. Auf der Oberstufe schrieb sie gar ein Theaterstück, das zum Schulabschluss aufgeführt wurde.

Das Lesen klappte ab der fünften Klasse und sie wurde zur Vielleserin, las in der sechsten Klasse «Herr der Ringe» und liebte das Lesen über alles. Das Rechtschreiben war etwas ganz anderes. Niemand wollte glauben, dass sie das nicht konnte. Auch das Schönschreiben wollte ihr nicht recht gelingen. Sie drückte «wie ein Stier» und radierte Löcher in die Seiten. Dass sie weiter mit dem Bleistift schreiben musste, während die andern zum Füller wechseln durften, war eine Kränkung, die sie bis heute spürt. Sie ließ sich aber nicht davon abhalten, weiterhin auf das große Ziel hinzuarbeiten und freute sich über den Füller, als sie ihn endlich auch bekam.

Nicht verstanden zu werden mit ihren Schwierigkeiten («Konzentrier dich besser!») tat weh und dieser Schmerz ist auch heute in der Erinnerung und im Gespräch noch spürbar.

Es fiel Mia immer schwer, ihre Rechtschreibschwäche zu akzeptieren. Sie schämte sich jahrelang, dass sie das Lesen und Rechtschreiben nicht richtig beherrschte und wollte nicht, dass jemand sah, wie sie schrieb. Heute belastet es sie nicht mehr so sehr, denn Kafka habe von der Rechtschreibung her ja auch nicht immer richtig geschrieben. Dies fand sie als Studentin heraus, und von diesem Zeitpunkt an erlaubte sie es sich selbst auch ein wenig.

- **Lernerfolge**

Mia hat viele Lernerfolge und diese fallen ihr auch zuerst ein. Sie wusste schon als kleines Mädchen viel über die Natur. Sie wusste, welche Pflanzen giftig sind, welche man essen kann. Die Eltern würdigten dieses Wissen und akzeptierten, dass sie im Kindergarten ihren Namen noch nicht allein schreiben konnte, dafür aber die Namen vieler Bäume kannte.

Auf der Oberstufe gewann sie einen Preis in einem Literaturwettbewerb. Weiter gehört zu ihren Lernerfolgen, die Matura geschafft zu haben trotz einer sehr schlechten Note in Mathematik und dank ihrer ausgezeichneten Sprachbegabung. Sie ist auch stolz auf ihre Masterarbeit in Literaturwissenschaft und auf ihren ersten publizierten Artikel.

Ein anderer, sehr wichtiger Lernerfolg ist für Mia, dass viele Menschen heute gar nicht mehr merken, dass sie Rechtschreibschwierigkeiten hatte (und heute noch einige hat) trotz aller E-Mails, die sie schon verschickt hat. Dies zeigt ihr, dass sich das engagierte Lernen gelohnt hat.

- **Bildungs- und Schullaufbahn**

Mias Schullaufbahn verlief ungehindert trotz ihrer vielen Schwierigkeiten im Rechtschreiben. Dank ihrer großen Sprachbegabung in Deutsch spielte das Rechtschreiben eine untergeordnete Rolle – sie konnte damit sogar ihre Schwäche in Mathematik aufwiegen. So schwierig es oft war, lief doch alles so, wie es sollte. Das ist in solchen Fällen eher ungewöhnlich und sicher zu einem großen Teil dem Engagement von Mia und ihren Eltern zuzuschreiben.

- **Unterstützung in der Schule und außerhalb der Schule**

In der Primarschule übte sie zu Hause – vor allem unterstützt von ihrer Mutter – täglich das Rechtschreiben. Sie lernte Grammatik, um die Rechtschreibung besser in den Griff zu bekommen. Selbst in den Ferien trainierte sie zu Hause. Meist durfte sie erst hinausgehen, wenn sie geübt hatte. Sie war froh um ein Reserveheft und die Schulbücher zu Hause. So konnte sie immer üben und hatte zum Schreiben auch Ersatzmaterial, wenn ihr etwas misslungen war.

Die Eltern sind beide Lehrer und unterstützten Mia sehr. Sie glaubten wie die Lehrer an sie. «Das kommt schon noch!» war ein häufig gehörter Satz in der Primarschule. Die wichtigste Unterstützung war wohl die, dass sie das Rechtschreiben nicht zu stark gewichteten und Mias Talente nie aus den Augen verloren.

Eine direkte Unterstützung der Schule, die einmal angeboten wurde, kam nicht wirklich zustande, weil die Heilpädagogin Mias Schwäche im Rechtschreiben als Schwäche in der Motivation, Konzentration und Aufmerksamkeit interpretierte. Unter diesen Umständen könne sie ihr nicht helfen, meinte sie – und Mia war froh darüber.

Mia findet, sie habe Glück gehabt mit ihren Lehrern, denn diese ließen sie weitgehend in Ruhe mit der Rechtschreibung. Niemand konnte glauben, dass man so gut lesen, aber nicht richtig schreiben kann.

Ihr Vater las alle Texte durch, wenn sie es wollte. Im Verlauf des Germanistikstudiums baute sie sich einen Kreis von Kollegen auf, die ihre Arbeiten hinsichtlich Rechtschreibung lasen, während sie im Gegenzug deren Texte im Hinblick auf den Inhalt gegenlas.

Irritierend war oft, dass Lehrer und Eltern glaubten, sie könnte schon richtig schreiben lernen, wenn sie es wirklich wollte. Dabei wollte sie doch sehr und arbeitete auch hart dafür. Sie war auch keineswegs schusslig, wie alle meinten, sondern konzentriert, ausdauernd und motiviert, schaffte es aber einfach nicht besser.

Eigentlich hatte Mia oft wenig Lust zu üben und so ist sie heute sehr froh, dass man sie zu Hause dazu bewegte, es trotzdem zu tun und sie darin auch gut begleitete.

- **«Das half mir»**

Es half Mia, dass sie zu Hause gut unterstützt wurde und ihr die Schule viel Verständnis entgegenbrachte. Das Reservematerial zu Hause war ebenso hilfreich wie ein gewisser Druck. Ohne diesen Druck hätte sie es wohl nicht geschafft. Sie brauchte noch diese Fremdsteuerung, bis ihre Selbststeuerung stark genug entwickelt war.

Der Vater korrigierte alle wichtigen Texte bis zum Studium. Ihr früherer Freund, der sie oft ermutigte, half ihr auch sehr. Nicht nur dadurch, dass er Texte durchlas, sondern vielleicht noch mehr dadurch, dass er ihr vermittelte: «Dieser Tippfehler macht nichts, denn Tippfehler machen schließlich alle Leute …» Aber auch ihre anderen Freunde unterstützten sie während Schule und Studium. Sie schrieben teilweise Listen für sie mit spezifischen Rechtschreib-schwierigkeiten oder den ganz aktuellen Klippen.

Die absolut entscheidende Hilfe aber waren die Bücher selbst! Mia findet Lesen «das Schönste und Coolste» und ahnte das wohl schon, ehe sie lesen konnte. Sie wollte unbedingt die Möglichkeit haben, in diese verschiedenen Welten zwischen zwei Kartondeckeln einzutauchen. Das war eine riesige Motivation. Heute liest natürlich die Literaturwissenschaftlerin mit und da treten Emotionen etwas zurück.

Mia hat sich durch das Studium auch selber geholfen. Viele Texte zu schreiben und diese perfekt abzugeben, war auch aus ihrer Sicht wohl die beste Therapie für sie.

- **«Dafür bin ich dankbar»**

Mia ist «unheimlich dankbar» dafür, dass sie in einer Welt aufwachsen konnte, in der sie das studieren konnte, was ihr Freude macht. Es ist kein Brotjob wie Juristin oder Wirtschaftswissenschaftlerin, sondern etwas «Schöngeistiges». Sie ist dankbar, dass sie viel lesen darf und damit heute sogar noch ihren Lebensunterhalt verdient.

Sie ist auch dankbar für die vielen Menschen (Familie und «gute Freunde, liebe Leute») in ihrem Leben, die sie dabei begleiten und unterstützen.

Auch für ihre Stärken ist sie dankbar. Sie ist sehr froh, dass sie mit diesen ihre Schwächen ausgleichen konnte und erst noch viel Anerkennung bekam.

- **Das brachte den Durchbruch/die Wende**

Mias Entwicklung verlief harmonisch, es gab weder einen großen Durchbruch noch eine Wende, sondern es ging langsam und stetig vorwärts. Sie hat auch heute noch das Gefühl, die Dyslexie noch nicht ganz hinter sich gelassen zu haben. Für den Alltag und noch etwas mehr reiche zwar, was sie erreicht habe. Aber bei speziellen Aufgaben im Beruf, wie etwa beim Katalogisieren, merkt sie es immer noch.

- **Der Schock**

Vor kurzem lernte Mia im Rahmen ihrer Ausbildung das Katalogisieren und stellte dabei mit Schrecken fest, dass alte Probleme sie einholten: Sie machte Fehler – und solche würden die Bücher für immer verschwinden lassen, sie absolut unauffindbar machen im großen Katalog der ehrwürdigen Universitätsbibliothek. Das will sie natürlich auf keinen Fall und bemüht sich deshalb um möglichst gute Arbeitsstrategien.

Dieser Schock traf Mia völlig unvermittelt und wirklich tief. Sie hatte ihr altes Problem ein wenig weiter weg gewähnt oder erwartet, das Emotionale an der alten Geschichte hinter sich gelassen zu haben. So sind eben Emotionen – nie ganz überwunden, manchmal nur etwas weiter weg. Dank ihrer guten Selbstregulation meisterte Mia diese Herausforderung aber bald.

Mias Rechtschreibung ist abhängig von der Tagesform. Sie hat gelernt, dass es gute und schlechtere Zeiten gibt. Sie kennt und spürt diese und teilt ihre Arbeit entsprechend ein.

- **«Das möchte ich gerne wissen!»**

Manchmal möchte sie gern eine Erklärung haben für ihr Problem. Sie möchte wissen, warum es so unglaublich mühsam war und ist und ob sie das Problem je loswerden könne. Auch wenn man inzwischen recht viel weiß über Dyslexie, weiß man doch nur so viel, dass man oft mit einer «Das möchte ich gern wissen»-Haltung dasteht und unverzagt weitersuchen muss.

Fokus: Exekutive Funktionen

- **Selbstregulation (Aufmerksamkeit, Motivation, Impulse)**

Mia schrieb in der Primarschule schon mit großer Freude und Begeisterung Aufsätze und Theaterstücke. Sie spielte auch gern Theater und ging dafür häufig am Samstag freiwillig zur Schule. Aufmerksamkeit, Motivation und Impulssteuerung konnten unter diesen Bedingungen eigentlich nur gut sein.

Mias Motivation, ihre Lernziele zu erreichen, war groß. Allerdings war die Rechtschreibung für sie kein eigentlicher Wert. Umso mehr emotionale Überwindung brauchte sie, um sich in ihrer Freizeit (sogar in den Ferien) hinzusetzen und über Jahre hinweg zu trainieren. Trotz aller Rückschläge und vieler Schwierigkeiten schaffte sie es, ihr Ziel «ein Studium mit vielen Büchern» zu erreichen und sehr erfolgreich abzuschließen.

Die Fremdsteuerung durch die Eltern half Mia, ihre Selbstregulation zu entwickeln. Von Fremd- zur Selbstregulation zu gelangen ist ein Weg, der je nach Lebensbereich viele Jahre dauern kann.

Die Sprache an sich interessiert Mia seit eh und je, und sie war die Quelle ihrer Lernmotivation. Eigentlich wünschte sie sich nichts mehr, als Eingang zu erhalten in die Welt der Bücher. Mit einem so großen und tiefen Wunsch steht ihr eine fast unbeschränkte Motivation zur Verfügung.

Mia verfügt an sich über gute Selbstregulationsfähigkeiten, die sie im Verlauf ihrer Kindheit, unterstützt durch ihre Eltern, entwickeln konnte. Es gelingt ihr immer wieder, ihre Aufmerksamkeit und Motivation selbst zu regulieren. Es gelang ihr aber auch, mit ihren Impulsen gut umzugehen, auch wenn es sie ärgerte, schon wieder ein Loch ins Blatt radiert zu haben. Die Frustration, so lange keinen Füller bekommen zu haben, verwandelte sie in eine Motivationsquelle. «Das war Frust und Ansporn zugleich: Ende der vierten Klasse hatte auch ich meinen Wunschfüller in Grün. Ich habe ihn heute noch.» Er wurde zu einem kostbaren Gegenstand, an dem sie sich heute noch freut. Ob das ohne Anfangsfrust und ohne den langen Weg wohl auch so gewesen wäre?

Wer weiß, vielleicht hat gerade die Dyslexie mitgeholfen, ihre Selbstregulation aufzubauen und nicht nur dem Impuls zu widerstehen, alles in die Ecke zu werfen, sondern die Kraft des Impulses umzuwandeln und zu nutzen fürs Training. Jedenfalls wissen wir aus der Forschung, dass man Selbstregulation und Impulskontrolle trainieren kann, gerade so wie das Rechtschreiben auch.

- **Handlungsplanung**

Mia erfasste schon als Schulkind, dass es besser war, etwas neu zu schreiben, von dem man wusste, dass es der Lehrer ohnehin nicht akzeptieren würde. Sie habe «manchmal auch die Seiten herausgerissen und wieder andere ins Heft geklebt, im Wissen, dass sie sonst vom Lehrer gestrichen oder herausgerissen worden wären und ich sie dann sowieso nochmals hätte schreiben müssen.» Sie schaut voraus und plant entsprechend gut.

Sie liebte Bücher immer schon und wollte darum Literaturwissenschaft studieren. Sie realisierte diesen Plan Schritt für Schritt. Anfänglich unterstützten sie ihre Eltern noch maßgeblich beim Planen (z. B. jeden Tag zwei Seiten schreiben; erst das Schreiben, dann das Spielen). Später übernahm sie diese Aufgabe selber (Selbstregulation). Sie achtete darauf, dass das Material vorhanden war, um zu Hause üben zu können.

Sie suchte immer wieder nach Wegen, um mit ihrer Rechtschreibeschwäche besser klarzukommen. Sie plante Leser ein, die ihre Texte auf Rechtschreibung überprüften.

- **Organisation des Verhaltens**

Mia richtete sich innerlich und äußerlich auf das Üben ein und akzeptierte das von den Eltern vorgegebene Prozedere: «Erst üben, dann hinausgehen.» Sie legte Zettel zu bestimmten Rechtschreibproblemen, die ihr Freunde geschrieben hatten, neben sich auf den Tisch, bis sie sie auswendig konnte. Sie hatte das Material dabei, das sie brauchte.

- **Zeitgefühl und Zeitmanagement**

Mia weiß, dass es für anspruchsvolle Arbeiten (wie das Katalogisieren) für sie heute noch gute und schlechte Zeiten gibt. In guten Zeiten passieren weniger Fehler. Sie hat gelernt zu spüren, wann ihre guten und schlechten Zeiten sind und passt ihre Strategien an. Sie liest beispielsweise langsam durch, Buchstabe um Buchstabe, oder druckt es aus. Sie arrangiert sich damit, dass sie länger für solche Arbeiten braucht als Menschen ohne Dyslexie.

Mia setzte in der Kindheit viel Zeit ein zum Trainieren der Rechtschreibung. Auch während des Studiums nahm sie sich viel Zeit, las Texte wieder und wieder durch in der Absicht, sie möglichst gut selbst korrigiert zu haben. Sie spürte schon als Kind, dass sie dazu mehr Zeit einsetzen muss als andere.

- **Flexibilität des Verhaltens**

Sie hält nicht an bekannten Wegen fest, sondern probiert neue aus. Wenn es im Heft nicht schön genug ist, schreibt sie es im Reserveheft nochmals. Wenn in ihren Texten im Studium noch andere Fragen auftauchen als Rechtschreibung oder Grammatik, fragt sie Studienkollegen. Wenn sie merkt, dass ihr Fehler passieren (z. B. beim Katalogisieren), sucht sie neue Strategien. Sie ist flexibel und passt sich an.

- **Arbeitsgedächtnis**

Aufgrund der geschilderten Schwierigkeiten beim Katalogisieren ist stark zu vermuten, dass sie mit ihrem Arbeitsgedächtnis auch heute noch einige Schwierigkeiten hat. So muss sie sich trotz des vielen Trainings, das sie in ihrem Leben bereits hinter sich hat, in kleinsten Schritten vorwärts bewegen, Zeichen um Zeichen erfassen und sorgfältig übertragen.

- **Metakognitionen**

Mia entwickelt auch heute noch selbstständig Strategien, um ihre Arbeiten möglichst gut zu machen. Sie testet diese und ändert sie wenn nötig. Beim Katalogisieren hat sie folgende Strategien entwickelt:

- Sich bewusst machen, ob jetzt gerade eine eher gute oder eine schlechte Zeit ist für diese Arbeit.
- Falls sie schlecht ist, kann Mia eine andere Arbeit machen.
- Falls dies nicht geht, muss sie eine bessere, d. h. sicherere Strategie anwenden.
- Im Voraus schon eine gute Zeit wählen für anspruchsvolle Aufgaben, denn in guten Zeiten ist eine schwierige Aufgabe einfacher zu bewältigen.
- Buchstabe um Buchstabe lesen.
- Aufmerksam kontrollieren.
- Ausdrucken und kontrollieren.
- Ausdrucken und bis morgen beiseitelegen und morgen zu einem guten Zeitpunkt kontrollieren.

Sie hat Wege und Umwege und auch Umgehungsstrategien gefunden. Sie fragt sich oft, ob sie den besten Weg schon gefunden habe oder ob es irgendwo noch einen besseren gibt.

Beim Lesen lernen mit den alten Leseblättern ihrer Mutter stellte sie fest, dass es ihr schwerfiel, «im» zu lesen, weil sie es dekodieren musste, dass sie aber «Garten» sehr schnell «lesen» konnte, weil es ein Bild und nicht ein Wort war. Sie freute sich damals über die Bilder, weil sie da auch schnell «lesen» konnte.

So funktioniert das Lesen im Prinzip für gute Leser. Gute Leser haben viele Wortbilder gespeichert und müssen gar nicht mehr so viele Wörter lesen. LRS-Betroffenen gelingt dies meist erst nach unzähligen Durchgängen, was dazu führt, dass sie oft erst nach Jahren flüssig lesen können. Auch beim Rechtschreiben profitiert man enorm von gespeicherten Wortbildern.

- **Handlungskontrolle, -korrektur und Reflexion**

Mia kontrolliert ihre Arbeiten gut (Kontrolle). Wichtige Texte lässt sie gegenlesen. Beim Katalogisieren kontrolliert sie laufend und in mehreren Durchgängen. Sie kontrolliert sorgfältig Zeichen um Zeichen, peinlich genau. Sie korrigiert den kleinsten Fehler (Korrektur), denn sie weiß, dass sonst niemand das Buch wiederfinden würde in dieser 500 Jahre alten, riesigen Bibliothek. Und das will sie auf keinen Fall (Reflexion).

Mia freut sich, dass viele Leute gar nicht merken, dass sie noch heute diese Schwierigkeit hat.

Fokus: Positive Psychologie

1. Hoffnung

Mia gelang es schon als kleines Mädchen, Frustration in Motivation umzuwandeln und daraus Hoffnung zu schöpfen. Da zeigt ihre Geschichte mit dem Füller. Das ist Resilienz!

Mia wollte schon als Kind in die Welten zwischen den Buchdeckeln eintauchen und gab die Hoffnung nicht auf, dies eines Tages zu schaffen, was ihr dann auch etwas später als den meisten anderen gelang.

Die Lehrer und Eltern glaubten an sie. Ob sie das selbst auch tat, ist ihren Worten schwer zu entnehmen. Vermutlich glaubte sie es gerne, aber es gelang ihr wohl nicht immer ganz.

Man spürt noch heute im Gespräch, dass ihre Schwierigkeiten und das Unverstanden-Sein («Sie will nicht richtig!») ihr immer noch wehtun – auch wenn sie sich in den vielen Jahren erfolgreich damit eingerichtet hat.

Trotz aller Schwierigkeiten verlor sie die Hoffnung nicht, dass es klappen würde, ihr Ziel zu erreichen, ein Studium zu absolvieren und einen Beruf mit Büchern und Sprache zu finden.

2. Tatendrang (Vitalität)

Mia zeigte als Schülerin viel Tatendrang für kreative Projekte und auch für das Lesen vieler dicker Bücher. Aufsätze schrieb sie immer sehr gern und leicht. Während des Studiums verfasste sie verschiedenste Texte, die teilweise auch publiziert wurden.

Mia ist voller Enthusiasmus und Tatendrang. Sie lässt sich immer wieder begeistern von kreativen Projekten. Sie ließ sich aber auch nicht entmutigen durch die vielen Aufgaben, die die Schule, das Studium und die Ausbildung für sie bereithielten und die ihr gar nicht lagen.

3. Bindungsfähigkeit

Auch wenn Mia gerne liest und schreibt, was ja bekanntlich Tätigkeiten für Einzelpersonen sind, genießt sie es, mit anderen zusammen etwas zu tun. Andere waren es auch, die ihr halfen dabeizubleiben, die an sie glaubten, die dachten, es komme schon noch.

Sie hat gute und enge Beziehungen. Sie freut sich über ihre tolle Familie und ihre guten Kollegen und Freunde. Sie mochte es immer, mit anderen etwas zu unternehmen.

4. Neugier

Sie möchte wissen, welche Welten sich zwischen zwei Buchdeckeln verbergen. Sie wollte diese schon früh für sich entdecken und musste deshalb das Lesen richtig lernen. Früher konnte sie manchmal gar nicht einschlafen, wenn sie nicht wusste, wie eine Geschichte weiter ging. Bei den Büchern, mit denen sie im Rahmen des Studiums konfrontiert wurde, war das allerdings anders. Als Literaturwissenschaftlerin musste sie die Bücher anders lesen. Da steht nicht mehr der Inhalt im Zentrum, sondern es geht um viele andere Aspekte der Sprache.

Sie interessierte sich als Kind sehr für die Natur (Bäume, Blumen, Pilze). Ihre Neugier (für Buchinhalte) war ein sehr wichtiger Faktor, der ihr half, mit ihrer Dyslexie zurechtzukommen.

5. Durchhaltekraft (Ausdauer)

Schon in der Schule trainierte Mia ihre Durchhaltekraft. Sie schrieb Texte wieder und wieder, bis sie so richtig und schön wie möglich waren.

Das Lesen und Rechtschreiben erlernte sie langsam, eher spät und nur dank viel Einsatz. Sie wurde gut unterstützt zu Hause, machte aber auch tapfer mit und hält dies bis heute durch, denn sie hat das Gefühl, noch nicht ganz am Ziel angekommen zu sein in Sachen Rechtschreibung.

Im Studium begegnete sie vielen Themen, die sie mehr faszinierten als die Rechtschreibung. Trotzdem blieb sie dabei, das Rechtschreiben noch besser lernen zu wollen. Heute freut sie sich, dass dank ihrer Durchhaltekraft kaum jemand noch merkt, wie schwer ihr das Rechtschreiben manchmal fällt.

6. Dankbarkeit

Sie ist sehr dankbar, dass sie in einer Welt aufwachsen konnte, in der sie das studieren konnte, was ihr am meisten Freude machte. Sie ist dankbar, dass sie mit ihrer Lieblingstätigkeit (dem Lesen) ihren Lebensunterhalt verdienen kann. Diese Dankbarkeit möchte sie allerdings nicht idealistisch verstanden wissen. Es ist kein Begeisterungssturm, es ist einfach so.

7. Humor

Darüber hören wir in dem Gespräch direkt nichts. Das kann aber gut auch daran gelegen haben, dass wir uns mit einem Thema beschäftigten, das Mia heute noch wehtut. Wie uns die Neurowissenschaften zeigen, bleiben schmerzliche Erinnerungen meist besser im Gedächtnis als positive. Nach Jahren voller emotionaler Herausforderungen, Scham und Kränkungen könnte es für sie schwierig sein, sich mit Humor an diese Zeiten zu erinnern.

8. Tapferkeit

Mia brauchte schon eine ganze Menge Tapferkeit, um sich über all die Schuljahre hinweg in der Freizeit mit ihren Schwierigkeiten im Lesen und Rechtschreiben auseinanderzusetzen und die Unterstützung durch die Eltern dauernd anzunehmen. Auch in einem Alter, in dem man lieber weniger abhängig von den Eltern wäre, ging es nicht ganz ohne sie.

Ihre Rechtschreibung hat sich so weit normalisiert, dass sie nicht mehr negativ auffällt. Ihr grundlegendes Problem, die rasche und präzise Wahrnehmung von visuellen Informationen, hat sie aber immer noch nicht so gut im Griff wie andere. Damit wurde sie erst vor ganz kurzer Zeit abermals konfrontiert. Diese Erfahrung war sehr hart für sie. Das Katalogisieren, ein Teil ihrer Ausbildung zur wissenschaftlichen Bibliothekarin, stellte sie auf eine Probe. Sie entwickelte verschiedene Strategien und freut sich (Tapferkeit), dass dies nicht ihre Hauptaufgabe sein wird …

9. Soziale Intelligenz

Mia kam ihre gute soziale Intelligenz immer sehr zugute. Sie wusste, wie sie zu Hilfe kam und konnte sich auf gute Freunde und Freundinnen abstützen. Sie fühlt sich in Gruppen wohl, war und ist gut integriert. Sie war in der Freizeit viel mit Gruppen unterwegs und ihre Beiträge an Gruppenprojekte wurden auch in der Schule sehr geschätzt (Beispiel: Theater spielen).

10. Reife und Weitblick

Sie sieht schon als Kind, dass sie sich engagieren muss, wenn sie ihr Ziel, das Lesen toller Bücher, erreichen will. Sie freut sich auf diese unbekannten Welten, in denen sie sich bewegen kann, sei es lesend oder schreibend. Sie ist heute froh, in der Kindheit zum Trainieren angehalten und dabei begleitet worden zu sein und realisiert, dass sie nur dank diesem Umstand so weit gekommen ist, wie sie heute ist: Sie hat ein Sprachstudium hinter sich und einen Beruf, der ihrem Herzenswunsch entspricht, vor sich.

Heute versteht sie, dass sie sich sehr anstrengen musste und dass viele wichtige Menschen und auch gute Umstände ihr dabei halfen. Sie wird in ihrem Beruf versuchen, ihre Stärken einzubringen und die Arbeiten, die ihr weniger liegen, an andere zu delegieren. Sie wird den anderen dafür größten Respekt entgegenbringen, weiß sie doch selbst am besten, wie schwierig diese Aufgaben sind.

3.4 Max, 42 Jahre, Coach und Fitness-Trainer, Manager und Geschäftsinhaber

Fakten

Schul- und Bildungslaufbahn: Primarschule 1.–3. Klasse, Repetition der dritten Klasse, 3.–6. Klasse, Repetition 6. Klasse, Sekundarschule, Abbruch ein Jahr vor Ende. Lehre als Sportartikelverkäufer. Profisportler. Ausbildung zum Fünfkampf-Nationaltrainer, Coach und Fitnesstrainer und Manager.

Gespräch

Schulerinnerungen
Die erste Schulerinnerung, da habe ich mich blamiert, das war in der 1.Klasse. Ich war ja nicht im Kindergarten gewesen. Da saßen wir im Kreis und die Lehrerin machte ein Spiel: Wir sollten den Namen des Kindes nennen, das neben uns saß. Wir sollten sagen: «Neben mir sitzt Peter!» – das ging reihum. Ich wusste den Namen nicht, da ich den Jungen nicht kannte. Die Lehrerin merkte es und sagte: «Du, das ist einfach. Er heißt gleich wie dein Vater.» Ich sagte ganz stolz: «Neben mir sitzt Herr A.!» Das war meine erste Schulerinnerung. Ein schallendes Gelächter der ganzen Klasse folgte. Alle fanden es lustig und ich verstand nicht warum.

Gute Schulerinnerungen
Das war von der 4.–6. Klasse, als ich bei meiner Mutter war. Dort erlebte ich vier sehr gute Jahre. Diktate wurden entschärft, indem sie spielerisch geübt wurden. Aufsätze schrieb ich, abgesehen von den Fehlern, fantasievolle und gute. Es schaute zwar bei den Diktaten doch nicht mehr als ein Zweier oder Dreier heraus. Aber ich konnte mehr vorbereiten als andere. Da hatte ich diesen Vorteil. Bei den Noten hatte ich dann aber gar keinen Vorteil. Da war ich dann halt doch ungenügend. Da war ich dann der Schlechteste in der Klasse. Aber es war eine lässige Zeit. Ich war vier Jahre lang der Held der Klasse.

In Mathe war ich der Beste der Klasse. Dann kam der Sportunterricht. Wir machten sehr viel im Sport und im Singen, ich war der beste Sänger in der Klasse. Da bekam ich Bestätigung im Sport und im Singen, was mir nachher fehlte.

Alle kamen (nach der Repetition der 6. Klasse) in die Sek, nur ich nicht. Ich war halt immer der Depp, weil ich sonst aber der Anführertyp war, hatte ich viele Kollegen. Das machte es wieder gut. Aber in der Schule selber wusste man: Der kann halt nicht so viel. Das war dann eher belastend in der Klasse. Das hatte ich aber in der 3. bis 6. Klasse gar nicht gespürt. Ich war der klassische Anführer, schon fast ein Tyrann.

Schullaufbahn

Die 1. und 2. Klasse verlief sehr positiv. Dann hatten wir einen Lehrerwechsel und ich bekam eine Lehrerin, die frisch vom Seminar war und noch keine Erfahrung mit schwachen Schülern hatte. Die Schule wurde zum Schrecken ohne Ende, so dass meine Mutter mich zu sich in die Schule im Nachbardorf nahm. Ich repetierte die dritte Klasse und ging in die Klasse zu meiner Mutter. Da hatte ich vier sehr gute Jahre von der 3. bis zur 6. Klasse. Ich war schön der Mittelpunkt in der Klasse und das passte mir sehr gut. Ich wiederholte die 6. Klasse, weil wir den Kanton wechselten. Ich wurde dann ein Jahr lang vorbereitet auf die Sekundarschulprüfung und ich schaffte sie nach diesem Jahr. Ich flog dann aber wieder aus der Sek raus, nicht wegen Deutsch, sondern wegen den Textaufgaben. So wurde mein stärkstes Fach zum schwächsten, weil ich dies damals einfach nicht schaffte: Bis ich die Sätze durchgelesen und verstanden hatte, war die Prüfungszeit vorbei.

Ich wechselte in eine Privatsekundarschule. In der Primarschule war ich im Kopfrechnen höchst selten unter einer Sechs, aber in der Sekundarschule war ich ganz schwach. Erstaunlich war, dass ich in der Sek im Deutsch laut Lehrer dank meiner mündlichen Leistungen knapp durchgekommen wäre.

Unterstützung innerhalb und außerhalb der Schule

Schlecht war für mich in dieser Zeit die Legasthenieschule. Ich hätte lieber Sport gemacht. Jeden Mittwochnachmittag musste ich zusätzlich in die Schule.

Zu meinen Leiden gehörten die vielen wohlgemeinten, aber sinnlosen Therapien. Ich hatte Augenoperationen, denn mein Großvater war ein bekannter Augenarzt, der auch ein Legastheniker war. Er versuchte mit Schieloperation das Problem zu lösen. In der Sehschule versuchte man, mich zum Schielen zu bringen. Ich musste stundenlang mit roten und grünen Brillen lesen bis ich nach einem halben Jahr schielte. Dann operierte man das Auge, das schielte und glaubte, so bringe man das weg. Man hatte das Gefühl, meine Augen überspringen etwas. Da war ich wirklich malträtiert worden. Ich hatte vier Jahre lang zweimal zwei Stunden Legasthenieunterricht und die andern spielten Fußball.

Alle verzweifelten beinah an mir. Ich hatte Geschwister, die waren sehr begabt. So dachte man, man müsste mich doch auch hinbringen. Da müsse irgendwo ein Fehler sein. Von daher sind die Schulerinnerungen nicht sehr positiv bei mir. Außer die vier Jahre bei meiner Mutter, die mich sehr unterstützte.

Aber wenn wir ein Diktat hatten oder wenn ich wusste, dass ich etwas auswendig lernen musste, war das ein Ding der Unmöglichkeit für mich. Das erste Französisch-Ding kann ich dafür heute noch auswendig. Für drei Sätze habe ich zwei Stunden gelernt und schlussendlich, als ich es aufschreiben musste, hatte ich doch ein Blackout und habe viele Fehler gemacht. Es war chancenlos, eine richtige Quälerei.

In der Privatsekundarschule war ich in einer relativ kleinen Klasse. Aber da nahm man noch kaum Rücksicht. Es gab nicht mehr so viele Sätzchenrechnungen und ich konnte mich mit dem Rechnen und den andern Fächern über Wasser halten.

Ich brach die Sekundarschule früher ab. Ich fand, ich könne nun aufhören. Die Privatschule war finanziell keine günstige Geschichte und die Eltern waren einverstanden. Ich wollte ja sowieso Koch werden und dachte, das sollte jetzt eigentlich schon ausreichen. Ich machte ein halbes Jahr Pause. Die Eltern sagten, ich könne mir schon ein halbes Jahr Zeit nehmen, müsse mir aber Zeit nehmen zum Schnuppern. Ich machte schnell drei Schnupperlehren und konzentrierte mich vor allem darauf, die Freizeit zu genießen und zu fischen. Ich schnupperte eine Woche lang in einer Garage. Die hätten mich sofort genommen. Aber ich wollte eben Koch werden. Ich fand eine Lehrstelle, brach die Lehre dann aber nach einem Monat bereits wieder ab und hatte das Gefühl, ich könne wieder längere Ferien machen. Die Eltern sahen das anders und ich musste gleich weiterschnuppern. Ich schnupperte als Sportartikelverkäufer und die nahmen mich gleich. Ich konnte verspätet in die Lehre einsteigen. Anfangs hatte ich sehr große Mühe in der Schule. Ich war noch ziemlich kindlich und bot den überlegenen Kollegen viel Angriffsfläche für Spott. Ich war ein Häufchen Elend.

Ich hatte aber einen sehr guten Lehrmeister und erlebte zum ersten Mal eine Schule, die Rücksicht nahm auf die Legasthenie. Sie schauten mich an und benoteten mich im Deutsch nicht so streng und ich musste keine schriftlichen Arbeiten mehr schreiben. So konnte ich die zweijährige Lehre ganz einfach – und ohne eine Sekunde zu lernen – abschließen. Ich schloss sie ganz gut ab mit einem Durchschnitt von Fünf.

Durchbruch

Mein Ziel war, Polizist zu werden. Mein Vater war mal Polizist gewesen und das nahm ich mir auch zum Ziel. Ich machte schnell die RS und wollte auch relativ schnell wieder abbrechen. Ich war körperlich zurückgeblieben, sah mit 19 aus wie ein 14-Jähriger. Das war zwar auch gut für mich. So konnte ich Klassen wiederholen, ohne dass jemand etwas merkte. Dass ich fast mit dem Auto in die Sek gehen konnte, merkte kein Mensch.

Die Aufnahmeprüfung in die Polizeischule bestand ich zwar. Aber sie sagten, ich sei zu wenig reif und solle in ein paar Jahren wieder kommen.

Da fing ich an, Sport zu machen. Weil ich dachte, ich müsste etwas machen, um mehr Freizeit zu haben. Mein Vater war Profifünfkämpfer und ich eiferte ihm nach. Dann machte ich auf einen Schlag Profisportler. Ich hatte nebenher schon Triathlon gemacht, merkte, dass ich zum Schwimmen Talent hatte, hatte immer schon ein wenig gefochten und so machte ich Fünfkampf und begann von einem Tag auf den andern zwischen fünf und acht Stunden zu trainieren.

Da nahm es mir den Ärmel rein. Ich bekam zum ersten Mal Selbstbestätigung. Meine Geschwister hatten sehr viel Erfolg im Studium und das hatte ich nie. Nach einem Jahr wurde ich in einer der komplexesten Sportarten Schweizermeister. Ich setzte auf Sport und war dann drei Jahre lang Profisportler. Ich machte nichts anderes. Reiste in der ganzen Welt umher, holte Medaillen und bekam Anerkennung. Endlich war ich erfolgreich, was ich früher nie gewesen war. Außer vielleicht im Turnen und Singen. Da sagte mein Bruder eines Tages zu mir: «Vom Sport kannst du nicht leben!» Da habe ich mit 23 Jahren mit dem Bruder ein Fitnesscenter eröffnet und 4 Jahre lang professionell trainiert, 10 Stunden gearbeitet und 4 Stunden trainiert.

Ich ging von einem Extrem ins andere. Früher war Freizeit für mich das Wichtigste jetzt das andere. Bis letztes Jahr hatte ich in 17 Jahren eine Woche Ferien gemacht. Das habe ich jetzt letztes Jahr anders gemacht. Ich will auf den Körper hören und mache jetzt ein oder zwei Wochen Ferien pro Jahr. Wir arbeiten 7 Tage pro Woche, auch der Bruder. Höchst selten unter 10 Stunden im Tag. So wurde ich eigentlich vom Faul- zum Arbeitstier.

Daneben habe ich noch die Nationaltrainerausbildung gemacht in Magglingen. Ich war fünf Jahre neben der Arbeit Nationaltrainier und kam so durch die Welt. Ich sah genug von der Welt, so dass ich nicht mehr reisen musste – ich hatte alles in einem. Hatte nicht nur den Beruf. Ich habe etwas gefunden, das ich sehr, sehr gern mache. Wenn Du mit Freude aufstehst, sind 10 Stunden locker zu machen. Du machst dies und das und der Bruder redet dir nicht drein und ich ihm nicht. Wir wissen beide, dass es der andere auch gut macht. Wir arbeiten den ganzen Tag. Ich arbeite sehr viel. Der Antrieb ist Freiheit, niemand treibt mich zu etwas. Ich kann das selber entscheiden.

«Das half mir»

In der Schule tröstete mich die Pause. Da war ich der König. Alle machten, was ich sagte. Wenn ich sagte, «Wir spielen Fußball», dann wurde Fußball gespielt. Das waren die 30 Minuten, die mir am wichtigsten waren. Ich hatte einfach sehr viele Freunde in der Klasse. Nur in der schulischen Leistung war ich Außenseiter. Das war sehr gut für mich. Ich war gut im Singen, Sport und Kopfrechnen. Da hatte ich immer zwischen 5–6 und 6.

Plötzlich hatte ich auch da schlechte Noten. Das war ein Schock beim Übertritt in die offizielle Sek! Nach zwei, drei Monaten machte ich den Wechsel in die Privatsek. Da waren kleine Klassen, die Lehrer gaben sich Mühe und jeden Nachmittag hatte man frei. Sport war dort wichtig, aber auch die musischen Fächer.

«Dafür bin ich dankbar»

Da ist sicher der Wechsel in die Schule zu meiner Mutter. Dann aber auch die Gewerbeschule, wo man zum ersten Mal Rücksicht nahm und meine Leistungen nicht so streng benotete. Ich bin auch sehr dankbar, dass ich in der körperlichen Entwicklung so stark zurückgeblieben war. So fiel es nicht auf, dass ich älter war als die andern.

Dankbar bin ich aber auch für alle Hilfe, für alle Versuche, mir Steine aus dem Weg zu räumen und für das Schicksal, das mich immer wieder aufstehen ließ und mir zeigte, dass man auch mit einer Schwäche stark, geschätzt und wertvoll sein kann.

Ich als Legastheniker – ich und meine Legasthenie

Ich habe nie einen Hehl daraus gemacht, dass ich Legastheniker bin. In der Schule war es nicht angenehm. Als ich merkte, dass ich Schweizer Meister war und in der Zeitung kam, spürte ich, dass ich doch jemand («echli öpper») bin. Wenn über einen geschrieben wird, ist man jemand. Später merkte ich, dass Fünfkampf nicht viele Leute interessiert (lacht).

Im Fitnesscenter, wenn ich etwas schreiben musste und jemand mir zuschaute, schrieb ich am Anfang so scheußlich, dass niemand sah, wie falsch ich schrieb. Manchmal sagte ich auch: «Ich bin halt Legastheniker!» und machte vielleicht noch einen blöden Spruch oder einen Witz dazu. Da sagten die, ja klar. So kam ich dann mit gnadenloser Ehrlichkeit immer besser durch. Ich machte mich ein wenig lustig über mich und nahm es auf die leichte Schulter.

Aber am Anfang beim Gesundheitsfragebogen wollte ich es schon gut machen. Dann habe ich es meist schnell offengelegt. Auch im Sport traf ich viele Legastheniker. Einmal saßen wir an einem Tisch und von 5 Fünfkämpfern waren 4 Legastheniker. Dem einzigen Nicht-Legastheniker sagte ich: «Du bist sicher auch einer und weißt es einfach nicht.» Aber im Sport findet man viele. In der Schule sind sie Deppen, aber auf dem Pausenplatz sind sie die größten. Wir haben unter unsern Mitarbeitern auch bekannte Fußballspieler, die Legastheniker sind.

Wenn wir an der Center-Leitersitzung mit dem Kader sind und ich etwas an die Wandtafel schreiben muss, schreibe ich das frisch und fröhlich und sage: «Ich bin halt Legastheniker, tut mir leid!» Ich denke halt, dafür habe ich vielleicht Qualitäten, die Ihr nicht habt. Sonst könnte ich nie einen Vortrag halten und schreiben. Ich sage dann am Anfang, dass ich Legastheniker bin und wenn ich dann einen Fehler mache, bin ich authentisch und alle haben Freude.

Wenn man Briefe schreibt, dann merkt man das heute auch nicht mehr so gut. Mit den Korrekturprogrammen geht es besser.

Zusätzliche Unterstützung während der Schuljahre

Sie war immer in der Freizeit. Von der Schule finanziert. Das waren gute Lektionen. Aber sie waren halt dann, als die Kollegen draußen am Spielen waren. Und wenn man sonst schon nicht gern in die Schule geht, dann am Mittwochnachmittag noch zwei Stunden zusätzlich lesen zu müssen …

Ich musste mit der grünen und roten Brille lesen, bis die Augen tränten und dann kam die Geschichte mit der Augenoperation, die ein Jahr dauerte. Mit Schielen und Operieren. Ich bekam eine Prismenbrille, damit ich zu schielen anfing. Die Mutter «hintersinnte» sich fast. Ich hatte 4 oder 5 Jahre Legasthenieunterricht neben der Schule.

Das waren zweimal 1 ½ Stunden mit viel Lesen. Aber auch Spielen. Die Therapeutin machte es gut. Wenn ich nur ein wenig interessiert gewesen wäre, hätte es mir sicher etwas gebracht. Aber ich las partout nichts. Die Mutter freute sich, als ich endlich Donald-Duck-Hefte las und dann den «Räuber Knatter-Ratter». Das war lange das Einzige. Als Einschlafhilfe habe ich im letzten Jahr angefangen, Bücher zu lesen, Managerbücher. Ich merke, wie ich dabei sehr schnell müde werde und kann dann gut einschlafen.

Jetzt habe ich gerade das Buch «Der Hundertjährige, der aus dem Fenster stieg» gelesen und das hat mich so gepackt, dass ich es in einer Woche las. Ich war richtig gefesselt davon. Jetzt werde ich glaube ich schon mehr lesen. Einer meiner Brüder bringt mir manchmal Bücher zum Lesen. Nun habe ich Freude bekommen. Spät, aber doch noch.

Die Mutter unterstützte mich viel. Der Vater hatte sich zurückgezogen. Ihm war die ganze Geschichte eher unangenehm. Das bekam ich zu spüren. Darum wohl wollte ich dem Vater imponieren, wollte Polizist werden und ging dann in die Sportart, in der er selbst Nationaltrainer gewesen war. Er hatte wahnsinnig Freude.

Durchbruch

In der Schule fand der Durchbruch sicher nicht statt. Im Leben war es der Sport, der alles veränderte. Die Aufmerksamkeit und Selbstsicherheit, die ich dadurch bekam. In der Schule hatte ich definitiv nie das Gefühl: «Aha jetzt läuft es!» Zwischendurch hatte ich auch mal gute Noten, wenn ich etwas sehr gut gelernt hatte. Das freute mich, führte aber nie dazu, dass ich dachte: «Jetzt kann ich es».

Das Erfolgsgefühl hatte ich nicht in der Schule, sondern im Sport und jetzt im Geschäftsleben.

Nach bestandener Aufnahmeprüfung in die Polizeischule fing ich an, Sport zu machen. Weil ich dachte, ich müsste etwas machen, um mehr Freizeit zu haben. Mein Vater war Profifünfkämpfer und ich eiferte ihm nach. Dann machte ich auf einen Schlag Profisportler. Ich hatte nebenher schon Triathlon gemacht, merkte, dass ich zum Schwimmen Talent hatte, hatte immer schon ein wenig gefochten und so machte ich Fünfkampf und begann von einem Tag auf den andern zwischen fünf und acht Stunden zu trainieren. Da nahm es mir den Ärmel rein. Ich bekam zum ersten Mal Selbstbestätigung. Meine Geschwister hatten sehr viel Erfolg im Studium und das hatte ich nie. Nach einem Jahr wurde ich in einer der komplexesten Sportarten Schweizermeister. Ich setzte auf Sport und war dann drei Jahre lang Profisportler. Ich machte nichts anderes. Reiste in der ganzen Welt umher und bekam Anerkennung. Endlich war ich erfolgreich, was ich früher nie war. Außer vielleicht im Turnen und Singen.

Da sagte mein Bruder zu mir: «Vom Sport kannst du nicht leben!» und als er ein Fitnesscenter eröffnete, arbeitete ich teilzeitlich bei ihm. Habe mit 23 Jahren mit dem Bruder ein Fitnesscenter eröffnet und vier Jahre lang professionell trainiert, 10 Stunden gearbeitet und 4 Stunden trainiert. Ich ging von einem Extrem ins andere. Früher war Freizeit für mich das Wichtigste, jetzt ist es die Arbeit. Bis letztes Jahr hatte ich in 17 Jahren eine Woche Ferien gemacht. Das habe ich jetzt letztes Jahr anders gemacht. Ich will auf den Körper hören und mache jetzt ein oder zwei Wochen Ferien pro Jahr. Wir arbeiteten sieben Tage pro Woche, auch der Bruder. Höchst selten unter 10 Stunden im Tag. So wurde ich eigentlich vom Faul- zum Arbeitstier.

Daneben habe ich auch einmal die Nationaltrainerausbildung gemacht in Magglingen. Ich war 5 Jahre neben der Arbeit Nationaltrainier für Fünfkampf und kam so durch die Welt. Ich sah genug von der Welt, so dass ich nicht mehr reisen musste, hatte alles in einem. Ich hatte nicht nur den Beruf. Ich habe etwas gefunden, das ich sehr, sehr gern mache. Wenn du mit Freude aufstehst, sind 10 Stunden locker zu machen. Du machst dies und das und der Bruder redet dir nicht drein und ich ihm nicht. Wir wissen beide, dass es der andere auch gut macht. Wir arbeiten den ganzen Tag. Ich arbeite sehr viel. Der Antrieb ist Freiheit, niemand treibt mich zu etwas. Ich kann das selber entscheiden.

Ressourcen

Umgang mit Menschen. Die Leute verstehen und dort abholen, wo sie sind. Vom Schwerverbrecher bis zum Regierungsrat mit den Leuten im Fitnesscenter umgehen können. Kommunikation. Ich war immer schon sehr kommunikativ und konnte ein großes Netzwerk aufbauen. Offen sein für alles. Und dann der Sport natürlich.

Auswertung

Fokus: Erlebnisse, Erfahrungen und Erinnerungen

1. Schulerinnerungen

Die älteste Schulerinnerung führt Max zum ersten Schultag zurück. Es ist eigentlich ein peinliches Ereignis, weil er etwas nicht richtig verstand und alle darüber lachten. Er ertrug es tapfer und konnte diese Tapferkeit in seiner Schulkarriere noch oft brauchen. Max hat unzählige extrem belastende Erinnerungen, in denen er immer der war, der nicht so viel konnte oder sogar der «Depp» war, wie er es selbst ausdrückt.

Er hat viele gute Erinnerungen an die Schulzeit, die meist in den Pausen zustande kamen. Alles wurde immer wieder gut, weil er im Sport ein Star war und auch weil er die anderen immer wieder begeistern konnte.

2. Lernerfolge

Lernerfolge im schulischen Bereich konnte Max kaum verbuchen. Er war immer der «Depp, der halt nicht so viel kann». Singen konnte er zwar sehr gut und im Sport war er auch von Anfang an sehr gut. Aber dass dies weniger zählte als Lesen und Rechtschreiben, war ihm natürlich immer klar. «Alle verzweifelten fast an mir!», lautet seine Feststellung, die er heute tapfer lächelnd äußert. Seine Geschwister waren sehr erfolgreiche Schüler und er war der Einzige in der Familie, der so viele Misserfolge ertragen musste.

In der Schule hatte er schon ab und zu auch einmal eine gute Note. Aber er kam nie auf die Idee, er beherrsche den Stoff nun.

Wirkliche Lernerfolge hatte er dagegen früh schon im Sport. In kürzester Zeit trainierte er sich mit einem riesigen Engagement in die Spitzenklasse und wurde Schweizer Meister im Fünfkampf, einer Sportart, die zwar anspruchsvoll ist, aber (wie er schmunzelnd sagt) auch eine Nischensportart. Damit hat man zwar weniger Konkurrenz, aber auch eine weniger breite Öffentlichkeit, die sich für seine sportlichen Leistungen interessiert. Bedenkt man, dass Max fast 20 Jahre lang Misserfolg um Misserfolg wegstecken musste, bewundert man ihn schon, dass er dabei psychisch so fit blieb, wie er es heute ist. Er ließ sich nicht unterkriegen, ist wirklich sehr resilient.

Heute ist er sehr erfolgreich im Geschäftsleben und hat mit seinem Bruder eine Reihe florierender Fitnessstudios aufgebaut. Vor wenigen Jahren hat er eine Autobiografie verfasst und publiziert, um mit dem Erlös aus dem Verkauf einen jungen Sportler sponsern zu können.

3. Bildungs- und Berufslaufbahn

Verschiedene Repetitionen sollten dazu dienen, Max die Zeit zu geben, den Stoff besser zu bewältigen.

Auf der Oberstufe schockierte ihn, dass er mit seinem starken Fach (Kopfrechnen) plötzlich strandete, weil er nun Textaufgaben lesen musste, was ihm als Dyslektiker natürlich sehr schwer fiel. Im Deutsch wäre er dank seiner guten mündlichen Sprachfähigkeiten und seinem Einsatz in den Unterrichtsstunden durchgekommen! Er wechselte in eine private Sekundarschule. Dort gab es zwar eine kleine Klasse und tolerante Lehrer, aber eigentlich keine gezielte Unterstützung. Es gab viel Zeit für Sport und Musisches und das war auch gut für ihn.

Nach zwei Jahren trat er vorzeitig aus und begann erst eine Lehre als Koch und dann eine als Sportartikelverkäufer. Er hatte einen ausgezeichneten Lehrmeister und zum ersten Mal auch Erfolg in der Schule. Er bekam eine Art Nachteilsausgleich und musste nicht so viele schriftliche Arbeiten machen wie die Klassenkameraden. So schaffte er einen guten Lehrabschluss mit der Durchschnittsnote 5, worauf er heute noch stolz ist!

4. Unterstützung in der Schule und außerhalb der Schule

Als Max bei seiner Mutter die Schule besuchte und von ihr unterstützt wurde, konnte er Diktate zu Hause gut vorbereiten. Allerdings hatte er trotzdem ungenügende Noten und war der Schlechteste der Klasse.

Über Jahre hinweg besuchte er Legasthenieunterricht. Das kostete ihn unzählige freie Mittwochnachmittage. Auch das muss eine rechte Quälerei für ihn gewesen sein, denn vom Fußballspielen konnte er allzu oft nur träumen.

Daneben hatte er medizinisch-therapeutische Maßnahmen: Folien, mit denen er lesen musste, damit er zu schielen begann und schließlich die Augenoperation bei seinem Großvater, einem bekannten Augenarzt und Experten in Sachen Legasthenie. Sein Großvater hatte beobachtet, dass diese Maßnahme vielen Kindern half. Aber ausgerechnet seinem Enkel konnte er damit nicht helfen. Diese Maßnahme wurde früher häufiger eingesetzt. Es gibt aber immer wieder auch Schüler, die von Folien profitieren. Dyslexie als multifaktoriell begründetes Geschehen kann eben auch ganz verschieden angegangen werden.

Die Unterstützung wurde von der Schule finanziert und Max erinnert sich an gute Lektionen, mit viel Lesen, aber auch Spielen. Aber er mochte das Lesen trotzdem nicht und blieb bis vor wenigen Jahren ein hartnäckiger Leseverweigerer. Inzwischen hat sich dies geändert und er kann wunderbar einschlafen, wenn er ein paar Seiten in einem guten Buch gelesen hat.

In der Privatschule nahm man Rücksicht auf Max' Schwierigkeiten, bot ihm jedoch keine Unterstützung an. Erst in der Lehre lernte er Rücksicht kennen: Seine Leistungen wurden nicht so streng bewertet und er musste weniger schriftliche Arbeiten machen als seine Kollegen. Max kam hier bereits mit dem Nachteilsausgleich in Berührung, der (wenn auch noch nicht offiziell wie heute) in Berufslehren viel früher praktiziert wurde als in der Volksschule.

Zusammenfassend kann man wohl sagen, dass Max zwar viel Unterstützung erhielt, dass diese jedoch nicht zu einem eigentlichen Durchbruch im Bereich Lesen und Rechtschreiben führte. «Es war chancenlos, eine richtige Quälerei!», meint er heute.

Mit Lesen und Schreiben hat er sich inzwischen arrangiert. Er erlaubt sich Rechtschreibfehler, weil er ja Legastheniker sei. Er hat sich mit der Dyslexie arrangiert. Sie stört seine Laufbahn und sein Leben nicht mehr. Sein eigentlicher und für sein Leben entscheidender Durchbruch erfolgte im Sport.

5. «Das half mir»

In der Schule war die Pause der große Trost für Max. «Da war ich der König!», sagt er heute. Er hatte viele Freunde, denn der Umgang mit Menschen liegt ihm sehr. Kommunikation ist sein Feld und war es schon, als er noch als kleiner Knirps zur Schule ging. Er holt auch heute im Fitnessstudio die Leute da ab, wo sie sind, «den Schwerverbrecher ebenso wie den Regierungsrat». Das ist sein großes Talent, das leider in der Schule noch nicht wirklich zum Tragen kam. Heute aber hilft es ihm, sein Leben gut zu meistern.

6. «Dafür bin ich dankbar»

Sehr dankbar ist er für die Schuljahre, die er bei seiner Mutter absolvieren konnte und für die Gewerbeschule, die Rücksicht auf seine Schwierigkeiten nahm. Dankbar ist er auch, dass er ein körperlicher Spätentwickler war, weil es dadurch niemandem auffiel, dass er am Ende drei Jahre älter war als die anderen und, wie er schalkhaft meint, «fast mit dem Auto in die Sekundarschule fahren konnte».

Implizit spürt man viel Dankbarkeit im Gespräch, Dankbarkeit über die vielen Kollegen, die tollen Pausen und die Freizeit, wo er «der König» war.

7. Das brachte den Durchbruch/die Wende

Sein Durchbruch fand nicht in der Schule statt. Es «war der Sport, der alles veränderte». Er liebte Sport und beschloss nach der Lehre, Profisportler zu werden in einer Disziplin, in der es nicht so viel Konkurrenz gab, wie er schmunzelnd erzählt: im Fünfkampf, wo schon sein Vater Profi gewesen war. Hier bekam er endlich die Aufmerksamkeit und Bestätigung, auf die er lang gewartet hatte. Er wurde nach kurzer Zeit Schweizer Meister, machte eine Ausbildung zum Nationaltrainer und reiste fünf Jahre lang neben seiner Arbeit als Sportler und Trainer durch die Welt.

Endlich war er erfolgreich. Bis sein Bruder fand, vom Sport könne auch Max nicht leben. Die beiden eröffneten ein Fitnessstudio und Max stieg enthusiastisch ein. Er arbeitet bis heute meist über 10 Stunden pro Tag und während 7 Tagen pro Woche. «Der Antrieb ist Freiheit! Niemand treibt mich zu etwas! Ich kann das selber entscheiden!» Freiheit und Selbstständigkeit sind die Motive, die ihn antreiben. Diese Bedürfnisse sind in den gängigen Schulen leider ziemlich schwer zu stillen. Daher sind Menschen oft froh, wenn sie diese Zeit hinter sich gebracht haben und beginnen können, ihr Leben entschlossener selbst in die Hand zu nehmen.

Fokus: Exekutive Funktionen

- **Selbstregulation (Aufmerksamkeit, Motivation, Impulse)**

«Wenn ich nur ein wenig interessiert gewesen wäre, hätte es mir sicher etwas gebracht.» – dies meint Max zu den Unterstützungsmöglichkeiten, die er in seiner Schulzeit hatte. Selbstregulation in Sachen Lesen und Schreiben zu generieren, war für ihn schwierig. Das Lesen und Rechtschreiben interessierte ihn nicht genug, um die riesige Anstrengung motiviert und aufmerksam auf sich zu nehmen. Er machte zwar tapfer mit (so viel Selbstregulation brachte er für dieses leidige Thema auf), aber ob er davon in seinem Lernalltag viel anwendete, ist schwer abzuschätzen.

Inzwischen ist er sogar motiviert zum Lesen und einer seiner Brüder versorgt ihn heute mit Leseideen und Büchern. Beim Schreiben macht er keinen Hehl daraus, dass er Legastheniker ist. Vor ein paar Jahren schrieb er sogar ein Buch über sein Leben mit Legasthenie. Mit dem Erlös sponserte er einen jungen Sportler. Das Buch ist auf der Geschäftsstelle des Verbands Dyslexie Schweiz, www.verband-dyslexie.ch erhältlich und zeigt seine sehr persönliche Art, mit seiner Dyslexie zu leben.

Wenn Max motiviert war, läuft es bis heute sehr gut («der Antrieb ist Freiheit!»).

Insgesamt hat Max ausgezeichnete Selbstregulationsfähigkeiten. Im Sport und heute im Beruf setzte er diese voll ein. Er lässt sich nicht so einfach von seinem Ziel abbringen. Seine gute Selbstregulationsfähigkeit half ihm, Ziele zu setzen, Aufgaben anzupacken und durchzuziehen.

- **Handlungsplanung**

Handlungsplanung im Zusammenhang mit Lesen und Schreiben ist nicht so einfach auffindbar in diesem Gespräch. Handlungsplanung für seine eigenen ihm wichtigen Ziele jedoch ist gut sichtbar (Profisport, Fitnessstudio, Buch schreiben).

- **Organisation des Verhaltens**

Für seine persönlichen Ziele organisiert er sich innerlich und äußerlich total. Er richtet sich auf diese aus und es fällt ihm leicht, dabeizubleiben. Es ist für ihn fast wie ein Spiel oder wie Sport. Es geht wie von selbst, weil er dank der Freiheit, mit der er sich dazu entschließt, sehr starkmotiviert ist.

In den Förderstunden während seiner Schulzeit hingegen hat ihm das sicherlich mehr Schwierigkeiten bereitet. Wenn er wusste, dass die anderen am Fußballspielen waren und er lesen oder Rechtschreibung trainieren sollte, hatte er sicher mehr Mühe, sich darauf einzustellen (innere Verhaltensorganisation) und alles dazu Nötige bereitzuhalten (äußere Verhaltensorganisation).

- **Zeitgefühl und Zeitmanagement**

Wenn Max sein eigenes Ziel vor Augen hat, fliegt die Zeit noch heute ausgefüllt mit spannender Arbeit förmlich vorbei. Voller Enthusiasmus ist er auch heute noch, ob im Fitnessstudio oder im Sitzungszimmer. Er verbringt viel Lebenszeit mit seiner Arbeit und genießt es, weil es seine freie Entscheidung ist.

Ganz anders verhielt es sich mit der Zeit bei den früheren Zielen Lesen und Rechtschreiben, die ja nicht seine eigenen waren. Hier kroch die Zeit, während seine Kollegen Fußball spielten.

Er nimmt sich heute vor, sich langsam etwas zurückzunehmen und neben die viele tolle Arbeitszeit auch Freizeit zu setzen.

- **Flexibilität des Verhaltens**

In Sport und Arbeit verhält er sich bis heute dem Ziel entsprechend. Er trainiert oder arbeitet so, wie sie am besten geht.

Ganz anders bei den fremdbestimmten Zielen: Max weigerte sich über Jahre hinweg konsequent zu lesen (nicht flexibel) und änderte sein Verhalten erst Jahre später, als er doch noch begann, Bücher zu lesen (flexibel).

- **Arbeitsgedächtnis**

Genaue und direkte Informationen haben wir nicht zum Arbeitsgedächtnis. Angesichts der Tatsache, dass praktisch alle Dyslexiebetroffenen Schwierigkeiten mit dem Arbeitsspeicher haben, ist wohl davon auszugehen, dass Max hierin keine Ausnahme war.

- **Metakognitionen**

Er lernt zwar verschiedene Wege kennen, wie man Lesen und Schreiben trainieren kann. Aber weil diese Fremdziele ihn nicht interessierten, kann er zwar darüber berichten, hat diese aber nicht intensiv genutzt.

Vor ein paar Jahren machte er die Flucht nach vorn und trat auf der Bühne des Lebens als Legastheniker auf. An Anlässen bekundet er öffentlich, er sei Legastheniker und deshalb dürfe er falsch schreiben. Dies ist, wie er bald merkt, ein schöner Türöffner für viele Menschen. Gerade unter den sportinteressierten jungen Männern haben viele ähnliche Probleme.

- **Handlungskontrolle, -korrektur und Reflexion**

Max wüsste schon, wie es ginge. Das zeigt seine Entwicklung. Er sucht die Synthese von Sport und Beruf. Da liest er sogar Managementbücher, weil er ein guter Chef sein will.

Für ihn war Sport interessant, nicht das Lesen und Schreiben. So berichtet er nichts über Kontrollhandlungen (nochmals durchlesen etc.) und auch nichts über Reflexion (warum ist das Lesen und Schreiben wichtig?). Über seine Lernschwierigkeiten hat er jedoch schon viel nachgedacht. Das merkt man, wenn er darüber berichtet. Er hat sich ganz Vieles schon längst gut überlegt und weiß Bescheid über seine Wege.

Fokus: Positive Psychologie

1. Hoffnung

Ohne Hoffnung hätte Max die schwierigen Schuljahre wohl nicht so gut überstanden. Eine wichtige Hoffnung in der Schulzeit waren die Pausen, in denen er viel Wertschätzung erhielt. Auch der Sport nährte seine Hoffnung auf bessere Zeiten stets. Täglich und stündlich gab es neben allen Sorgen die Hoffnung, er werde ein guter Sportler. Profisportler wird man nicht per Entschluss, sondern nur durch viel Training. Nur mit der Hoffnung, ein guter Sportler werden zu können, schafft man ein solch strenges Training.

2. Tatendrang (Vitalität)

Wenn die Türe aufgeht und Max hereinkommt, ist im Raum jede Menge Energie. Sogar wenn er über die schwierigen Themen berichtet, spürt man diese durch die Wörter und Sätze. Wenn man hört, wie viel er arbeitet, weiß man, dass man jemanden vor sich hat, der strotzt vor Energie – und man freut sich mit ihm darüber.

In seinen schwierigen Schuljahren kam dieser Tatendrang in der Freizeit und im Sport zum Einsatz. Da man als Schüler in jeder Pause Sport machen kann, ist diese Vitalität in den Pausen sehr gefragt. Mit etwas Glück konnte er von dieser auch in den Schulstunden hie und da profitieren.

3. Bindungsfähigkeit

Max braucht Menschen wie der Fisch das Wasser und er bewegt sich darin auch genauso. Er hat eine tolle Familie, in der jede Person ihn bis heute auf ihre Weise unterstützt. Er hat viele gute Freunde und Kollegen und viele freundliche und kollegiale Kunden in den Fitnessstudios.

Diese Bindung an andere Menschen hat ihm die schweren Jugendjahre sicher massiv erleichtert. All die Menschen in seiner Umgebung trösteten ihn darüber hinweg, dass er «halt nicht so viel» konnte in der Schule. So lebt er heute mit allen diesen Bindungen gut, auch wenn ihn das Lesen und Rechtschreiben bis heute nicht wirklich interessiert.

4. Neugier

Neugierig auf das Lesen und Schreiben war Max leider nie. Auf anderes schon: Sport und Beruf zeigen, dass er ein neugieriger Mensch ist, der auch in bekannten Gebieten gerne Neues findet und ausprobiert (sei es ein neuer Trainer oder ein neuartiges Training, das erst gerade irgendwo auf der Welt erfunden wurde oder sein Hausumbau). Das Neue ist ein wichtiger Motor für ihn.

5. Durchhaltekraft (Ausdauer)

Seine Durchhaltekraft ist enorm, wenn er seine Ziele verfolgen kann. Bei anderen Zielen wird es schwierig. Auf dem Hintergrund seiner massiven Dyslexie ist dies nicht nur verständlich, sondern vielleicht auch das Geheimnis seines Erfolgs: Zwar hat er das Lesen und Schreiben trotz aller Bemühungen nicht wirklich gut gelernt. (Das hätte man ihm angesichts seiner vielen Anstrengungen wirklich gegönnt). Aber er hat seinen Lebensmut nicht verloren. Er hat tolle eigene Ziele gefunden und diese mit viel Durchhaltekraft verfolgt. So hat er sich seinen Lebensweg gebaut, der ihn für Vieles entschädigt, was er als Kind ertragen musste.

Man kann sich auch fragen, wie wichtig das Durchhaltetraining, das er rund um seine Dyslexie in seiner Kindheit durchlief, für seine Ausdauer im Erwachsenenleben war und ist. Unfreiwillig übte er stundenlang in der Freizeit etwas, das ihn gar nicht interessierte und trainierte damit den «Durchhaltekraftmuskel» (vgl. Bauer & Baumeister, 2013). Das Gute am Schlechten: Als schwerer Legastheniker kann man schon als Kind trainieren, Dinge, die man nicht mag und nicht gut kann, lang und möglichst gut zu tun. Das ist ein anstrengendes, aber sicher effektives Training.

6. Dankbarkeit

Max ist ein Mensch, der dankbar sein kann. Das haben wir im Gespräch mehrfach gehört. Er ist den wichtigen Menschen in seinem Leben dankbar für ihre Unterstützung, dem Schicksal für seine langsame körperliche Entwicklung und für sein Talent im Sport. Auch diese Dankbarkeit unterstützt ihn darin, sein Leben gut und zufrieden zu meistern.

7. Humor

Immer wieder blitzt im Gespräch sein Humor auf. Manchmal ist es Galgenhumor. Dieser hat ihm sicher über viele Schwierigkeiten hinweggeholfen. Wenn die anderen lachten über seinen Patzer am ersten Schultag und er in den Chor der Lacher einsteigen konnte und nicht wie andere beinahe vor Scham im Boden versunken wäre, zeugt dies von einer großen Stärke. Er habe LRS und dürfe deshalb Fehler machen, sagt er heute schmunzelnd und gewinnt damit die Zuhörer für sich. Sein Humor ist eine Ressource, die ihm das Leben erleichtert hat und die ihm heute noch hilft, Schwierigkeiten, die das Leben für ihn bereithält, zu meistern. Von Humor zeugt auch das Buch, das er 2007 geschrieben hat und das folgendermaßen endet: «He, Leute! Habe ich nicht zugegeben, dass ich außer dem Knatter-Ratter-Buch nie eines ganz gelesen habe? Und ihr habt gedacht, dass ich eines ganz fertig schreiben werde? Irrtum!» (2007, 92) Es folgen ein paar leere Seiten.

8. Tapferkeit

Wer massive Lernschwierigkeiten über so viele Jahre hinweg so gut übersteht wie Max, der muss unglaublich tapfer sein. Unzählige Male hat er seine Dyslexieprobleme vor Augen gehabt, hat sich angestrengt und ist doch nicht so weit gekommen, wie er gerne gekommen wäre. Da hat er vielleicht öfter eine Dosis Sport oder Humor zu Hilfe genommen und weitergemacht.

9. Soziale Intelligenz

Max hat in der sozialen Intelligenz eine ganz große Ressource. Sie ist wohl eine seiner wichtigsten Stärken. Er versteht andere schnell und sicher, war als Kind Anführer sportlicher Aktivitäten. Er kann sich auf verschiedene Gegenüber leicht einstellen und so gute Kontakte aufbauen und diese auch erhalten. Um einem jungen talentierten Sportler zu helfen, schrieb er sogar ein Buch über sein Leben mit der Legasthenie (Ammann, 2007).

10. Reife und Weitblick

Max hat sich über seine Geschichte schon viele Gedanken gemacht. Das merkt man, wenn er darüber spricht. Dazu hat wohl auch das Schreiben eines Buches einen wichtigen Beitrag geleistet. Aus seiner Lebensgeschichte, wie er sie uns hier erzählt hat, lernen wir, wie wichtig es ist zu wissen, was man kann und was man nicht kann –

auch wenn man sich noch so sehr bemüht. Seine Geschichte zeigt: Man kann sein Leben so einrichten, dass eine solche Schwäche einen nicht stört, wenn man nur weiß, dass man genug Talente hat, mit denen man das Leben gut meistern kann.

3.5 Georg, 50 Jahre, Unternehmer, Maturand

Fakten

Schul- und Bildungslaufbahn: 1.–3. Klasse: Regelklasse. 4.–6. Klasse: Kleinklasse, 7./8. Klasse: Oberstufe, 9. Klasse Abschlussklasse. Schreinerlehre, Lehre als Bodenleger, Polierschule, Meisterprüfung, Berufsschullehrer. Eigenes Geschäft. Jetzt an der Maturavorbereitung.

Gespräch

Schulerinnerungen

Zu meinen ältesten Schulerinnerungen gehört der schwarze Zählrahmen an der Wand. Da konnte man die einzelnen Zahlenreihen drehen. Da haben wir Kopfrechnen gemacht. Ich hasste das, weil ich es nicht so schnell konnte. Am Samstag in der letzten Stunde machte man ein Diktat oder Kopfrechnen. Die Lehrerin dachte wohl, sie mache uns eine Freude und würfelte, wer der Nächste sei. Es gab eine blaue Gruppe und eine rote. Wenn ich drankam, haben wir immer verloren. Die Lehrerin fand das super und für mich war das eine Supertortur. Der Samstag war der schlimmste Tag. Weil es einfach nicht ging, weil ich es einfach nicht schaffte. Da sagten die andern: «Nein, wir möchten Georg nicht in unserer Gruppe.»

Es hatte sicher auch Schönes. Mir gefiel das Schulhaus als Gebäude. Es roch nach Linoleum, dann das dunkle Geländer. Aber es war irgendwie ein hübsches Schulhaus. Mit einer Turnhalle im Estrich oben und mit Korklinoleumböden. Es roch ledrig von den Turnmatten. Es war eigentlich schön.

Die Lehrerin, also schon in dem Alter fand ich es schade, dass sie heiratete. Sie war sehr nett und sie gefiel mir. Sie war aber auch sehr streng. Und dass sie zu den Eltern sagte: «Der Georg kann es einfach nicht!» gab ein sehr schlechtes Gefühl: So dazustehen als der, der es einfach nicht kann. Das kränkte mich sehr. Ich fand sie sehr attraktiv, versuchte irgendwie Kontakt aufzubauen und sie war so streng mit mir. Das passte für mich als Erstklässler nicht zusammen.

Bald hieß es, ich komme nicht weiter. Ich brauche eine andere Schule. Da versuchte ich auf eine andere Art Kontakt oder etwas zur Lehrerin aufzubauen und sie gab einfach Schule. Das konnte ich nicht verstehen.

Eine tolle Schulerinnerung war es, in der 7. und 8. Klasse zu den Besten zu gehören. Das war eine total andere Situation, wenn man sechs Jahre lang zu denen gehört hat, die wenig können. Das war ein schönes Gefühl. Vor allem auch, dass man versteht, worum es geht. Da wurde die Schule interessant. Da kamen auch ganz andere Noten daher.

Was waren Ihre Ressourcen in dieser schwierigen Zeit?
Ich hatte zu Hause bei meinen Eltern gelernt, zu reden und zuzuhören. Bei uns zu Hause wurde viel politisiert, es wurde darüber geredet, was in der Stadt lief. Das half mir immer im Gespräch mit andern Leuten, Lehrern oder mit Kollegen. Es half mir, den Anschluss nicht zu verlieren. Man konnte auf einer Ebene mit den Schulkollegen reden ohne abzufallen.

Schul- und Berufslaufbahn
Die Schule war eine triste Geschichte gewesen.

Mir fiel auf, als ich in die Kleinklasse kam für die vierte bis sechste Klasse, dass es sehr auffällige Kinder gab dort. Die haben geprügelt, Kindergärten angezündet und solche Dinge. Also eine ganz verrückte Gesellschaft. Da war ich so der Angepassteste. Ich konnte mit dem Lehrer normal umgehen und war nicht immer am Prügeln. Umgekehrt konnten mir aber die Stärkeren doch nichts machen. Es war eine Hackordnung über die Kraft. Ich verstand es auszugleichen, den Weg zu finden für mich. Ich stand zwischendrin. Mich brauchte man immer, um bestimmte Dinge beim Lehrer zu erreichen. Der Lehrer umgekehrt brauchte mich, um nach der Klasse zu schauen.

Im schulischen Bereich konnte ich nicht viel bringen. Aber im Gespräch merkte ich schnell, wo der andere ein Problem hat und das gab mir Luft. Das gab mir Sicherheit für mich selbst, für meinen eigenen Platz. Das war manchmal stressig. Aber es sicherte mir den eigenen Platz in der Klasse. Es war meine Fähigkeit, gut reden zu können in dem Alter. Auch wenn andere sehr, sehr schwierig waren, konnte ich sie abholen. Sie hatten Vertrauen zu mir. Ich staunte, dass ich zu ganz wilden Prüglern eingeladen wurde, ohne dass ich etwas dazu getan hätte. Da kam ich in Welten, die ich nicht kannte. Ich kam aus einer gutbürgerlichen Familie und in diesen Familien ging es zu und her wie im Wilden Westen. Es war auch für mich ganz gut, einen Großen und Starken als Freund zu haben. Ich kam immer mit schwierigen Figuren gut zurecht. Das half mir später auch in meinem Beruf. Ich habe erst Schreiner gelernt, und das sind ganz andere Leute als Bodenleger. Bodenleger sind manchmal sehr einfache und auch grobschlächtige Menschen, aber sehr gute Handwerker. Ich konnte sie so nehmen, wie sie sind und das ging immer gut.

In der Kleinklasse hatten wir nicht mehr wirklich viel zu lesen oder rechnen. Unser Lehrer setzte sich vor allem mit Stadtgeschichte auseinander, wir hörten viel darüber und machten Ausflüge. Er war auch in Vereinen und wir verteilten seine Post mit dem Leiterwagen. Kleinklassen liefen ganz separat. Man wurde nie gefördert, hatte keinen speziellen Unterricht. Wo die Probleme lagen, spielte keine Rolle mehr. Lebensbewältigung war hier wichtig.

Später in der 7., 8. Klasse hatten wir andere Fächer wie Geschichte oder Staatskunde. Da kam mir meine Herkunft wieder zugute, weil ich sehr viel wusste. Auf der Oberstufe gab es nur noch die Abschlussklasse und keine Kleinklasse mehr. Ich machte anschließend freiwillig noch das 9. Schuljahr, weil es hieß, man stehe im Beruf besser da, wenn man das auch noch gemacht habe. Diese Klasse war ganz speziell, sehr streng, fast militärisch. Da lernte man, dass man ein Mensch zweiter Klasse war und nur durch hochgradige Anpassung weiterkommt.

Ich war der erste in der Familie, der einen gewerblichen Beruf lernte. Mein Vater wusste viel, konnte aber keinen Nagel einschlagen. Da konnte plötzlich der Kleine Sachen reparieren.

Trost bei Misserfolg

Da hatte ich nichts, was mich tröstete. Das war eine traurige Zeit. Zu Hause wurde ich von der Mutter gar nicht unterstützt. Sie zeigte im Gegenteil eher Mitleid. Den Vater interessierte es gar nicht. Wenn man der Schlechteste ist, hat man auch nicht viele Kollegen und Freunde. Ich war das Nesthäkchen in der Familie, die andern waren weit weg. Die Mutter sagte oft: «Du machst es später im Leben vielleicht dann schon recht.» Ich glaube, sie wollte sich nicht damit auseinandersetzen und legte es sich so zurecht. «Ich muss da nichts dazu tun», dachte sie wohl. Sie war nicht geduldig. Lernen mit ihr war nicht lustig.

Der ältere Bruder las mir ab und zu etwas vor, wenn er am Wochenende zu Besuch nach Hause kam. Das war aber selten.

Lernen in der Schule

Ich bereite mich jetzt auf die Matura vor und sehe in der Schule: Es gibt Dinge, die gehen sehr langsam, sind sehr schwierig. Aber ich mache sie. Vielleicht kommt es mit der Zeit noch ein wenig schneller. Ich kann mich gut ausdrücken, kann gut mit Leuten umgehen, aber schreiben und lesen ist schwierig.

Ich reagiere sehr empfindlich auf manche Dinge. Das trifft mich einfach sehr. Da habe ich schon so viel abbekommen, dass ich halt auch zurückgebe. Das erinnert mich immer wieder an das, wo ich meine Mühe habe. Es ist ein Handicap, um das Leben zu meistern. Wenn ich schon selber am Schaufeln und am Schuften bin, brauche ich nicht noch jemanden, der mir in dieser Richtung etwas sagt. Da werde ich «buschig» [Anm. der Autorin: genervt].

«Dafür bin ich dankbar»

Ich hatte nicht so viel Leistungsdruck in der Schule. Die Kleinklasse war ein ganz langsames Wasser. Die andern hatten zu schuften, hatten die Sekundarschulprüfung zu bestehen. Natürlich habe ich die Sache ein wenig neidisch verfolgt. Die andern hatten auch noch Druck von den Eltern. Das war bei mir anders. Dadurch hatte ich gemäßigtes Wasser in der Schule.

Schullaufbahn

Die erste bis dritte Klasse war stressig: Immer Diktate und das Lesen, das ging einfach nicht.

Die vierte Klasse war ein schlimmes Jahr. Dieses Gefühl hatte ich schon als Kind damals. Ich kam in ein neues Schulhaus und habe dadurch Kollegen verloren. Auf dem Spielplatz war man «der aus der Kleinklasse». Dafür war das fünfte Jahr ein Neufinden in der neuen Klasse, ein etwas heitereres Zwischenjahr und die sechste Klasse auch. Da verbesserten sich die Noten und ich verstand mich mit dem Lehrer gut. Die siebte Klasse wurde auch wieder anders, auch wieder gemäßigtes Wasser für mich, weil ein Teil unserer Klasse die Sekundarschulprüfung nochmals machte.

Unterstützung in der Schule und außerhalb der Schule

Ich war ja Legastheniker und man wusste: «Da geht etwas gar nicht.» Da bin ich zu einer Frau geschickt worden. Das hat mich grausam verletzt. Sie war im Rollstuhl, also eine arme Frau. Ich konnte machen, was ich wollte: Ich habe b und d immer verwechselt. Sie konnte es mir tausend Mal sagen und ich konnte es tausend Mal schreiben. Es ging einfach nicht. Sie hatte ein Gerät, den Profax, der noch im Ferienhaus liegt. Ich hasste ihn. Wenn ich den nur schon sehe … Stunden um Stunden … und es ging nicht. Das Memory-Spiel hasste ich auch wie die Pest. Ich kann einfach nichts machen.

So geht es manchmal auch beim Lesen: Irgendwie kommen die halben Wörter und die andere Hälfte falsch und im Nu habe ich etwas falsch gelesen und gelernt. Das ist so mühsam. Irgendwie konnte ich mich durchs Leben mauscheln. Diese Dinge wurden mir einfach abgenommen von jemandem, der das konnte. Aber jetzt, wo ich mich aus dem Geschäftsleben ausgeklinkt habe und für die Matura lerne, merke ich, wie mich das hindert, das Leben so zu führen wie andere. Für mich ist es immer mit Aufwand verbunden und mit Risiken, die andere zwar auch haben. Aber nicht so häufig wie ich. Ich laufe manchmal wie ein Blinder durch die Welt. Auch die andern steigen in den falschen Zug – aber nicht so häufig wie ich. Ich laufe manchmal pausenlos falsch. Das ist manchmal recht frustrierend. Ich hatte gehofft, mit dieser Schule, mit der Matura, dass sich da noch etwas tut und ich noch besser werde. Ich muss aber feststellen, dass ich meine guten Noten in den andern Fächern hole. Lesen, Schreiben, Rechnen ist sicher etwas besser als vorher. Aber irgendwo ist dann doch das Ende der Fahnenstange. Ich bin froh, dass ich es selber erlebt habe, dass ich auch selber dahin wollte und selber zur Einsicht komme, dass ich sicher nicht an die ETH muss, um Mathe zu studieren. Solche Möglichkeiten, die mich an meine Limiten führen, geben mir die Gelegenheit, innerlich abzuhaken und mir zu sagen: «OK, das geht jetzt wirklich nicht. Du hast mit allen Mitteln probiert und es geht wirklich nicht. Ich habe alles probiert, aber ich habe es wenigstens probiert» – Das gibt einem doch ein anderes Selbstwertgefühl. Ich sah ja auch innerhalb dieser Schule, dass jeder seine Stärken und Schwächen hat und dass es auch Fächer gibt, die gut laufen.

Mir geht es eigentlich darum, Dinge, die so tief gekratzt haben, zu ändern, mir zu sagen: Ich habe es doch geschafft, die Sekundarschule für Erwachsene liegt hinter mir und ich bin jetzt an der Matura dran. Weiter müssen einem die Sachen liegen. Das ist jetzt gut. Da würde ich dann den Frieden finden.

Heute gehe ich von mir aus in die Nachhilfe für Mathematik, Französisch und Physik. Das mache ich, weil ich weiß, dass es so besser geht. Da zahle ich für die Stunden. Das kostet viel, aber es gibt mir die Möglichkeit zu merken, dass dieses und jenes so nicht geht und dass ich andere Wege suchen muss. Ich muss mir ganze Lösungswege aufschreiben, was andere nicht müssen. So weiß ich, unter diesen Bedingungen brauche ich diesen oder jenen Weg. Ich schaue die Aufgabe gut an und überlege, mit welcher Strategie ich hier fahren muss. Wenn ich mich ganz lang mit demselben Stoff befassen würde, ginge es auch einmal. Aber es dauert eben sehr lang.

Nachteilsausgleich (NTA)

Ich habe das Gutachten eingereicht. Bis jetzt haben alle Lehrer gesagt, ich solle mal ohne probieren, so lange ich noch genügende Leistungen habe. Der Aufwand für die Lehrer ist natürlich viel grösser. Die Französischlehrerin meinte, ich solle es jetzt mal so probieren. Sie mache ja zusätzliche freiwillige Prüfungen. Ich habe jetzt zwei solche gemacht. Die sind etwas besser herausgekommen. Dafür strich sie die zwei schlechtesten Noten. Das half mir, auf einen Vierer zu kommen. Das reicht ja. Französischlehrer werde ich sicher nicht. Auch der Deutschlehrer war dieser Meinung. Mit ihm habe ich ohnehin Glück. Oft schreiben wir Aufsätze zu Hause. Die lasse ich dann jeweils korrigieren und der Lehrer ist damit einverstanden. Für die andern Fächer arbeite ich sehr viel.

Aber die Schule hat den Antrag auf NTA entgegengenommen und an der Notenkonferenz besprochen. Ich denke, wenn es dann an der Matura knapp würde, würden sie ihn berücksichtigen.

Unterstützung in der Schule

Also das hat eigentlich nicht viel gebracht. Ich wurde auch nach ein, zwei Jahren nicht besser und irgendwann hörte man damit auf. Ich bin immer mit einem komischen Gefühl zu dieser Frau gegangen. Sie war zwar körperlich behindert. Aber ich hatte das Gefühl auch so behindert zu sein, weil ich es nie konnte. Es waren immer ganz grässliche Stunden bei dieser Frau. Am Mittwochnachmittag waren diese.

Der Durchbruch

Ich glaube, das war in der Schreinerlehre. Da waren verschiedene Sachen. Zum einen hatte ich Freunde, die auch weitermachen wollten später in ihrem Beruf. Dann habe ich den Mann meiner Schwester beobachtet, der ein Bodenbelagsgeschäft hatte, und ich habe gesehen, wie viel Geld er zur Verfügung hat. Er führte ein ganz anderes Leben. Mir ist dann im Beruf in der Ausbildung – ich war ein 4,9-Schüler in allen Ausbildungen – klargeworden, dass ich noch etwas machen wollte. Ich dachte, ich mache etwas eher nach «unten» und lerne noch Bodenleger. Da mache ich einen Beruf, der im Ansehen und in den Ansprüchen weniger ist. Dafür bin ich da der Beste. Da hatte ich endlich gute Noten 5–6 und so. Ich bekam auch rasch einen guten Namen in diesem Beruf, machte die Polierschule und die Meisterprüfung. Das war ganz anders als vorher.

Daneben fing ich mein Geschäft an. Das Geschäften lag mir. Ich hatte sehr jung schon ein Geschäft und sah, dass das eine andere Welt war als die Schreinerwelt. Ältere Männer, mehr Geld. Bei der Auftragsvergabe zählten der Titel, der Name und das Alter. Also beschloss ich, die Meisterprüfung zu machen. Mit einer Spezialbewilligung, weil ich noch nicht so lang im Beruf gearbeitet hatte, durfte ich mit 23 an die Meisterprüfung. Ich übte wie wild, war am Sonntagmorgen im Geschäft und baute Modelle. Ich schloss mit guten Noten ab.

Sie fragten mich dann, ob ich Schule geben könnte in der Gewerbeschule. Ich dachte: «Da kommt ihr gerade zum Gescheitesten!» Ich machte das aber und das gab gute Synergien fürs Geschäft. So hatte ich rasch einen guten Namen und die Leute kamen von überall und fragten mich. Das brachte viel fürs Image des Geschäfts und auch für mich selbst. Das Geschäft, das ich zusammen mit meiner Schwester führte, war Balsam für meine geschundene Seele und das Fässchen der Anerkennung wurde wacker gefüllt. Das tut gut nach diesen vielen langen Schuljahren. Viele sagen, ich müsste nun aufhören mit der alten Geschichte. Aber für mich ist sie immer noch irgendwie da.

Die Schule war insgesamt eine triste Geschichte gewesen. Dann starb auch der Vater noch während meiner Schreinerlehre. Ich war ein unglückliches Kind gewesen. Erst gegen Ende der Lehre blühte ich etwas auf, entwickelte Pläne und Ideen.

Auswertung

Fokus: Erlebnisse, Erfahrungen und Erinnerungen

- **Schulerinnerungen**

Georg hat viele eindrückliche, aber auch sehr belastende Erinnerungen (Zählrahmen, Spiele, Diktate). Schwierig war auch die Beziehung zur Lehrerin, die er sehr gern mochte, bei der er aber trotzdem zu einem Schüler wurde, der vieles nicht konnte. Seine Kontaktversuche konnten nichts daran ändern, dass er schließlich sogar in die Kleinklasse gehen musste.
Die guten Schulerinnerungen hatten weniger mit dem Schulunterricht als mit dem Gebäude zu tun (Formen, Gerüche). Ob sich damals schon abzeichnete, dass er eines Tages im Baugewerbe landen würde? An die Turnhalle hat Georg gute Erinnerungen. Dort geschahen andere Dinge als im Klassenzimmer.

- **Lernerfolge**

In der siebten und achten Klasse begannen bessere Zeiten für Georg. Er wusste sehr viel, da er aus einer bildungsnahen Familie (sein Vater war Lehrer). Er konnte viel, verstand schnell, worum es ging und gehörte nun zu den besten Schülern. Dieses Gefühl entschädigte ihn für viele traurige Momente in den Jahren davor.
Seine Berufslaufbahn mit Lehren und Weiterbildung (s. u.) ist ebenfalls ein großer Lernerfolg. Im Erwachsenenalter holte Georg die Sekundarschule nach und heute bereitet er sich auf die Matura vor.

- **Bildungs- und Berufslaufbahn**

Nach den ersten drei regulären Schuljahren wurde Georg in der 4. Klasse in die Kleinklasse geschickt. Dort traf er Kinder, die ganz anders waren als er selbst. Diese konnten Probleme besser mit Prügeln als mit Reden lösen. So bekam er bald die Rolle eines Mediators, der zwischen den Schülern zu schlichten und mit dem Lehrer zu verhandeln versuchte. In diesen drei Jahren in der Kleinklasse konnte er nicht allzu viel Schulisches lernen. Die Schüler erfüllten alltagsnahe Aufträge (Zettel verteilen etc.), was der damaligen Auffassung in Bezug auf Lernen in einer Kleinklasse B durchaus entsprach (lebenspraktische Intelligenz, Lebensbewältigung). Sie lernten aber nicht besser lesen oder rechtschreiben, weil man davon ausging, dass diese Schüler ohnehin nicht einen Beruf ergreifen würden, der Lese- und Rechtschreibkompetenz erfordert. Auf der Oberstufe kamen bessere Zeiten für ihn: Georg wusste viel und verstand schnell, worum es ging.

Die Schuljahre insgesamt waren für Georg eine belastende Zeit. Da hatte er nicht viel zu lachen, wenig Erfolge.

Nach dem Berufswahljahr begann er eine vierjährige Schreinerlehre, die er mit viel Erfolg und Freude abschloss. An diese fügte er eine Bodenleger-Lehre und Weiterbildungen, die ihn zum Berufsschullehrer befähigten. Trotz aller riesigen Schwierigkeiten im Lesen und Rechtschreiben packte er diese Aufgabe mit Freude an.

- **Die Unterstützung in der Schule und außerhalb der Schule**

Georg erhielt während ein bis zwei Jahren bei einer älteren Lehrerin Zusatzunterricht im Rechtschreiben, jeweils zwei Stunden am Mittwochnachmittag. Die Lehrerin war auf den Rollstuhl angewiesen und erinnerte ihn daran, dass er auch irgendwie behindert war mit seiner Legasthenie.

Er denkt mit sehr unguten Gefühlen an diese Stunden zurück. Mit Spielen und dem Profax-Gerät versuchten sie, seine Schwierigkeiten zu bewältigen. Nach der Umteilung in die Kleinklasse wurde diese Maßnahme wieder eingestellt. Georg war froh darüber.

Die Lehre bewältigte er ganz aus eigener Kraft. Den Wunsch, den Sekundarschulabschluss als Erwachsener zu machen, erfüllte er sich und am Wunsch, eine Matura zu schaffen, arbeitet er jetzt hart. Er nimmt an einer Privatschule Nachhilfeunterricht in Mathematik, Französisch und Physik und kommt Schritt für Schritt voran. Vor kurzem hat er sich wieder untersuchen lassen im Hinblick auf eine LRS und einen eventuellen Nachteilsausgleich. Er erreicht die Kriterien für eine LRS-Diagnose und meldete seinen Wunsch auf einen Nachteilsausgleich an. Die Maturitätsschule überzeugte ihn jedoch, vom Nachteilsausgleich nur bei Bedarf Gebrauch zu machen. Das kommt seinem Wunsch entgegen und er arbeitet mit vollem Engagement weiter. Er weiß ja jetzt, dass er einen Nachteilsausgleich benutzen kann, wenn es nicht anders geht.

Georg muss sich oft eigene Lernwege suchen und diese dann aufschreiben, damit er sie nicht vergisst.

Beim Lesen passiert es ihm immer wieder, dass er den Anfang eines Wortes liest und sich den Rest denkt. Da dies nicht immer stimmen muss, lernt er manchmal auch etwas Falsches. Er findet das Lesen heute noch mühsam.

Weitere Schwierigkeiten packt er mit eigener Kraft an: Er steigt oft in falsche Züge, weil er etwas falsch liest oder nicht gut genug aufpasst. Er denkt, dass so etwas auch anderen Leuten passiert, aber eben nicht so oft wie ihm. «Ich laufe manchmal pausenlos falsch!», sagt er und findet dies schon recht anstrengend.

Georg will die Matura zu machen. Er holt die guten Noten in den Fächern, in denen er seine Stärken hat. Er findet, sein Lesen, Schreiben und Rechnen sei wohl etwas besser geworden. Aber jetzt habe er wohl «das Ende der Fahnenstange» erreicht. Er führte sich damit an seine Grenzen. Es ist ihm wichtig, diese ausgelotet zu haben und sich sagen zu können: «OK, ich habe es probiert!» Da würde er dann den Frieden finden, meint er abschließend.

- **«Das half mir» (Ressourcen)**

Georg hatte zu Hause zuhören und diskutieren gelernt und merkte in der Schule bald, dass das begehrte Fähigkeiten waren, die ihm zu einem guten Platz im sozialen Gefüge verhalfen. Seine Schulkollegen in der Kleinklasse waren sehr froh um sein Talent. Probleme zu lösen oder Gespräche zu führen mit Lehrpersonen war für ihn mehr ein Vergnügen als eine schwierige Aufgabe. Gute Beziehungen zu Menschen zu haben, war für ihn auch außerhalb dieses Rahmens nicht schwierig. Da hatte er immer schon ausgezeichnete Fähigkeiten.

- **«Dafür bin ich dankbar»**

Georg ist froh, dass er in der Kleinklasse «ruhiges Wasser» hatte. Er war sehr traurig, als er in diese Klasse gehen musste, stellte dann aber fest, dass die anderen Kinder viel mehr Druck ausgesetzt waren in der Schule. Die 5. und 6. Klasse waren für ihn «heitere Zwischenjahre» und dann war es eigentlich ausgestanden, denn dann kamen die Abschlussjahre und die waren wieder «gemäßigtes Wasser».

- **Das brachte den Durchbruch/die Wende**

Der Durchbruch ließ bis zur Schreinerlehre auf sich warten. Angespornt durch Kollegen, die auch weiterkommen wollten und durch seinen Schwager, der offensichtlich viel Geld als Bodenleger verdiente, machte er sich auch an diese Lehre. Er wollte Geschäftsmann werden und führte dann tatsächlich zusammen mit seiner Schwester ein florierendes Bodenleger-Geschäft. Auch die Mutter fand noch die eine oder andere Aufgabe darin. Das alles sei wie «Balsam auf meiner geschundenen Seele» gewesen, wie er noch heute meint. Georg sah, dass er Dinge konnte, die kein anderer schaffte. Das Lesen und Rechtschreiben war ans Büro delegiert, das seine Schwester führte.

Fokus: Exekutive Funktionen

- **Selbstregulation (Aufmerksamkeit, Motivation, Impulse)**

Georgs emotionale Selbstregulation wurde hart auf die Probe gestellt, als die geliebte Lehrerin den Eltern eröffnete, dass er eine andere Schule brauche. Er verstand die Welt nicht mehr: Er hatte einen guten emotionalen Kontakt mit ihr und sie machte «einfach Schule».

Georg verfügt über ausgezeichnete Selbstregulationsfähigkeiten (oberes Gehirn) und bewältigt damit die entstandene Verletzung (unteres Gehirn).

Seine Lernmotivation während der Kleinklassenjahre passte er den schulischen Anforderungen an. Er setzte seine Aufmerksamkeit für außerhalb des Schulstoffs liegende Themen ein (Stadt, Geschichte, Politik).

Mit der Impulskontrolle hatte er keine Probleme, erlebte aber an den Streitigkeiten seiner Schulkollegen, wie es ist, wenn man welche hat.

- **Handlungsplanung**

Georg hatte nach der Schule Pläne, die er zielgerichtet verfolgte (Beruf, Geschäft). Aus der Schulzeit selbst berichtet er nicht über Pläne zum Lesen oder Rechtschreiben. Da ließ er die anderen für ihn planen.

- **Organisation des Verhaltens**

Georg richtet sich heute auf seine Ziele aus, macht Pläne und stellt sich auf diese ein (innere Organisation). Für Fächer, von denen er weiß, dass er Unterstützung braucht, um die Matura zu bestehen, holt er sich diese (äußere Organisation) und arbeitet ausdauernd und mit großem Einsatz daran. Während seiner Schuljahre hatte er diese exekutive Funktion noch kaum gebraucht für das Lernen.

- **Zeitgefühl und Zeitmanagement**

Die Zeit scheint für Georg kein Problem darzustellen. Jedenfalls berichtet er nicht darüber, zu wenig gehabt zu haben mit Aufträgen nicht rechtzeitig fertig geworden zu sein. Es läuft einfach gut. Er ist wohl vom Temperament und von seiner Selbststeuerung her ein überlegter Mensch, der weiß, dass und wie die Zeit vergeht.

- **Flexibilität des Verhaltens**

Wenn ihm etwas nicht gelingen will (z. B. lesen und schreiben), geht er daran und probiert es heute immer wieder. Er sucht eigene Wege und notiert sich diese, damit er sie nicht vergisst. Während seiner Schuljahre blieb er allerdings seinem Plan, nicht wirklich zu trainieren für das Lesen und Schreiben, ziemlich konsequent treu.

- **Arbeitsgedächtnis**

Georg schreibt sich oft seine Wege auf, damit er sie nicht vergisst. Über das Arbeitsgedächtnis an sich konnte in den Gesprächen wenig erfasst werden. Wenn er sich die Wege immer wieder aufschreiben muss, bedeutet dies, dass er auf der Hut ist und nicht vergessen will, dass ihm also die Bedeutung seines Arbeitsgedächtnisses bewusst ist.

- **Metakognitionen**

Er muss sich heute oft eigene Wege suchen und diese dann aufschreiben, damit er sie nicht vergisst. Er merkt, dass Aufschreiben ihm hilft. Er realisiert auch, dass er von Hilfe von außen profitieren kann (Nachhilfe).

- **Handlungskontrolle, -korrektur und Reflexion**

Georg reflektiert heute sorgfältig und mit viel Weitblick. Seine Handlungen kontrolliert er gut, holt sich auch oft Hilfe, wenn er sie braucht: Aufsätze lässt er in Absprache mit der Schule vor der Abgabe korrigieren. Er löst Aufgaben sorgfältig und bleibt beharrlich dran, bis sie fertig sind. Sonst wäre niemals so weit gekommen, wie er es heute ist. Während seiner Schuljahre zeigte er noch kaum Aktivitäten der Handlungskontrolle und Korrektur in Bezug auf schulisches Lernen.

Fokus: Positive Psychologie

1. Hoffnung

Georg hofft, sich beweisen zu können, dass er auch das Lesen und Schreiben noch besser schafft – so wie er Beruf und Geschäft schaffte. Ob er mit dem Lesen und Rechtschreiben so weit kommen wird, wie er gerne möchte, ist für ihn unsicher. Die Matura wird er nächstes Jahr machen. Was er dann damit machen will, ist noch offen.

2. Tatendrang (Vitalität)

Georg hat viel Vitalität und meistert sein Leben ausgezeichnet. Auch die schwierigen ersten sechs Schuljahre konnten ihm den Tatendrang nicht nehmen. Seine Geschichte klingt, als wäre er nach sechs Jahren wiederkehrender Traurigkeit, weil es nicht gut klappte mit der Schule, auf der Oberstufe aufgetaucht und in der Berufslehre richtig aufgeblüht: «Flourishing» (erblühen) nennt das die Positive Psychologie (Seligman, 2015).

3. Bindungsfähigkeit

Georg hat viele gute Beziehungen, auch zu Menschen, die total anders sind als er selbst. Ganz wilde Kollegen luden ihn in der Kleinklasse zu sich nach Hause ein und er staunte über die Welten, die sich ihm da eröffneten. Obschon er mit solchen Menschen bis dahin nie in Berührung gekommen war, gelang es ihm, zu diesen eine Beziehung aufzubauen. Als Unternehmer war er über diese Erfahrungen sehr froh, da er unter seinen Mitarbeitern immer wieder ähnliche Menschen hatte und gut wusste, wie man am besten mit ihnen umgehen kann.

In der Familie war er früher stark mit seiner Mutter verbunden. Mit seiner Schwester führte er über viele Jahre sein Geschäft. Etwas weniger eng gebunden war er an seinen Bruder und an seinen Vater, der als Lehrer viel beschäftigt war.

4. Neugier
Georg ist neugierig, ob er die Matura auch schaffen wird – so wie alles andere bisher. Er ist auch neugierig, wie es auf der Welt so ist und reist viel und weit durch die Welt. Er ist neugierig auf seine persönliche Beziehung, die sich in ein paar Jahren gut entwickelt hat und die bald einmal eine andere Form erhalten soll.

5. Durchhaltekraft (Ausdauer)
Georg zeigte viel Durchhaltekraft. Jahrelange Durststrecken überwand er und blühte nachher förmlich auf. Auch am Lesen und Rechtschreiben arbeitet er seit Jahren mit großer Ausdauer. Die Erfolge entsprechen nicht ganz seinen Erwartungen – aber er gibt nicht auf.

6. Dankbarkeit
Georg ist dankbar für die Kontakte mit anderen Familien und Welten, die ihm dank der Jahre in der Kleinklasse ermöglicht wurden. Er hatte gelernt, mit Menschen umzugehen, die ganz anders waren als er und seine Herkunftsfamilie.

Auch für die Schuljahre in «gemäßigtem Wasser», die ihn zwar kränkten, die aber eine lernmäßig ruhige Zeit bedeuteten, ist er heute schließlich dankbar.

7. Humor
Georg ist ein eher ernster Mensch und Humor ist kaum zu beobachten. Wenn man in den Schuljahren so gelitten hat wie er, verwundert das allerdings gar nicht.

8. Tapferkeit
Wenn Tapferkeit bedeutet, Gefahren ins Auge zu blicken und Schwierigkeiten anzupacken, dann ist er zweifellos tapfer: Auch als es längst nicht mehr wirklich nötig ist, packt er das Thema Lesen, Schreiben und Schule nochmals an mit seinem Projekt Matura.

9. Soziale Intelligenz
Er hat ausgezeichnete soziale Fähigkeiten. Er versteht sehr rasch, wo ein Problem liegt und wie man es lösen kann. Er holt sich soziale Unterstützung, wenn er sie braucht und er gibt diese, wenn andere sie brauchen (Schulkollegen, Freunde).

10. Reife und Weitblick

Georg sieht seine Schwierigkeiten und seine Möglichkeiten und reflektiert diese. Wenn er die Matura hat, hat er ein großes Ziel erreicht. Vielleicht genügt ihm das schon, vielleicht macht er etwas damit. Wenn er ein Motto hätte, wäre es das: «Lass dich nicht unterkriegen!»

3.6 Maria, 65 Jahre, diplomierte Pädagogin und Heilpädagogin

Fakten

Primarschule, Bezirksschule, Lehrerseminar mit Zwischenjahr in der französischen Schweiz, Matura, Primarlehrerpatent, Pädagogikstudium in Deutschland, Ausbildung zur Enrichment-Spezialistin. Arbeitet als Primarlehrerin, schulische Heilpädagogin, Lehrerin für Begabungsförderung und Lehrbeauftragte an einer pädagogischen Hochschule

Gespräch

Schulerinnerungen
Ich habe zwei alte Erinnerungen vom Kindergarten. Im Kindergarten mussten wir die Hände zeigen und zwar von beiden Seiten, um so zu zeigen, dass sie auch gewaschen waren. Es war Frühling und ich war ganz gespannt, was passieren würde: Ich hatte die Hände voller Flecken von Löwenzahn und das geht ja nicht weg beim Waschen. Wenn die Lehrerin dann finden würde, ich müsse die Hände waschen, dann würde ich sagen: «Das geht nicht! Das ist vom Löwenzahn!» Aber sie sagte nichts.

Die andere war auch im Kindergarten. Da habe ich mit der Laubsäge das «Rösslein Hü» ausgesägt. Ich habe sehr schön gesägt, das Sägemehl weggeblasen und war megastolz auf mich. Die Lehrerin sagte nichts. Aber ich war selbst stolz auf mich.

In der Schule habe ich nichts erlebt, auf das ich stolz sein konnte. An die Lehrerin erinnere ich mich ganz gut. Sie war nie zufrieden und wollte immer die Antwort, die sie sich ausgedacht hatte. Sie wartete ellenlang. Ich habe sicher nicht aufgestreckt.

Einmal habe ich eine «Tatze» [Anm. der Autorin: Stockschlag auf die Hand]. *erhalten, weil ich im selben Häuschen, in dem ich aufgehört hatte zu schreiben, mit einem neuen Wort begonnen hatte, also ohne ein Häuschen dazwischen auszulassen. Dabei hatte ich ganz viel überlegt: Ich wollte, dass der Text rechtsbündig zum Titel enden würde und dazu musste ich ein Häuschen einsparen.*

Dann zeichnete sie immer so schreckliche Strichmännchen und wir mussten sie genauso abzeichnen. Ich wusste, dass ich es besser könnte. Ich konnte schon früh meine Rennfahrer auf dem Velo zeichnen. Die beugten sich vornüber und hatten keine Strich-

beine. Ich konnte mein Können nicht zeigen mit diesen verdammten Strichmännchen. Eine Lernerinnerung habe ich. Es ging um das Lesen. Ich brachte es einfach nicht in meinen Kopf. Ich sehe mich zu Hause sitzen und über dem Buch brüten. Ich versuchte, die Zeile zu wiederholen. Ich wusste nicht mehr, wo hinten und wo vorne war, und ich konnte es einfach nicht entziffern. Ich weiß, es war eine Ernteszene, eine Heuernte oder so. Es war ein Liedtext «Hejo, spannt den Wagen an!»

Eine tolle Schulerinnerung war beim Drittklasslehrer. Der holte mich und Margret manchmal in den Ferien in die Schule und wir konnten ihm helfen, etwas aufzuräumen. Das fand ich lässig! Es war menschlich gut, ich wurde anerkannt.

In Mathe bekam ich nie ein direktes Feedback, sondern indirektes. Er gab kleine Preise in der Mathe nach den Prüfungen. Die Schüler und Schülerinnen mit den besten Noten durften zuerst auswählen. Irgendwann habe ich bemerkt, dass ich immer bei den Ersten war. Ich durfte immer etwas auswählen.

Ein Erfolg auch war die Aufnahmeprüfung in Mathematik für die Bezirksschule: Da hatte ich eine 6. Später bin ich dann nochmals mit einer guten Matheprüfung ins Lehrerseminar gekommen, nicht mit meinen Sprachfertigkeiten.

Rund um Deutsch gab es ein paar Schlüsselerlebnisse:

Wir hatten eine Deutschlehrerin, die ließ uns ein Gedicht schreiben. Und die schrieb darunter: «Gut!» – Ich sah, dass es bei den andern nur ein Häkchen hatte, und da dachte ich mir: «Die findet mein Gedicht wohl wirklich gut.»

Später im Internat in der Westschweiz sollten wir einen französischen Aufsatz schreiben. Ich konstruierte eine Wendung, irgendwie sowas wie «De l'ombre à la lumière». Die Lehrerin schrieb «Comme Chateaubriand!» darunter. Von da an suchte ich immer tolle Wendungen. Später ging mir auf, was diese positive Bewertung für meine Entwicklung ausgemacht hatte. Ich orientierte mich daran für meine Aufsätze. Auch als ich wieder zurück in Zürich war. Die neue Deutschlehrerin fand meine Wendungen und Gedankengänge auch toll. Wegen der vielen Fehler stand aber meist darunter «Wegen der vielen Fehler nur eine 5–6». Das baute mich sehr auf.

Bei der Vorbereitung für die Matura nahm mich die Deutschlehrerin beiseite und sagte: «Diesen Text sollten Sie nicht nehmen. Sie brauchen einen komplexeren. Sonst können Sie nicht zeigen, was Sie können!», und dann holte sie für mich einen Text von Rilke aus der Bibliothek.

Sie fragte mich auch: «Sind Sie sicher, dass Sie Lehrerin werden wollen. Reicht Ihnen das?» Ich wollte schon, aber ich zweifelte immer wieder daran, weil ich so große Probleme mit der Rechtschreibung hatte. Ich wusste ja, dass ich nicht korrigieren konnte, weil ich keine Fehler sah.

Mühsame Schulerinnerungen in der Sprache gibt es viele. Die Fremdsprachen waren sehr mühsam. Ich brachte schon die Vokabeln fast nicht in den Kopf. Der ganze

Sprachunterricht war sehr mühsam. In der Bezirksschule hatten wir einen Deutschlehrer, der einfach Grammatik mündlich abfragte. Ich hatte immer das Gefühl, ich verstehe gar nichts. Das lief an mir runter. Ich hatte nichts begriffen. Erst viel später im Zusammenhang mit Französisch habe ich die Strukturen von Sprachen langsam zu sehen begonnen. Das hatte auch mit der Didaktik zu tun: Die Welschen waren viel systematischer. In der Deutschschweiz war der Deutschunterricht immer etwas zu offen, auch zufällig und zu wenig systematisch.

Unterstützung zu Hause

Auf der Unterstufe trainierte meine Mutter mit mir Diktate. Jede Woche ein Diktat, das war ein Fass ohne Boden. Ich lernte und konnte gar nichts. Ich sehe mich am Tisch sitzen. Ich habe noch in der 3. und 4. Klasse lauttreu geschrieben. Wenn der Lehrer vorbeiging, habe ich das Blatt immer verdeckt. Es war mir so peinlich.

So hatte ich immer viel Verständnis für meine Schüler mit Schwierigkeiten in Deutsch. In Mathe war das anders, da konnte ich mir anfangs nicht vorstellen, wo das Problem lag, weil ich nie welche gehabt hatte.

Als es im Lehrerseminar wegen der Sprachen nicht mehr ging, waren meine Eltern sehr offen für eine unkonventionelle Lösung (Sprachaufenthalt).

Eine üble Erinnerung habe ich an meine ältere Schwester, die sagte: «Also wenn man die Intelligenz für eine Mittelschule nicht hat, soll man es lassen!» Das verfolgte mich jahrelang. Ich weiß nicht, ob es wahr ist oder ob ich es nur so als Bild vor mir habe. Aber viele Leute denken wohl tatsächlich so.

Ich konnte oft mit Reden punkten. Ich wusste viel und das wurde geschätzt.

Ressourcen

Meine vielen Basteleien gehörten zu meinen frühen Ressourcen. Wenn die in der Schule auch noch anerkannt wurden, konnte ich mich daran nähren. Einmal nahm ich eine Marionette mit, die ich zu Hause gebastelt hatte, und das beeindruckte meinen Lehrer. Auch das Zeichnen machte immer wieder Eindruck. Später bastelte ich ein Modellauto für einen Wettbewerb von General Motors. Ich bekam eine Anerkennungsurkunde, die extra gedruckt werden musste, weil nur zwei Mädchen am Wettbewerb teilgenommen hatten. Das Zeichnen war immer gut. Die Lehrer waren beeindruckt, fragten auch mal, ob ich nicht Grafikerin werden möchte.

In Deutsch wurden meine Denkleistungen gewürdigt. Das war im Fremdsprachenunterricht natürlich nicht so.

Ich hatte viele Erfolge in Mathematik. Die sprachlichen Fächer schaffte ich zwar fast nicht. Aber Mathe kann ich. Logisches Denken liegt mir. So hatte ich in Diskussionen immer wieder scharfsinnige Ideen und konnte es so sagen, dass es bei der Lehrperson ankam.

Tüfteln war und ist auch eine Stärke von mir. Ob in Mathe oder sonst wo: Wenn ich lange genug tüftle, komme ich drauf.

«Dafür bin ich dankbar»

Dass meine Mutter nie schimpfte und mich verteidigte, wenn ich in der Schule beschimpft wurde, weil man dachte, ich hätte nicht gelernt. Sie meinte wohl, ich sei nicht so klug. Aber sie hatte mich trotzdem gern. Ich wurde immer getragen von ihr und hörte nie eine abschätzige Bemerkung.

Auch Lehrpersonen bin ich dankbar, meinem Drittklasslehrer beispielsweise. Der baute mich menschlich auf. Ich weiß zwar nicht wie, es war wohl einfach etwas in seiner Art, wie er die Schule gab.

Dann bin ich auch der Deutschlehrerin im Lehrerseminar dankbar und all jenen, die mir Feedback gaben und die trotz der vielen Fehler meine Fähigkeiten sehen und würdigen konnten. Allen, die nicht nur auf den Fehlern herumritten.

Schullaufbahn

Der Anfang bei Fräulein E. war schlimm. Alles so formal, alles musste genau so sein, wie sie es wollte. Es war echt deprimierend. Meine Mutter musste mich oft mit dem Velo hinfahren, sonst wäre ich nicht gegangen.

In der 3. Klasse der Lehrer L., das war ein erstes Erwachen. Da merkte ich, dass Schule auch interessant sein kann. Aber Schule war auch eng, meine Hauptinteressen hatten darin zu wenig Platz.

Dann kam Herr F., der war streng. Dann kam die «Bez» und da war das Französisch sehr schwierig für mich. Das Deutsch war auch nicht gut und die Grammatik hoffnungslos, da hatte ich ein Schwimmfest. Ich hielt mich an den andern Sachen, an den naturwissenschaftlichen Fächern fest. In den Prüfungen coachte ich drei Kolleginnen, schrieb Resultate und Wege auf einen Schieber, den ich sofort löschen konnte, wenn der Lehrer vorbeikam. Das gab mir schon ein recht gutes Selbstbewusstsein.

Der Durchbruch/die Wende

Irgendetwas geschah in der 3. Bez. Ich fand plötzlich, Schule sei auch ganz interessant. Ich weiß nicht, ob es das Klassenleben war. Wir hielten sehr zusammen. Der Physiklehrer fand, ich gehöre zu den besten Schülerinnen. Das beeindruckte mich und ich dachte, man könnte auch noch länger in die Schule gehen. Ich wollte ins Realgymnasium (naturwissenschaftliche Richtung). Aber meine Mutter war dagegen, weil ich in der Bezirksschule dann Handarbeitsunterricht hätte abwählen müssen, um technisches Zeichnen besuchen zu können (was ich sehr gerne gemacht hätte). Sie wollte, dass ich in den Handarbeitsunterricht gehe. Also ließ ich die Idee fallen.

Dann zogen wir nach Zürich und ich musste in Algebra und Geometrie den Stoff von einem Jahr mit einem Nachhilfelehrer nachholen. Das war sehr streng, weil ich dreimal in der Woche eine Doppelstunde hatte, daneben Aufgaben löste und die reguläre Schule auch noch bewältigen musste. Ich hatte bis zur Aufnahmeprüfung nur drei Monate Zeit. Französisch konnte ich nicht lernen. Ich wusste, dass ich die Aufnahmeprüfung ohnehin nicht mit Französisch schaffen konnte, sondern nur mit den mathematischen Fächern.

Das erste Jahr im Lehrerseminar war sehr streng wegen Französisch, Englisch und Deutsch. Der Rektor empfahl mir, mir mehr Zeit zu nehmen. Mein Vater fand schließlich, ich solle mich um Französisch kümmern und ich ging für ein Jahr in die Westschweiz in das Internat, in dem schon meine Mutter gewesen war.

Dort lernte ich extrem viel. Ich lernte die Sprache und ich lernte eine Konzentration, wie ich sie nie im Leben je gelernt hatte. Der geregelte Ablauf, in dem man genau wusste, wann man lernen musste. Keine Ausreden. Keine Ablenkungen: Man setzte sich hin und arbeitete. Erst dachte ich, das sei eine sehr einfache Art zu lernen. Da brauche es keine Intelligenz, nur Sitzleder. Ich befürchtete, in Zürich würde ich wieder genauso grottenschlecht sein wie vorher. Mit der Zeit habe ich gemerkt, dass ich die Sprache gut lernte. Ich träumte Französisch und manche fragten mich, ob ich Deutschschweizerin sei oder nicht. Ich begann einfach draufloszureden ohne mir erst die ganzen Sätze auszudenken. Ich merkte, dass die Welschen das auch so machten und die Lücken mit «eh bien» und Geräuschen füllten. Das machte ich dann auch so in Zürich. In der Westschweiz mussten wir aufstehen, den Stuhl zurückschieben und dann erst sprechen, wenn wir aufgerufen wurden. Das habe ich dann versehentlich in Zürich auch gemacht, was zu schallendem Gelächter führte. Aber dieses Ritual fand ich ganz gut: Es gibt dir Zeit, dich zu sammeln, alle warten auf dich, konzentrieren sich auf dich. Das gibt dir einen Moment Zeit. Und gerade stehen war auch gut. In Zürich musste ich lernen, mich im Sitzen zu fokussieren. Nachher hatte ich in Französisch statt 3–4 jeweils 5–6 oder 6.

Auch vom Englisch habe ich sehr profitiert. Es war altmodischer Unterricht im Internat: Wir lernten Vokabeln und Sätze auswendig. Aber das half mir von einer 2–3 zu einer 3–4 und ich war zufrieden.

Dann studierte ich in Frankfurt Pädagogik, da wurde viel diskutiert. Das Studium ging gut. Als es an die Diplomarbeit ging, wusste ich, das schaffe ich nicht allein. Ich suchte mir zwei Leute zum Gegenlesen und Korrigieren. Eines Tages lachten sie in der Küche und das tat mir weh. Das wollte ich ändern. Ich wusste, es gibt einen Duden und ich beschloss nachzuschlagen. So habe ich jeden Tag die wichtigsten Wörter nachgeschlagen, auf eine Liste geschrieben und vor die Nase gehängt, damit ich den Duden nicht immer hervornehmen muss. Da merkte ich, dass ich gar nicht mehr so viel falsch schrieb und dass ich mit dieser Liste sehr gut arbeiten kann. Nach dem Studium ließ ich nichts mehr gegenlesen. Die paar Fehler sollten die Leute eben akzeptieren.

Alles was man mit diesem Uni-Abschluss machen konnte, interessierte mich nicht. Ich hatte in einem Praktikum einmal ein Schulhaus total auf dem Land neben zwei Tannen erlebt und gefunden, dass das toll wäre. Da kam ich in die Schweiz zurück, suchte mir zuerst Stellvertretungen und dann eine feste Stelle. Ich arbeitete 5 Jahre an einer Mittelstufe und führte eine Sonderklasse für Kinder mit einer Lern- und Verhaltensstörung. Das war psychisch sehr anstrengend. Danach wechselte ich auf die Unterstufe und das gefiel mir. Der Prozess des Lesen-Lernens faszinierte mich. Der war ja auch mein Thema …

Zum Durchbruch verhalf mir, dass immer wieder Menschen an mich glaubten und mir das auch sagten. Und dann die Diplomarbeit in Frankfurt, und da war ich beinahe 30. Ich fand, das nehme ich jetzt in die Hand! Ich war damals sehr überrascht, wie viel ich schon schreiben konnte ohne Fehler und ohne Unsicherheit. Wie wenige Wörter es doch schafften, eine solche riesige Verunsicherungswolke zu produzieren!

Wichtig war wohl auch, dass die über mich lachten. Zum Durchhalten dachte ich immer an die Deutschlehrerin aus dem Seminar. Das half mir. Dann hatte ich den Zettel. Ich habe heute noch einen kleinen Zettel, auf dem ein paar kritische Wörter stehen. So wird man immer sicherer und die Unsicherheit ist weg.

Die Wende, das waren ein paar Etappen. Selber mit Legasthenikern zu arbeiten war sehr interessant. In die Tiefe zu sehen, was da passiert. Die Klippen zu sehen. Ich selbst bin halt auch an Klippen gestrandet. Später dann an der Pädagogischen Hochschule versuchte ich zu schauen, wie man das verbessern kann.

Immer wieder frage ich mich noch heute: Wie könnte man an der Pädagogischen Hochschule Techniken vermitteln, dass in den Schulen weniger solche Dinge passieren. Das ist befriedigend und sehr interessant. Wenn ich mir diejenigen, die auch Probleme haben unter den Studierenden, genau ansehe, staune ich über die Unwissenheit heutiger Lehrpersonen. In einer Spezialisierungswoche an der PH veranstaltete ich einmal ein Podiumsgespräch. Da saßen vier Legastheniker auf dem Podium und eine berichtete, dass ihre Eltern zigmal bei der Lehrperson nachgefragt hatten, was da los sei bei ihrer Tochter, die Rechtschreibung und das Lesen seien doch mangelhaft. Die Lehrperson sagte ihnen dann immer wieder: «Regen Sie sich nicht auf! Das kommt schon!» Und dieses «es kommt schon» habe ich sogar persönlich von Heilpädagoginnen gehört. Ich war entsetzt über so viel Unwissenheit auch in den heutigen Schulen.

Auswertung

Fokus: Erlebnisse, Erfahrungen und Erinnerungen

- **Schulerinnerungen**

Maria erinnert sich an zwei Erlebnisse aus dem Kindergarten. Beim einen hoffte sie, die Kindergärtnerin vielleicht «erwischen» zu können mit ihren frisch gewaschenen, aber verfärbten Händen. «Aber sie sagte nichts.» Maria konnte sehr schön sägen «und war megastolz. Die Kindergärtnerin aber sagte nichts.»

Diese zwei guten Erinnerungen gaben ihr einen sicheren Boden, auch wenn das Lob der Kindergärtnerin ausblieb. Maria gab sich dieses selbst, was ein schönes Beispiel von Resilienz und innerer Stärke ist.

Weniger toll sah es in der Schule aus. Die Lehrerin, eine strenge und wohl auch fantasielose Frau, wartete stets auf die richtige Antwort. Wer Arbeiten nicht genau so ausführte wie von ihr vorgegeben, musste mit beschämenden Folgen rechnen. Als Maria kein Häuschen leer ließ, gab es eine «Tatze». Maria hatte ohne ein Häuschen leer zu lassen das nächste Wort angefangen: «Dabei hatte ich ganz viel überlegt: Ich wollte, dass der Text rechtsbündig zum Titel enden würde und dazu musste ich ein Häuschen einsparen.»

Beim Zeichnen war nicht eigene Kreativität gefragt, sondern man musste die Strichmännchen, die die Lehrerin sehen wollte, kopieren. «Ich konnte mein Können nicht zeigen mit diesen verdammten Strichmännchen», schimpft sie heute noch.

Auch das Lesen gelang ihr nicht so recht. Maria brütete, tüftelte immer wieder und konnte die Zeichen nicht entziffern «Ich wusste nicht mehr, was hinten und vorne war und konnte es nicht entziffern.»

Beim nächsten Lehrer erging es ihr besser. Er setzte sie als Helferin ein und gab ihr viel Anerkennung. Er schätzte ihre guten mathematischen Fähigkeiten. Aber auch hier gab es keine direkten Feedbacks. Zwar durfte sie immer wieder einen Preis auswählen, was nur die Schüler mit den besten Noten durften. «Irgendwann habe ich bemerkt, dass ich immer bei den Ersten war. Ich durfte immer etwas auswählen.» Auch hier musste sie sich das verbale Feedback selber geben.

- **Lernerfolge**

Auch in Deutsch hatte sie in den späteren Schuljahren (Lehrerseminar, Internat) viele Erfolgserlebnisse – trotz ihrer großen Rechtschreibprobleme. Diese waren sehr wichtig für sie und entschädigten sie für die schlechten Noten, die sie damals für die Rechtschreibung erhielt. Als ihre Deutschlehrerin unter ihr Gedicht «Gut» schrieb, war das eines der ersten direkten Feedbacks. Maria konnte es kaum glauben.

Ähnlich erging es ihr mit der Französischlehrerin in der Westschweiz. Nach dem sie den Kommentar «Comme Chateaubriand!» unter einen von Marias Aufsätzen geschrieben hatte, suchte sie immer wieder ganz bewusst solche tollen Wendungen. «Später ging mir auf, was diese positive Bewertung für meine Entwicklung ausgemacht hatte. Ich orientierte mich daran für meine Aufsätze. Auch als ich wieder zurück in Zürich war.»

Auch die Vorbereitung auf die Matura war mit einem Erfolg verbunden. Ihre Deutschlehrerin meinte: «Diesen Text sollten Sie nicht nehmen. Sie brauchen einen komplexeren. Sonst können Sie nicht zeigen, was Sie können!» und dann holte sie ihr einen Text von Rilke aus der Bibliothek.

Maria meisterte ihre Schulkarriere dank ihrer hervorragenden mathematischen Fähigkeiten und später auch dank ihrer guten sprachlichen Begabung, die man jedoch erst spät hinter den Rechtschreibfehlern entdeckte und honorierte.

- **Die Schullaufbahn**

«Der Anfang bei Fräulein E. war schlimm … Meine Mutter musste mich oft mit dem Velo hinfahren, sonst wäre ich nicht gegangen.» Der Klassenlehrer im dritten Schuljahr brachte eine gewisse Erleichterung. Sie erlebte, dass Schule interessant sein konnte, auch wenn für die Hauptinteressen wenig Platz war.

Auf weitere anstrengende Jahre in der Schule, wo dann noch Fremdsprachen hinzukamen, folgte das Lehrerseminar mit einem unkonventionellen Unterbruch: Um mit Französisch besser klarzukommen, ging sie für ein Jahr in ein Internat in die Westschweiz, wo sie neben Französisch noch eine andere Schulkultur kennenlernte. Sie lernte, dass stillsitzen und lernen normal ist, dass man (auch) von etwas altmodischem Unterricht viel lernen konnte. Sie erfuhr, dass sie sich so gut französisch ausdrücken konnte, dass andere Mädchen manchmal unsicher waren, ob sie deutsch- oder französischsprachig war. Sie lernte, selbstständig zu sein, lernte viel fürs Leben. Diese unkonventionelle Lösung war für ihre Entwicklung auf kognitiver, sozialer und emotionaler Ebene ein voller Erfolg.

- **Die Unterstützung in der Schule und außerhalb der Schule**

In der Primarschule gab es für Maria noch nicht viel direkte Unterstützung. Das war damals auch noch nicht üblich. Mit der Zeit gab es bei Aufsätzen differenzierte Noten, so dass die Rechtschreibung etwas weniger Gewicht erhielt und sie erfahren konnte, dass ihre Aufsätze inhaltlich und formal gut waren.

Zu Hause übte ihre Mutter mit ihr Diktate: «Jede Woche ein Diktat, das war ein Fass ohne Boden. Ich lernte und konnte gar nichts» – und es brachte ihr leider auch nur wenig Erfolg.

- **«Das half mir»**

Eine wichtige Ressource war für Maria ihre logisch-mathematische Begabung. Gerne unterstützte sie andere mit ihren guten mathematischen Fähigkeiten: «In den Prüfungen coachte ich drei Kolleginnen, schrieb Resultate und Wege auf einen Schieber, den ich sofort löschen konnte, wenn der Lehrer vorbeikam. Das gab mir schon ein recht gutes Selbstbewusstsein.»

Außerhalb des kognitiven Lernens waren ihre guten Fähigkeiten im Zeichnen und Werken wichtig. Ihre Spezialität ist bis heute das Tüfteln: «Ob in Mathe oder sonst wo: Wenn ich lang genug tüftle, komme ich drauf.»

Auch ihre Denkleistungen und ihre Diskussionsfähigkeiten verhalfen ihr zu viel Anerkennung. Sie diskutierte in ihrer Schul- und Studienzeit gern, geschickt und erfolgreich.

- **«Dafür bin ich dankbar»**

Dankbar ist sie für die Geduld ihrer Mutter, die sie verteidigte, wenn etwa ihr Lerneinsatz angezweifelt wurde.

Die Art ihres Klassenlehrers in der dritten Klasse, der es verstand, sie menschlich aufzubauen, war nach den schwierigen ersten Jahren ebenfalls ein Grund für Dankbarkeit.

Schließlich ist die Deutschlehrerin im Lehrerseminar sehr wichtig für sie. Dankbar ist Maria aber auch «all jenen, die mir Feedback gaben und die trotz der Fehler meine Fähigkeiten sehen und würdigen konnten. Allen, die nicht nur auf den Fehlern herumritten.»

- **Das brachte den Durchbruch/die Wende**

In der 3. Klasse der Bezirksschule ereignete sich so etwas wie eine erste Wende: Maria fand die Schule plötzlich interessant. Es ist ihr zwar bis heute nicht klar, warum. «Der Physiklehrer fand, ich gehöre zu den besten Schülerinnen. Das beeindruckte mich und ich dachte, man könnte auch noch länger in die Schule gehen.» Sie engagierte sich in der Folge noch mehr.

Ein Umzug der Familie führte dazu, dass sie in Algebra und Geometrie den Stoff von einem Jahr in drei Monaten nachholen musste. Für Französisch reichte die Zeit nicht: «Ich wusste, dass ich die Aufnahmeprüfung ohnehin nicht mit Französisch schaffen konnte, sondern nur mit den mathematischen Fächern.» Maria schaffte die Aufnahmeprüfung und trat ins Lehrerseminar ein. Das war jedoch sehr herausfordernd mit all den zu lernenden Sprachen.

Auf Anregung der Schule und des Vaters ging sie nach der 2. Klasse für ein Zwischenjahr in ein Internat in die Westschweiz. Da konnte sie so gut Französisch lernen, dass dieses Fach sie später nicht mehr gefährdete. Sie lernte dort auch viele andere wichtige Dinge und entwickelte viele Kompetenzen und Selbstvertrauen.

Später studierte sie an der Universität Frankfurt Pädagogik, was sehr gut lief, da man viel diskutieren konnte. Am Schluss aber musste man eine Diplomarbeit schreiben. Dabei unterstützen sie zwei Kommilitoninnen, die ihre Texte lasen. Als sie dabei eines Tages in Gelächter ausbrachen wegen ihrer Rechtschreibung, beschloss Maria, etwas zu ändern. Sie begann, sich aktiv mit ihrer Rechtschreibung auseinanderzusetzen: «Ich wusste, es gibt einen Duden, und ich beschloss nachzuschlagen.» Das Lachen der Kommilitoninnen schmerzte, war aber gleichzeitig ein Entwicklungsimpuls, der ihr half, sich hinter diese Sache zu machen.

Marias Wende setzt sich aus ihrer Sicht aus mehreren Etappen zusammen. Die Arbeit mit Legasthenikern war auch eine davon und führte dazu, dass sie als Lehrerin an einer Pädagogischen Hochschule herauszufinden versuchte, wie man das Lernen für diese verbessern kann.

Der eigentliche Durchbruch war, «dass immer wieder Menschen an mich glaubten und mir das auch sagten». Auch ihre Diplomarbeit in Frankfurt, bei der sie überrascht feststellte, wie viel sie schon fehlerfrei schreiben konnte, gehört zu ihrem Durchbruch. Eindrücklich war, «wie wenige Wörter es schafften, eine solche riesige Verunsicherungswolke zu produzieren», meint sie heute.

Fokus: exekutive Funktionen

- **Selbstregulation (Aufmerksamkeit, Motivation, Impulse)**

Maria verfügte über gute Fähigkeiten zur Selbstregulation. Sie konnte aufmerksam sein, sich motivieren, Dinge zu tun, die sie gar nicht mochte und sie hatte ihre Impulse gut im Griff. In ihren Lieblingsbereichen (Werken, Zeichnen, Basteln) trainierte sie diese Fähigkeiten andauernd und mit viel Engagement und Begeisterung.

Für Lesen oder Rechtschreiben strengte sie sich an, auch wenn sie keine Lust darauf hatte. Damit trainierte sie ihre Fähigkeiten, ihr Leben anzupacken und ihre schriftsprachlichen Probleme zu überwinden, ständig und mit Erfolg.

Wenn ihre Motivation knapp wurde, dachte sie an Erfolge und ihre Stärken oder an die Deutschlehrerin aus dem Seminar.

- **Handlungsplanung**

Maria hatte klare Ziele. Sie wollte Lehrerin werden. Dass sie gezielte Handlungsplanung betrieb, kann man beispielsweise an ihren Überlegungen zum Erreichen ihrer Ziele sehen: Sie beschloss, auf Mathematik zu fokussieren, weil sie hier schneller und mehr Erfolge haben würde.

Sie überlegte sich aber auch immer wieder, ob sie denn überhaupt Lehrerin sein könne mit ihren Rechtschreibproblemen. «Ich wusste ja, dass ich nicht korrigieren konnte, weil ich keine Fehler sah».

Als es in ihrem Studium um das Schreiben der Diplomarbeit ging, plante sie sich Hilfen ein: Kommilitoninnen sollten ihre Texte lesen und korrigieren.

- **Organisation des Verhaltens**

Sie organisierte ihr inneres Verhalten, indem sie sich auf ihre Ziele fokussierte und sich innerlich darauf einstellte, sich hinzusetzen und z. B. mit der Mutter Diktate zu üben. Später fiel ihr das noch leichter, weil sie, um Lehrerin zu werden, auch richtig schreiben können musste. Mit diesem Ziel vor Augen gelang es ihr gut, innerlich fokussiert zu bleiben und auch die nötigen äußeren Maßnahmen zu treffen.

Auch ihr Äußeres Verhalten organisierte sie gut: als kleines Mädchen setzte sie sich hin und übte. Später informierte sie sich immer gut und entschloss sich (als es unüberwindbar zu werden drohte) für ein Zwischenjahr in der Westschweiz. Sie suchte sich im Studium Kollegen, die ihre Texte auf Rechtschreibung hin lasen, und sie besorgte sich einen Duden und Zettel, auf denen sie wechselnde Listen mit wichtigen Wörtern schrieb.

- **Zeitgefühl und Zeitmanagement**

Die Zeit war bei Maria nie ein großes Thema, woraus man schließen kann, dass alles zeitlich gesehen einigermaßen gut aufging. Sie organisierte sich so, dass die Zeit reichte für das, was zu tun war.

Sie war entschlossen, viel Zeit in das Lernen zu investieren und bewältigte nach ihrem Umzug das umfangreiche Aufholprogramm in Mathematik in kurzer Zeit.

- **Flexibilität des Verhaltens**

Maria adaptierte ihr Verhalten, wenn sie merkte, dass es nicht so richtig ging. Sie besprach sich mit dem Rektor, nahm seine Anregung gerne mit und schlug dann neue Wege ein.

In Diskussionsrunden (wo man bekanntlich sehr flexibel sein muss) brachte sie sich gerne ein, machte mit, diskutierte und holte sich viel Anerkennung.

- **Arbeitsgedächtnis**

Es gibt keine Hinweise auf Schwierigkeiten mit dem Arbeitsgedächtnis. Da Maria Ausbildung und Studium gut bewältigte, kann man davon ausgehen, dass das Arbeitsgedächtnis gut genug war.

- **Metakognitionen**

Maria entwickelte im Verlauf des Lebens sehr viele Lernstrategien und sie erarbeitete sich viel Wissen über das Wissen und über das Lernen. «Ich hatte immer das Gefühl, ich verstehe gar nichts. Das lief an mir runter. Ich hatte nichts begriffen. Erst viel später im Zusammenhang mit Französisch habe ich die Strukturen von Sprachen langsam zu sehen begonnen. Das hatte auch mit der Didaktik zu tun: Die Welschen waren viel systematischer. In der Deutschschweiz war der Deutschunterricht immer etwas zu offen, auch zufällig, wenig systematisch.»

In ihrem Internatsjahr lernte sie extrem viel: «Ich lernte die Sprache und ich lernte eine Konzentration, wie ich sie nie im Leben je gelernt hatte. Der geregelte Ablauf, in dem man genau wusste, wann man lernen musste. Keine Ausreden. Keine Ablenkungen: Man setzte sich hin und arbeitete. Erst dachte ich, das sei eine sehr einfache Art zu lernen. Da brauche es keine Intelligenz, nur Sitzleder und in Zürich würde ich wieder so grottenschlecht sein wie vorher. Mit der Zeit habe ich gemerkt, dass ich die Sprache gut lernte … Nachher hatte ich in Französisch statt 3–4 jeweils 5–6 oder 6.»

Da wir von ihr sehr viel über ihre Metakognitionen hören können, sollen sie im Folgenden aufgelistet werden.

In der Primarschule

- Sie deckte in der Primarschule zu, was sie geschrieben hatte, weil sie sich schämte.
- Sie übte fleißig, aber erfolglos mit ihrer Mutter Diktate.
- Sie pflegte ihre Stärken (Mathematik, logisches Denken, Basteln und Werken als kleines Mädchen; später Diskutieren).
- Sie realisierte als Primarschülerin, dass sie in Mathematik viel indirektes Feedback erhielt (kleine Preise), aber kein direktes.

Im Lehrerseminar

- Sie erkannte, dass sie ihre Pläne mithilfe von ihren Stärken realisieren musste, und sie tat alles, damit ihre Schwächen nicht so sehr ins Gewicht fielen.
- Sie suchte gute Wendungen in ihren Aufsätzen.

Im Zwischenjahr in der französischsprachigen Schweiz

- Sie begriff sprachliche Strukturen im Deutsch erst nach Jahren, als sie die französische Sprache systematisch kennengelernt hatte.
- Sie liebte den systematischen Unterricht, wie sie ihn in der französischen Schweiz antraf.
- Sie lernte, einfach drauflos zureden, Lücken mit «eh bien» oder Geräuschen zu füllen, sich Zeit zu nehmen und sich zu konzentrieren.

- Sie lernte im Internat in Englisch Vokabeln und Sätze auswendig und verbesserte damit ihre Note von 2–3 auf 3–4.

Als Lehrerin

- Sie fragte die Kinder, wie man ein Wort schreibt, wenn sie als Lehrerin selber unsicher war und Besuch im Schulzimmer saß.
- Sie hatte als Lehrerin viel Verständnis für Schüler mit Schwierigkeiten in der Schriftsprache.

Im Studium

- Im Studium in Frankfurt beschloss sie: «Das nehme ich jetzt in die Hand!»
- Sie stellte eines Tages fest, dass es gar nicht so viele Wörter waren, die sie so verunsicherten.
- Sie machte während des Studiums wechselnde Listen mit aktuell wichtigen, schwierigen Wörtern.
- Sie legte sich diese Wörter bereit, hängte Zettel auf.

Als Begabungsspezialistin

- Sie bettete die Rechtschreibtherapien in die Interessenfelder Hochbegabter ein (s. Therapie Ella).

Heute

- Sie denkt heute: «So ist es gut genug. Es macht nichts, wenn es einen Fehler hat.»

Weitere Strategien

- Sie beteiligte sich am mündlichen Unterricht stark, weil ihr dies besser lag als der schriftliche Unterricht.
- Sie setzte ihre Talente gut ein und zeigte gern ihr gutes logisches Denken. Sie argumentierte und diskutierte gern und geschickt.

- **Handlungskontrolle, -korrektur und Reflexion**

Maria ging immer sehr sorgfältig vor und überstürzte nichts. Sie überprüfte ihre Arbeiten, kontrollierte sie selbst oder ließ sie von andern kontrollieren. Sie reflektiert bis heute das Geschehen von damals und man hat im Gespräch den Eindruck, sie lerne heute noch aus ihrer eigenen Geschichte. Dabei spielte ihre berufliche Tätigkeit sicher eine große Rolle.

Fokus: Positive Psychologie

1. Hoffnung

Maria ist voller Hoffnung, ihr Ziel zu erreichen und sie setzt sich sehr dafür ein. Sie lässt sich die Hoffnung nicht nehmen, auch nicht von ihrer Schwester, die meinte: «Wenn man die Intelligenz für eine Mittelschule nicht hat, soll man es lassen!» Maria hat Ziele und um diese zu erreichen, schmiedet sie Pläne. Dies bringen sie ihrer Hoffnung Schritt für Schritt näher.

2. Tatendrang (Vitalität)

Maria verfügt über eine gute Vitalität und packt Ziele voller Tatendrang an, die man bei ihrem Schuleintritt nicht für möglich gehalten hätte. Sie hat auch außerschulisch viele tolle Ideen, sie gestaltet, werkelt, tüftelt und ist ständig dabei, etwas zu unternehmen. In ihrem Beruf ist sie bis heute aktiv.

3. Bindungsfähigkeit

Maria ist sehr bindungsfähig und findet überall gute Menschen, die sie unterstützen. Sie unterstützt im Gegenzug andere in Mathematik – auch mit unorthodoxen Mitteln in den Prüfungen. Sie ist kontaktfreudig und unternehmungslustig und hat dadurch viele gute soziale Beziehungen.

4. Neugier

Sie ist neugierig, will viel wissen und können. Sie forscht und tüftelt gern an schwierigen Problemen herum und hat sehr viel Ausdauer dabei. Sie möchte auch herausfinden, wie das Problem LRS zustande kommt und wie man damit arbeiten kann. Deshalb entwickelte sie sich zur Spezialistin an der Pädagogischen Hochschule.

5. Durchhaltekraft (Ausdauer)

Maria hat sehr viel Durchhaltekraft. Sie gibt nicht auf und lässt sich nicht unterkriegen. Sie nimmt sich die Zeit, die sie braucht und erreicht ihre Ziele.

6. Dankbarkeit

Sie ist vor allem den vielen Menschen dankbar, die ihr geholfen haben, ihren Weg gut zu gehen: den Eltern, verschiedenen Lehrerpersonen und «all jenen, die mir Feedback gaben und die trotz der Fehler meine Fähigkeiten sehen und würdigen konnten. Allen, die nicht nur auf den Fehlern herumritten.»

7. Humor

Maria ist witzig, denkt sich als kleines Mädchen etwas Tolles aus, mit dem sie die Kindergärtnerin vielleicht reinlegen kann: ihre gefleckten Hände, sauber gewaschen, aber braun verfärbt vom Löwenzahn. Leider reagiert die Kindergärtnerin nicht darauf. Aber es hätte ja sein können.

8. Tapferkeit

Wenn auch Tapferkeit als Stichwort nicht vorkommt: Wer so ausdauernd ein solch schwieriges Thema anpackt und sogar im reiferen Berufsalter genau dies noch zu seinem Spezialthema macht, kann nur tapfer sein. Denn Misserfolge gibt es immer noch hie und da und das Thema an sich ist schon geeignet, einen jederzeit an seine alten Misserfolge zu erinnern.

9. Soziale Intelligenz

Maria verfügt über eine hohe soziale Intelligenz. Sie findet Helfer, Freunde und gute Kollegen. Sie liebt Diskussionen, führt lange und gute Gespräche. Sie arbeitet viel und gern in Gruppen und bleibt auf ihrem beruflichen Weg stets mit vielen Menschen in Kontakt.

10. Reife und Weitblick

Heute verfügt Maria natürlich über eine große Reife und viel Weitblick. Nach wie vor beschäftigt sie das Thema, wie man Kindern die Probleme ersparen kann, die sie selbst hatte, und wie man ihnen helfen kann, diese zu überwinden.

3.7 Ernst, 65 Jahre, Ökonom

Fakten

Bildungs- und Berufslaufbahn: Primar-, Real- und Berufswahlschule, Verkäuferlehre. Erwachsenenmatura und Studium der Wirtschaftswissenschaften. Arbeitete während vieler Jahre als Berufsschullehrer, heute als Steuerberater in seinem eigenen Unternehmen tätig.

Gespräche

Schulerinnerungen
Wie ein Foto sehe ich vor mir den großen Setzkasten in der Schule. Der stand vorne bei der Wand, hatte viele Fächer und große Buchstaben, und man musste diese in den Setzkasten setzen. Ich sehe mich aber nicht da vorne, als ob ich nie nach vorne hätte gehen müssen. Ich habe ja bestimmt gehen müssen. Aber ich sehe mich einfach nicht.

Tolle Schulerinnerung
In der ganzen Schulkarriere gibt es mehrere. Das ist immer wieder die Situation: «Das habe ich geschafft!» Wenn ich auch noch die Uni einbeziehe, sind es immer wieder Abschlüsse.

Eine, die immer bleibt, und die ich hie und da als tolle Erinnerung brauche, ist die letzte Prüfung an der Uni. Es war wunderschönes Wetter. Ich kam heraus und ich dachte: «Wow, jetzt habe ich es hinter mir, diesen Abschluss.» Ich ging unten bei der Uni hinaus, und das war ein ganz tolles Gefühl.

Jeder Abschluss war sehr positiv. Immer dachte ich: «Ich habe das geschafft!» – Das waren echte Erfolgserlebnisse. An die Primarschule habe ich nicht so tolle Erinnerungen.

Mühsame Schulerinnerung
Ich glaube, das Schlimmste war das Singen. Wir hätten singen können sollen, und ich konnte das nicht. Ich habe zwar später gemerkt, dass ich es schon könnte. Aber wir hatten Singen bei der Primarlehrerin, in einer 6-Klassen-Schule. Bei ihr gab es einfach nur gute und schlechte Sänger.

Ressourcen

Also ich war im Zeichnen und Malen gut, war der beste der Schule und durfte die Wandtafel immer wieder voll zeichnen, mit einer Weihnachtsgeschichte oder was auch immer. Das konnte ich. Damit hatte ich ein gewisses Ansehen.

Was ich auch gut konnte, war OL-Laufen [Anm. der Autorin: Orientierungslauf]. *Ich war der, der die Karten las. Mein älterer Bruder und ich waren die einzigen im Dorf, die gut Karten lesen konnten – wir liefen die ersten OL mit elf Jahren. Jeder von uns hatte seine eigene Mannschaft. Es war nie schwierig, eine Mannschaft zu bilden, weil man immer jemanden brauchte, der Karten lesen konnte. Das war im Freizeitbereich.*

In der Schule selbst war ich nebst Zeichnen und Malen nur in Naturkunde und Geografie gut. Im Rechnen war ich mittelmäßig, obschon es für mich sehr einfach war.

Im Deutsch hatte ich natürlich Mühe.

Naturkunde und so war für mich sehr einfach. Geografie interessierte mich immer. In den Sprachen habe ich nie dahinter gesehen, wusste aber, es gibt irgendein Gerüst, das zu knacken ist.

Ressourcen waren insbesondere meine Träume. Wenn mir die Schule zu langweilig war, habe ich das Programm «Träumen» eingeschaltet. Das war absolut gut. Ich konnte abschalten.

Sprache

Ich sah damals nicht dahinter. Mein Problem war, dass ich in der Rechtschreibung sehr, sehr schlecht war. Ich machte schaurig viele Fehler. Das war etwas, das die ganze Primarschule über und auch auf der Oberstufe so blieb. Ich machte die Sek B (Realschule), wo die Anforderungen gering waren. Da war ich dann schon besser als in der Primarschule, denn da waren die Anforderungen höher gewesen.

Ich habe einfach zu viele Fehler gemacht. Das warf man mir immer wieder vor. Auch in der Grammatik war ich nicht so gut, wie ich hätte sein können. Ich hatte damals immer das Gefühl, da müsse ein System sein. Das habe ich aber nie geknackt oder herausgefunden und erklärt hat es mir niemand. Ich habe erst später gemerkt, wie es läuft in den Sprachen.

Wir mussten in der Primarschule häufig Diktate schreiben und ich war sehr schlecht. Später habe ich dann in der Berufswahlschule erfahren, dass man die Rechtschreibung lernen kann. Dort haben wir es gelernt und geübt und haben jede Woche ein Diktat geschrieben, wo genau das geprüft wurde, was wir gelernt hatten. Da war ich dann richtig gut und hatte Supernoten.

Wenn ich Regeln hatte, konnte ich die anwenden und die blieben mir dann auch. Wenn man mir die in der Primarschule oder Realschule beigebracht hätte, hätte ich mich vielleicht daran gewagt. Es war nicht ein Problem des Wortschatzes, der war wohl mittelmäßig für ein Dorf in den 50er-Jahren, wo ich aufgewachsen bin.

Bei Aufsätzen bekam ich für den Inhalt eine gute Note. Aber dann für die Rechtschreibung eine 1 oder 2, und das zog natürlich den ganzen Durchschnitt runter.

Was tröstete Sie über die Misserfolge hinweg?
Eigentlich niemand, vielleicht meine Kaninchen und sicher meine Tagträume. Ich musste damit zurechtkommen. Meine Mutter fand: «Komm, wir üben zu Hause!» Aber es wurde nie ein strukturiertes Programm. Wenn ich nicht ging und sagte, ich wolle jetzt üben, dann passierte nichts. Und das machte ich natürlich nicht, weil ich es nicht gern machte. Dann passierte halt nicht viel.

Getröstet haben mich meine Tagträume. Da war ich absolut super. Da hatte ich meine ganze Welt. Da musste man nicht rechtschreiben können oder ich konnte es.

Ressourcen?
Eben in Zeichnen und Malen sowie in Naturkunde, Geografie. Da war ich wohl der Beste, weil mich das sehr interessierte. Im Rechnen war ich nicht der Beste, obwohl es für mich einfach war. Da war mein Bruder der Beste. Dieser Platz war besetzt. Ich habe nie etwas gemacht fürs Rechnen und war trotzdem gut dabei. Das konnte ich einfach.

In der Realschule musste man nichts mehr können. Da hatte ich das Gefühl, da sei der Lehrer in gewissen Fächern schlechter als ich. Das war Unterricht auf tiefstem Niveau. Da war die Entscheidung meiner Mutter, mich die dritte Klasse nicht mehr dort absolvieren zu lassen, sicher richtig.

Wofür sind Sie dankbar in der Primarschulzeit?
Die Lehrerin hat es ganz gut gemacht. Sie hatte 6 Klassen und rund 20 Schüler und Schülerinnen zum Unterrichten und musste sich für jede Klasse vorbereiten. Sie hatte wenig Zeit für den Einzelnen. So habe ich gut gelernt, selbstständig zu arbeiten. Ich wurde nicht stigmatisiert wegen des Rechtschreibens. Sie gab mir andere Möglichkeiten. Das Zeichnen und Malen zum Beispiel. Ich durfte auch mit den oberen Klassen mitmachen in Naturkunde und Geografie. Dafür bin ich sehr dankbar. Das war gut für mich. Das half mir.

Schullaufbahn
Kindergarten gab es noch nicht in den 50er-Jahren in einem Dorf mit 150 Einwohnern. Sechs Jahre ging ich zur selben Lehrerin im Dorf in die Schule. Den Sprung in die Sekundarschule A schaffte ich nicht und musste in die Realschule. Das war wohl nicht das Geschickteste, weil ich da massiv unterfordert war. Da habe ich eigentlich nichts

gelernt in den zwei Jahren. Meine Mutter fand auch, dass ich da nichts lerne, und so wechselte ich in eine private Berufswahlschule in Zürich.

Das war das Entscheidende in meiner Lernbiografie. Da merkte ich: «Ich kann das!» Außerdem kam ich so auch aus den alten dörflichen Strukturen heraus und erschloss mir eine neue Welt – die Stadt. Dort bekam ich die Möglichkeit, vor allem auch das Rechtschreiben zu verbessern. Wir hatten ein Fach «Rechtschreibung». Jede Woche eine Stunde lang. Der Lehrer erklärte uns Regeln. Wir übten sie und machten dann nach einer Woche ein Diktat zu diesen Regeln und dreimal pro Semester eines zu allen gelernten Regeln. Da war es einfach, einen 6er zu schreiben. Ich kannte ja die Regeln und hatte sie geübt. Es waren Kurzdiktate, fokussiert auf die Regeln. Wörter oder kleine Sätze. Es ging nur um die Regeln. Ich merkte: «So kann ich das auch!» Ich übte zu Hause und fand heraus, wie es am besten ging. Ich habe es aufgeschrieben zu Hause oder im Zug (die Bahnfahrt dauerte 45 Minuten pro Weg). Ich habe es mir durch den Kopf gehen lassen, und dann konnte ich es. Ich mache es heute noch so: Ich schreibe, wenn ich unsicher bin in der Rechtschreibung, drei Varianten nebeneinander und schaue sie an. Dann weiß ich in der Regel, welche richtig ist. Das Gedächtnis bringt es mir schon richtig. Aber wenn ich es nicht schreibe, weiß ich nicht, was richtig ist. Das habe ich dort gelernt, x-mal habe ich alles immer wieder geschrieben. Diese Technik wende ich bis heute mit Erfolg an: Sobald ich etwas lernen musste, das mir Mühe bereitete, schrieb ich es mehrmals auf, in anderen Gebieten schrieb ich Zusammenfassungen (auch mit Bildern, Schemen, ich hatte z. T. meterhohe Zusammenfassungen), sprach zudem das zu Lernende auch vor mir her oder sprach darüber mit Kommilitonen.

Also in der Berufswahlschule musste ich eine Lehrstelle finden. Ich hatte davon geträumt, Hochbauzeichner zu werden. Ich konnte mich auch vorstellen, hatte aber Mühe, eine Lehrstelle zu finden. Da beschloss ich: «Ich werde Verkäufer. Dann bin ich in zwei Jahren draußen, packe zusammen und gehe. Fertig!» Das waren ja bald die 68er-Jahre. Doch plötzlich hätte ich eine Lehrstelle als Bauzeichner und als Kaufmann haben können in der Nähe (Steinhausen und Zug). Ich wollte aber doch lieber Verkäufer werden.

Ich ging dort vorbei, damals beim Coop (damals LVZ) in Zürich, der den Hauptsitz in der Nähe der Berufswahlschule hatte, und ich bekam sofort eine Lehrstelle. Da lernte ich zwei Jahre lang Verkäufer in zwei verschiedenen Filialen. Es war nicht schwierig und ich war supergut, hatte keine Probleme. Ich lernte dort auch, Arbeiten zu schreiben. Das musste man dort ja auch ab und zu tun. Es gab zusätzlich noch eine interne Schulung. Das gab «Streicheleinheiten» von der Berufsschule. So schloss ich die Lehre ab.

Die Personalchefin von Coop empfahl mir eine Handelsschule, abends einmal in der Woche ein Jahr lang. Da war ich unterfordert. Da wusste ich: «Nächstes Jahr werde ich 20 und da verlasse ich Zürich und gehe nach Genf, dann nach England, nachher ins Tessin.»

Nach der Lehre arbeitete ich weiter und machte den Einkauf für den größten Laden. Das gefiel mir. Schon im zweiten Lehrjahr – immer wenn irgendwo jemand ausfiel – konnte ich diese Arbeit übernehmen. Nach einem Jahr löste ich einen Filialleiter in der Region Zürich ab. Danach ging ich nach Genf und machte dort dasselbe. Erst musste ich schnell Französisch lernen, was nicht einfach war für mich. Ich fing in einem Bedienungsladen im Eaux-Vives an, wo die Leute mir sagten, was sie wollten, und so lernte ich sehr schnell Französisch. Daneben genoss ich das Leben der sich bewegenden Stadt.

Es machte mir immer Mühe, Wörter zu lernen. Es half mir, keine andere Wahl zu haben, und Französisch einfach reden und verstehen zu müssen. Diese Herausforderung habe ich gerne angenommen und die Kunden und Kundinnen wie auch die Mitangestellten waren sehr nett. Daneben ging ich einen Abend pro Woche zur Schule. Das würde ich heute anders machen. Heute würde ich erst drei Monate Schule machen, 20 Stunden pro Woche.

Nach etwa einem knappen Jahr als Abteilungsleiter im größten Laden in Genf löste ich dort andere Filialleiter ab.

Ein Jahr später ging ich nach England, um drei Monate lang eine Schule zu machen. Dann arbeitete ich in Basel und ging später nochmals nach England, diesmal nach London. Da kam ich in eine Klasse mit Schülern und Schülerinnen aus ganz Europa, in der fast alle die Matura hatten, nur ein anderer und ich hatten sie nicht. Ich sah, dass ich nicht schlechter war in der Sprache als die andern. Ich besprach es mit einem Kollegen, der dabei war, die Matura nachzuholen. Dieser fand, ich solle doch auch die Matura nachholen. Eigentlich hätte ich die höhere Fachprüfung im Detailhandel machen wollen. Aber ich sah, dass mich das drei Jahre kosten würde und die Matura auch. Mit der Matura hatte ich aber ganz andere Möglichkeiten. So entschied ich mich für die Matura, weil ich fand, Sprachen könne ich lernen. Der Kollege meinte, ich müsse schauen, dass ich ein recht hohes Niveau habe in Sprachen, dann würde es schon klappen. Die Sprachen konnte ich recht gut nach den Sprachaufenthalten und so hatte ich Zeit, alles andere zu lernen: Mathematik, Geografie, Physik, Chemie und die Handelsfächer. Das war nicht so schwierig für mich. Auch bei den kaufmännisch orientierten Fächern war ich dabei. So bereitete ich die Matura Typus E vor und hatte die erste externe Prüfung in St. Gallen und die zweite in Bern. Das Lernen machte mir Freude. Ich wusste ja, wie ich lernen musste, und ich hatte gute Techniken: aufschreiben, mir erzählen usw. Später lernte ich im Nachdiplomstudium für das höhere Lehramt in den Handelsfächern, warum das funktionierte.

Nach der Matura war ich erst einmal kurz arbeitslos. Es war die Rezession Mitte der 70er-Jahre und niemand brauchte mich. Ich musste stempeln. Danach hatte ich eine Superstelle, in der ich die Juristerei im Sozialversicherungsbereich kennenlernte.

Nach kurzer Zeit in einem Anglistikstudium wechselte ich zu den Wirtschaftswissenschaften und studierte Volkswirtschaft. Ich hatte immer wieder kleine Jobs und fing dann an Schule zu geben an der Berufsschule für Detailhandel. Nach dem Studium bekam ich eine Assistentenstelle im Bereich Staatsfinanzen und Steuern, machte nebenbei den Abschluss für das Höhere Lehramt. Weil mir meine Berufstätigkeit und die bereits besuchten Lektionen angerechnet wurden, hatte ich das ganz schnell.

Unterstützung in der Schule

In der Primar- und Realschule hatte ich keine Unterstützung. In der Berufswahlschule war die Rechtschreibung einfach ein Fach für alle, nicht eigentlich eine Unterstützung für mich. Viele Schüler hatten da ein Problem. Da bekam ich das Gefühl, es zu schaffen. Die Lehrer zeigten einem, wie man das lernen kann. Das war eine gute Unterstützung – und auch für andere Fächer hatte ich dadurch eine Technik gefunden.

Unterstützung zu Hause

Meine Mutter unterstützte mich emotional und so hielt ich das Üben immer wieder ein paar Tage durch. Dann verflog der Elan wieder. Wir hatten einen Bauernhof, und da gab es eine Menge anderer Arbeiten. Im Rückblick wäre es wohl wesentlich besser gewesen, wenn Mutter oder Vater sich hingesetzt hätten und mit mir geübt hätten. Sie hätten dann aber auch wissen müssen, wie das am besten geht.

Die Unterstützung durch die Mutter erlebte ich als mühsam, weil ich dadurch ja auch nicht besser wurde. Sie wusste ja auch nicht wie, sagte: «Du musst halt üben!» Das nützte mir aber nichts, weil ich ja nicht wusste, wie.

Das hilfreichste für mich war es zu sehen, dass sie mir helfen wollte. Ihr guter Wille war da. Der nützte mir aber nichts.

Die Berufswahlschule war sehr hilfreich für mich: Da hatte ich Regeln. Das konnte ich einfach lernen und war auch erfolgreich.

Ich schreibe aber auch heute nicht 100 Prozent fehlerfrei und brauche jemanden, der es nochmals durchliest, wenn es wichtig ist, wie zum Beispiel ein Rekurs in einer Steuersache. Oder ich lege es weg und gehe das Schreiben am nächsten Tag nochmals durch, so kann ich die Rechtschreibfehler ausmerzen.

Was war der Durchbruch/die Wende?

Das eine war die Berufswahlschule. Da merkte ich, dass ich es kann. Ich hätte bestimmt auch den Mut gehabt, einen höheren Abschluss zu machen, wenn man mich bei den Sprachen unterstützt hätte.

Ich war stadtorientiert und wollte die Welt verändern wie alle andern Jungen damals auch, wir wollten aus den alten Strukturen ausbrechen.

Wichtig war zu sehen: «Das kann ich auch. Ich bin schulisch nicht schlechter!» So war es klar. Ich habe gerne Optionen im Leben und so kam mir die Matura entgegen. Ich hatte mit einer Matura mehrere Möglichkeiten. Deshalb machte ich auch die Prüfung für das Höhere Lehramt in den Handelsfächern: Ich wollte nicht unbedingt Lehrer werden, aber ich wollte die Option haben, als Lehrer arbeiten zu können. Ich wollte nicht festgefahren sein. Aber es ist auch nicht einfach zu wählen, wenn man viele Möglichkeiten hat.

Studieren fand ich sehr erstrebenswert. Wenige meiner damaligen Freunde haben später studiert. Unter anderem drei Lehrersöhne, mein damals bester Freund und ich, auch meine Cousins und Cousinen studierten oder wurden Lehrerinnen. Ich war in diesem Kreis als Jugendlicher, obwohl ich später die Realschule besuchte.

Meine Mutter sagte immer: «Wenn es einen Krieg gibt, können sie dir alles nehmen, aber die Bildung nicht!» Die Matura fand sie dann aber nicht so toll. Sie fand, ich hätte besser Geld verdienen können und nicht so ein «Studierter» werden sollen.

Familie und Schulkarriere

Meine Familie wäre mit weniger zufrieden gewesen. Sek A hätten sie noch wollen und die Berufswahlschule auch. Der Vater war auch eher für eine gute Lehre, nicht nur eine zweijährige Verkäuferlehre. Ich sah, dass ich noch mehr Input brauchte, ich lernte gerne und bin auch heute neugierig.

Meine Herkunftsfamilie war nicht so bildungsbezogen. Arbeiten war wichtig. Ein Studium hinderte einen am Geldverdienen.

Zum Studium äußerten sich meine Eltern nicht mehr. Es war klar für mich und sie: Wenn man die Matura gemacht hat, studiert man. Mein Vater, der Bauer und Gemeinderat war, freute sich über das Know-how, das ich aus der Assistenzzeit brachte.

Kollegen und Freunde

Meine damaligen Freunde und Kollegen waren alle später am Studieren. Ich war damals der schlechteste und auch der einzige Realschüler, der später studiert hatte. Ich weiß gar nicht so genau, warum ich trotzdem zu ihnen gehörte.

Ich glaube, mein Reallehrer war nicht gut, der andere Reallehrer wäre besser gewesen. Der förderte und forderte seine Schüler doch noch.

Wie haben Sie Berufsausbildung und Studium gemeistert?

Es war klar. Ich wusste: «Ich schaffe das!» Ich war immer sicher, dass ich es schaffe und das Diplom erreiche. Ich kann strukturieren und hatte keine Mühe mit dem damals wenig strukturierten Studium der Wirtschafswissenschaft.

Wie ging das im Beruf?

Als Lehrer schaffte ich es samt meinem Rechtschreibproblem. Ich sagte den Schülern, dass ich in Rechtschreibung schlecht sei. Ich zeigte den Schülern und Schülerinnen, wie ich es mache. Ich schrieb einen Ausdruck dreimal an die Wandtafel, so wie früher und fand auf diese Weise die korrekte Rechtschreibung. So brachte ich ihnen meine Tricks bei. Ich unterrichtete Handelsfächer (Rechnungswesen, Betriebs- und Volkswirtschaft und Handelsrecht) und da war die Rechtschreibung nicht zentral.

Wenn ich heute E-Mails schreibe, muss ich sie nochmals durchlesen, egal ob deutsche oder englische. Meine Technik ist es, zuerst den Text in ein Word-File zu schreiben, damit ich es nochmals durchlesen und korrigieren kann. Dann kopiere ich den Text ins Outlook. Das Rechtschreibe-Programm brauche ich nicht. Das Vorgehen ist dasselbe, ob ich eine E-Mail an Freunde schreibe oder eine komplexe E-Mail mit Klärung der rechtlichen Situation an Kundinnen und Kunden im nationalen oder internationalen Steuerbereich.

Auswertung

Fokus: Erlebnisse, Erfahrungen und Erinnerungen

- **Schulerinnerungen**

Als Ernsts älteste Schulerinnerung taucht ein riesengroßer Setzkasten auf, der vorne an der Wand stand. Er erinnert sich jedoch nicht, dass er da einmal hätte hingehen und etwas machen müssen. Er traut aber seiner Erinnerung selber nicht so recht, nimmt an, dass da wohl etwas fehlt.

Tolle Schulerinnerungen gibt es für ihn über die Schulkarriere verteilt ganz viele. Immer sind diese mit dem Gefühl verbunden, etwas geschafft zu haben. Diese sind, egal wie alt sie sind, heute für Ernst noch so lebendig wie damals. Von der Primar- und der Realschule gibt es keine solchen Erinnerungen. Die ersten Erfolge erlebte Ernst in der Berufswahlklasse.

In mühsamer Erinnerung geblieben sind ihm die Singstunden in der Primarschule. Bei der Lehrerin gab es gute oder schlechte Sänger und er hatte das Gefühl, zu den schlechten zu gehören. Glücklicherweise war das im Singen und nicht in einem wichtigeren Fach. Es könnte wohl auch Erinnerungen im Lesen oder Rechtschreiben geben. Aber diese sind irgendwie auf der Strecke geblieben, tauchen im Gespräch jedenfalls nicht auf.

- **Lernerfolge**

Seine tollen Schulerinnerungen waren gleichzeitig auch seine Lernerfolge. Die verschiedenen Abschlüsse, die er im Lauf des Lebens erwarb, sind seine wichtigsten Erfolge. Es freut Ernst, dass er bei Aufsätzen dank seiner guten Ideen und seiner sprachlichen Möglichkeiten ziemlich gute Noten erhielt. Natürlich waren sie durch die Rechtschreibung weniger gut in der Gesamtbewertung.

Bei der Sprache «sah er nie dahinter» und war während der ganzen Schulzeit sehr schlecht in Rechtschreibung. Auch Grammatik beherrschte er nicht. Er suchte stets das System dahinter und fand es nicht. Später vermittelte man ihm Regeln und so kam er viel später doch noch zu Lernerfolgen in der Sprache und schrieb sogar gute Noten in den Diktaten in der Berufswahlschule.

Erfolgreich war Ernst auch im Zeichnen und Malen und im Orientierungslauf. Er, der so schlecht Texte lesen konnte, konnte ganz fantastisch gut Landkarten lesen. In Naturkunde und Geografie war er sehr gut und durfte in der mehrklassigen Primarschule mit den älteren Schülern mitlernen. Auf diese Weise kam er zu viel Aufmerksamkeit und Anerkennung.

- **Bildungs- und Berufslaufbahn**

Ernsts Schullaufbahn verlief für die Fünfzigerjahre unauffällig. Kein Kindergarten und sechs Jahre in der Dorfschule, in der alle Klassen in einem Zimmer unterrichtet wurden, das war sein Start. Er musste sich mit vielen Misserfolgen auseinandersetzen und konnte diese dank seiner Ressourcen unbeschadet überstehen.

Auf der Oberstufe wurde Ernst aufgrund seiner Leistungen in die Realschule eingeteilt und da war es dann sehr gemütlich. Der Lehrer forderte kaum und förderte wohl auch nicht allzu viel. Da gab es nicht mehr viel zu lernen. Auf Initiative seiner Eltern brach er die Schule ein Jahr früher ab und ging in eine private Berufswahlschule, in der er extrem viel lernte (s. u.).

Danach galt es, eine Lehrstelle zu finden, was nicht ganz einfach war wegen seiner schriftsprachlichen Schwierigkeiten. Schließlich beschloss er, Verkäufer zu werden, weil er dies in zwei Jahren hinter sich haben könnte und dann dorthin gehen könnte, wo er hin wollte. Immerhin lockten schon bald die wilden 68er-Jahre. Er erhielt während der Lehre im Betrieb noch eine interne Schulung, was für ihn eine Belohnung war.

Nach der Lehre, die ihm nicht schwerfiel, machte er auf Anregung seiner Personalchefin eine Abendhandelsschule und anschließend wollte er Sprachen lernen. Er ging nach Genf, wo er in einem Lebensmittelgeschäft Kunden bediente und abends zur Schule ging. Auf diese Weise lernte er sehr schnell Französisch. Später arbeitete er als Ablösung für Filialleiter in verschiedenen Geschäften. Nach einem zweiten

Englandaufenthalt entschloss er, die Matura zu machen. Er studierte danach Ökonomie, machte ein Studium des Höheren Lehramts und arbeitete als Lehrer an der Berufsschule, bis er sich als Ökonom selbstständig machte. Es ist ihm bewusst, dass er sich durch die Bildung viel Ansehen geholt hat.

- **Unterstützung in der Schule und außerhalb der Schule**

In der Primarschule gab es regelmäßig Diktate, die er zu Hause mit seiner Mutter übte. Aber in der Schule brachte ihm niemand die Regeln bei. Erst in der Berufswahlschule zeigte man sie ihm und da merkte er rasch, dass man das Rechtschreiben lernen kann. Wieder gab es da viele Diktate: Hier fanden sie jede Woche statt. Eine wichtige Regel wurde eingeführt, geübt und geprüft und Ernst holte viele gute Noten. In dieser Schule zeigte man ihm, wie man lernen kann.

Die Unterstützung durch die Mutter fand er mühsam, weil sich leider dadurch nichts veränderte. Deshalb «vergaß» er gern, aktiv zu werden. Die Abmachung war, dass die Mutter ihm helfen würde, dass er aber selber kommen müsse, um sich die Hilfe zu holen.

Am meisten nützte es ihm zu erleben, dass die Mutter ihm eigentlich helfen wollte. Da sie jedoch nicht so recht wusste, wie sie es anstellen sollte, war hier offensichtlich in erster Linie ihre emotionale Unterstützung wirksam.

- **«Das half mir»**

Ernsts Stärken halfen ihm auf dem Weg durch die Schule. Er war gut im Zeichnen und die Primarlehrerin beauftragte ihn oft, ein Wandtafelbild zu malen. Das wurde dann jeweils gebührend bewundert, oft auch von den Eltern der anderen Kinder.

Das Träumen gehörte auch zu seinen Ressourcen. Wenn es ihm in der Sechs-Klassen-Schule zu eng wurde, driftete er in Träume ab. Da hatte er seine Welt, in der man nicht lesen und rechtschreiben musste, und falls es doch einmal nötig war, beherrschte er es natürlich im Traum … So konnte er ganz einfach abschalten, wenn es ihm zu langweilig wurde in der Schule.

Er war im OL-Laufen gut, las die Karte souverän und selbst die älteren Schüler folgten ihm. In der Primarschule war er in Naturkunde und Geografie gut. Im Rechnen war er mittelmäßig. Sein älterer Bruder war in derselben Klasse und er war der Beste. Der Platz war also schon besetzt. Sprache gehörte definitiv nicht zu seinen Ressourcen.

Mit seinen Misserfolgen kam er recht gut zurecht. Seine Mutter fand, man sollte üben und er solle sich melden, wenn er das tun wolle. Das tat er sehr selten, weil er einfach keine Lust dazu hatte.

- **«Dafür bin ich dankbar»**

Die Lehrerin in der Primarschulzeit machte es aus Ernsts Sicht gut. Da sie sechs Klassen zu unterrichten hatte, lernte er bei ihr selbstständig zu arbeiten. Dann durfte er oft Tafelbilder malen, die von allen bewundert wurden. Wegen der Rechtschreibung wurde er nicht stigmatisiert. Und in seinen starken Fächern durfte er in den oberen Klassen mitmachen, was ihn sehr motivierte.

- **Das brachte den Durchbruch/die Wende**

Erst nach der offiziellen Schulzeit merkte er, dass er in verschiedenen Fächern etwas konnte. In der privaten Berufswahlschule lernte er Rechtschreibung, weil das jede Woche für eine Stunde auf dem Plan stand. Es wurden Regeln vermittelt, geübt und in Kurzdiktaten abgefragt. Er machte gute Noten und so lernte er schnell, dass er sogar im Rechtschreiben durchaus etwas konnte.

Im Englischaufenthalt lernte Ernst viele andere Junge kennen und sah, dass die Maturanden auch nicht besser waren als er. So beschloss er, die Matura zu machen, weil er damit mehr Möglichkeiten haben würde als mit der höheren Fachprüfung im Detailhandel und beides ohnehin gleich lang dauerte.

Es war sehr wichtig für ihn zu erleben, dass er auch etwas konnte und nicht schlechter war als die anderen (v. a. in der Berufswahlschule und im Englischaufenthalt). So beschloss er eines Tages zu studieren. Er fand das erstrebenswert und war überzeugt, es zu schaffen.

- **Kollegen**

Ernst gehörte in der Primarschule zu einer Gruppe, in der später alle ein Studium oder eine Lehrerausbildung absolvierten. Da gute Schüler häufig mit guten Schülern zusammen sind, er aber der schlechteste Primarschüler war, verwundert ihn das heute noch.

Fokus: exekutive Funktionen

- **Selbstregulation (Aufmerksamkeit, Motivation, Impulse)**

Ernst hat eine ausgezeichnete Selbstregulation: Was er sich vorgenommen hat, das macht er auch. Diese diente seiner Aufmerksamkeit, die er in der Berufswahlschule vor allem für das Rechtschreiben brauchte. Sie war aber auch wichtig für seine Motivation, half sie ihm doch, seine Wünsche zu realisieren, selbst wenn dies mit Anstrengungen verbunden war. So hatte seine manchmal durchaus sichtbare Impulsivität nie wirklich eine Chance, seine Pläne zu durchkreuzen. Er hatte sie ganz einfach im Griff: Selbstregulation gut, alles gut.

Während seiner Primarschuljahre nutzte Ernst seine Selbstregulation wenig für das Lernen der Schriftsprache. Da waren es Mathematik, Naturwissenschaften und auch der Orientierungslauf, die von seiner guten Selbststeuerung profitierten. Erst in der Berufswahlschule konnte er sie für Deutsch einsetzen und in seinen Fremdsprachenaufenthalten auch für Französisch und Englisch. Die Rechtschreibung kam also erst in der Berufswahlschule auf Ernsts Agenda. Zu diesem Zeitpunkt wurde sie zum Schulfach und damit zum Thema. Der Lehrer plante diesen Unterricht klar. Ernst übernahm die vorgestellte Struktur und erlebte dadurch rasch Erfolge.

Es gelang Ernst, seine Aufmerksamkeit, seine Motivation und seine Impulse so zu steuern, dass er seine Ziele erreichte. Ernst lernte zwar in der Mehrklassenschule der Primarschule früh selbstständig zu lernen, tat dies aber nur in ausgewählten Fächern.

- **Handlungsplanung**

Ernst plante die nächsten und übernächsten Schritte, sobald er selber planen konnte und hielt sich an das, was er sich ausgedacht hatte. Er überließ Bildung und Ausbildung nicht dem Zufall, obwohl er von seinem Charakter her ein sehr spontaner Mensch ist, der im Leben vieles dem Zufall überlässt.

Pläne verliert er nicht aus dem Blick. In diesen klaren und konkreten Plänen liegt eine große Kraft, mit der sich viele Klippen überwinden lassen.

Ernst verfügt wohl über eine glückliche und sehr gut funktionierende Mischung aus Spontaneität und Selbstregulation.

- **Organisation des Verhaltens**

Ernst richtete sich damals schon innerlich (Absicht) und äußerlich (Ort) gut auf seine Ziele aus. Er schaute, wo er am besten lernen konnte (z. B. im Zug auf dem Schulweg) und wie er sich am besten darauf einstellen konnte. Dabei kam es ihm sehr zugute, dass er klare Ziele hatte. Diese machten die Organisation relativ anstrengungslos, denn in seinen Plänen lag viel Kraft.

- **Zeitgefühl und Zeitmanagement**

In den frühen Schuljahren (als das Planen noch nicht sein Thema oder der Planungsspielraum noch gering war) half ihm die Zeit oft, hartnäckige Lernschwierigkeiten emotional gut zu überstehen: Er träumte vor sich hin, wenn es ihn in der Schule gerade nicht interessierte. Da ist ihm die Zeit wohl ab und zu davongelaufen.

Später war die Zeit für Ernst gut handhabbar. Er teilte seine Tage gut ein, arbeitete während Jahren tagsüber und lernte abends. Bis heute ist er ein Meister der Zeiteinteilung. Einzig, dass er oft extrem viel hineinpackt, könnte eine Klippe sein.

Aber so lange dies keine für ihn oder andere unangenehme Konsequenzen hat, muss man das eigentlich nicht als Klippe sehen. Ernsts Umgang mit der Zeit (Zeitgefühl und Zeitmanagement) hat sicher viel zu seinem Erfolg in Studium und Beruf beigetragen.

- **Flexibilität des Verhaltens**

Ernst hielt während seiner Schuljahre fest an der Strategie, für das Rechtschreiben wenig Zeit aufzuwenden. Das Üben mit der Mutter brachte für ihn nichts: Er wurde auf diese Weise ja nicht besser. Das Lernen funktionierte nicht und niemand konnte ihm andere Wege zeigen. Wenn er gewusst hätte, wie er hätte lernen können, hätte er es wohl getan. Darauf lässt sein Verhalten schließen, das er in der Berufswahlschule zeigte. Erst da lernte er, wie er das Rechtschreiben lernen konnte. Er änderte sogleich sein Verhalten und hatte viel Erfolg damit.

Seine Bildungsentscheidungen zeigen, dass Ernst flexibel ist, seine Pläne bei Bedarf ändert und sein Verhalten entsprechend anpasst. Umso schlimmer muss es für ihn als flexiblen Menschen gewesen sein, in den Schuljahren keine Verhaltensalternative gesehen zu haben. Er äußert sich dazu nicht. Zwar hatte er noch die Option, das Rechtschreiben beiseitezulassen und sich auf die interessanteren Dinge zu konzentrieren. Aber in einer bildungsorientierten Familie ist das nicht die beste Variante.

- **Arbeitsgedächtnis**

Darüber kann man nur spekulieren, denn dieses ist auch hier nicht gut zu sehen, da es ja ein flüchtiges Phänomen ist. Da das Lernen grundsätzlich ein gutes Arbeitsgedächtnis erfordert, ist wohl davon auszugehen, dass es auch in Ernsts frühen Jahren schon recht gut war.

Im Alltag macht Ernst sich heute immer wieder Zettel, für alles, das er nicht vergessen will. Er unterstützt also sein Arbeitsgedächtnis gut.

- **Metakognitionen**

Ernst lernte nach seinen Schuljahren verschiedene Wege und Strategien kennen, wie er das Lernen am besten bewältigen kann. Als ihm in der Berufswahlschule Regeln vermittelt wurden, konnte er die Sprache durchschauen und Schritt für Schritt bewältigen. Das Lernen der Regeln, das geduldige mehrfache Abschreiben und die vielen kleinen Diktate in der Berufswahlschule halfen ihm, im Rechtschreiben mit großen Schritten vorwärtszukommen. Die unzähligen Erfolge in den Diktaten zeigten ihm, dass er auch im Rechtschreiben etwas konnte. Er weiß, dass er noch heute kein sicherer Rechtschreiber ist. Wenn er unsicher ist, schreibt er noch heute drei Varianten auf und entscheidet dann, welche davon stimmt.

Seine Strategien sind ihm heute sehr bewusst. Die langjährige Tätigkeit an einer Berufsschule hat sicher viel dazu beigetragen. Andererseits konnte er diese Lernstrategien als Lehrer weitergeben. So profitierten Generationen von Schülern von seinen Metakognitionen.

- **Handlungskontrolle, -korrektur und Reflexion**

Ernst kontrolliert sein Vorgehen, und wenn nötig korrigiert er es auch. Wichtige schriftliche Arbeiten lässt er heute eine Nacht lang liegen und kontrolliert sie am nächsten oder übernächsten Tag noch einmal. Gelegentlich lässt er sie auch gegenlesen. Er reflektiert sein Lernen immer wieder.

Fokus: Positive Psychologie

1. Hoffnung

Ernsts älteste Schulerinnerung war der Setzkasten, der im Schulzimmer über allen Kindern thronte und den er wohl nicht gerade ins Herz geschlossen hatte. Der Setzkasten schien aber auch keine wirklich bleibenden negativen Emotionen hinterlassen zu haben. Aber er war sicher nicht nur gewichtig, sondern auch wichtig. Trotz diesem eindrücklichen Bild hat Ernst nicht nur die Hoffnung, zu schaffen, was er schaffen will, sondern er ist auch davon überzeugt. Das ist keine Frage. Sollte es jemals anders sein, ist das für ihn auch nicht weiter schlimm, denn so ist das Leben eben. Diese Gelassenheit gehört zu Ernst.

2. Tatendrang (Vitalität)

Ernst hat eine starke Vitalität, die er in den Schuljahren primär in der Freizeit zeigte. Erst in der Berufswahlschule begann er sie auch schulisch zu nutzen. Später schaffte er es locker, Berufslehre und Lernen, Arbeit und Studium unter einen Hut zu bringen. Während der für ihn sehr belastenden Primarschulzeit holt er sich mit seinem Tatendrang und seiner Neugier die besten Kollegen und wird zur wichtigsten Figur im Orientierungslauf: Er kann zwar schlecht Texte lesen. Aber das Kartenlesen macht ihm so schnell keiner nach. Ernst arbeitet auch heute noch sehr viel und auch mit viel Freude.

3. Bindungsfähigkeit

Ernst berichtet nicht allzu viel von Freunden oder Kollegen. Es sieht aus, als habe er seinen Lernweg sehr selbstständig und fast ohne diese geschafft. In der Freizeit, die damals für einen Jungen aus einer Bauernfamilie sehr knapp war, kamen Kollegen aber oft vor, z. B. beim OL und anderen interessanten Dingen. In der Primarschule hatte er einige sehr gute Kollegen, die alle später studierten. Er fühlte sich also damals zu denen hingezogen, die es mit dem Lernen gut hatten – und diese akzeptierten ihn, obschon er ein schlechter Schüler war. Das erstaunt ihn heute noch und lässt darauf schließen, dass er bindungsmässige Qualitäten hatte, die sich im Gespräche nicht so direkt zeigten.

4. Neugier

Die Neugier für Geografie und Naturkunde motivierte Ernst, sich in der Schule spannende Inhalte zu holen. Seine Lehrerin spürte das und ließ ihn mit den älteren Schülern mitlernen. Das war in der ländlichen Mehrklassenschule ganz einfach möglich und Ernst war überglücklich, wenn er so faszinierende Dinge lernen konnte.

Die Neugier für Sprache war weniger groß und so tat sich hier auch wenig, bis er in der Berufswahlschule entdeckte, dass auch Sprache ein Regelsystem hat. Inzwischen ist Ernst auch ein eifriger Leser geworden, er liest viele Zeitungen und sogar Bücher.

5. Durchhaltekraft (Ausdauer)

Ernsts Durchhaltekraft ist riesig. So übersteht er die unerfreuliche Schulzeit und fängt später energisch an zu lernen. Die angefangenen Arbeiten schließt er auch ab und er freut sich über jeden Abschluss. Das Lernen macht ihm auch heute noch viel Freude. Entschlossen packt er an, wo er es nötig und spannend findet: In der Primarschule waren das Geografie und Naturkunde, heute sind es komplexe und schwierige Steuerfälle. Was seine Durchhaltekraft weniger reizt, lässt er sein (z. B. Sprache in der Primarschule). Heute sind dies vielleicht die einfachen Fälle in seiner Steuerpraxis.

6. Dankbarkeit

Ernst ist der Lehrerin dankbar, dass sie ihm die Möglichkeiten gab zu zeigen, was er konnte. Seinen Eltern ist er dankbar, dass sie ihn aktiv unterstützten und seinen Bildungshunger später nicht dämpften, wenn sie ihn auch nicht mehr teilen mochten.

7. Humor

Ernst hatte in der Primarschule eigentlich nicht viel zu lachen. Auch bei ihm, der im Alltag sehr humorvoll ist, ist davon kaum etwas zu beobachten im Gespräch.

8. Tapferkeit

Wenn Tapferkeit bedeutet, mutig etwas anzupacken, das einem gefährlich erscheint und es vielleicht auch ist, dann war Ernsts Tapferkeit nicht allzu sehr herausgefordert: Er selbst war immer sicher, dass er es schaffen würde. Mit dieser Gewissheit braucht man keine Tapferkeit mehr.

9. Soziale Intelligenz

Ernsts soziale Intelligenz ist sicherlich gut. So hatte er gute Kollegen in der Primarschulzeit, obschon er als schlechter Schüler eigentlich zum Außenseiter prädisponiert gewesen wäre. Und diese guten Kollegen waren sogar noch die besten Schüler, eine ziemlich außergewöhnliche Situation. Bereits in sehr jungen Jahren schaffte er es, Filialen von Lebensmittelgeschäften zu leiten. Heute führt er eine Kanzlei mit mehreren Angestellten.

10. Reife und Weitblick

Ernsts Weitblick am Ende der Berufswahlschule ist bemerkenswert: sich so genau zurechtzulegen, warum er eine kurze einfache Lehre machen will, ist etwas, das wenige im Alter von 16 Jahren schon tun können. Später modifizierte er dieses Ziel und machte in freier Entscheidung noch viele Jahre weitere Bildung. Damit bekam er immer wieder neue Chancen. Neue Türen öffneten sich für ihn und sein Blick wurde immer weiter.

4. Was man daraus lernen kann

«Vieles ist halt schon mühsam. Man muss viel länger lernen, sich viel mehr anstrengen und man sitzt öfter im falschen Zug als andere Leute» (Georg).

Nach diesen Gesprächen und Geschichten fassen wir nun die einzelnen Auswertungen zusammen und überlegen, was man daraus lernen kann. Wir beginnen unsere Überlegungen mit der Untersuchung einiger gängiger Mythen und Fakten (4.1) und wenden uns danach der Rolle der exekutiven Funktionen (4.2) und anschließend der Positiven Psychologie (4.3) zu.

4.1 Mythen und Fakten

Im Internet findet man Listen von Legasthenikern, die in ganz unterschiedlichen Feldern berühmt wurden. Wissenschaftler, Künstler und Sportler sind dort anzutreffen (www.nur-anders.org). «Geschafft trotz allem – Legasthenie ist kein Hindernis!», meint Margret Trommer in ihrem Artikel im Newsletter des Verbands Dyslexie Schweiz (www.verband-dyslexie.ch und ermutigt damit Betroffene, sich von der Legasthenie nicht behindern zu lassen – so wie wir es mit diesem Buch ja auch versuchen.

Seit Paul Ranschburg das erste Buch über Legasthenie und Dyskalkulie veröffentlichte, sind 100 Jahre vergangen. Es ist kein Wunder, dass sich inzwischen unzählige Mythen um dieses Phänomen ranken. Mythen haben bekanntlich eine große Suggestivkraft. Zu einigen Mythen gibt es harte Fakten, andere entspringen eher «Bauchgefühlen» oder individuellen Beobachtungen und Erfahrungen. Im Folgenden werden wir uns auf die Suche machen und einige der Mythen rund um die Legasthenie unter die Lupe nehmen.

1. Mythos: Eine Legasthenie ist weder eine Krankheit noch eine Behinderung. Wenn die Schüler sich mehr Mühe geben würden, gäbe es kein Problem.

Ranschburg beschrieb die Legasthenie als eine angeborene Schwäche. So wurde das Problem während Jahrzehnten vor allem medizinisch betrachtet. Jörg Schlee, Karl Sirch und Renate Valtin wandten sich vehement dagegen: Sie betrachteten das Problem ausschließlich pädagogisch und gingen davon aus, dass die Schwierigkeiten mit angemessenen Anstrengungen der Schüler verschwinden würden. Sie schlugen vor, den Begriff Legasthenie fallenzulassen und stattdessen von Lese-Rechtschreib-

Störung (LRS) zu sprechen. Diese Reduktion des Problems auf mangelhafte schulische Anstrengungen wurde als Anti-Legasthenie-Bewegung bekannt. Entsprechend wurden in der Folge im deutschsprachigen Raum die Mittel für die Forschung und Unterstützung drastisch reduziert.

Das ursprünglich im medizinischen Feld angesiedelte Problem wurde damit in einen anderen Bereich verlegt, leider aber nicht gelöst. In den internationalen Klassifikationssystemen für psychische Krankheiten ICD-10 und DSM IV ist es nach wie vor als Krankheit aufgelistet. Das kann helfen, Unterstützung von anderer Seite (z. B. im Rahmen einer Psychotherapie) zu erhalten, verschiebt aber das Problem vom Bildungs- ins Gesundheitssystem.

Betrachtet man die längerfristige Entwicklung von LRS-Betroffenen, wird schnell klar, dass man die LRS auch als Behinderung betrachten kann. Denn der Lern- und Lebensweg vieler Menschen wird oft langfristig durch dieses Problem behindert. Deshalb zählt die Dyslexie heute offiziell zu den Behinderungen, die zu einem maßgeschneiderten Nachteilsausgleich berechtigen.

Wer den Weg sehr gut bewältigt, merkt nicht mehr allzu viel von seiner LRS im Erwachsenenalter. Aber spurlos vorbei ist sie wohl nie. Selbst Dyslektiker, die gute Lese- und Rechtschreibfertigkeiten entwickelt haben, berichten von vielen Unsicherheiten im Rechtschreiben, die sie selbst nach Jahrzehnten noch spüren – von denen das Umfeld oft aber nichts mehr merkt.

Fazit: Ob man Dyslexie als Krankheit, Behinderung oder Lernschwierigkeit versteht, ändert nichts an der Notwendigkeit, Hilfe anzubieten. Sie nicht mehr zu diagnostizieren, wie dies mancherorts geschieht, löst das Problem nicht. Ohne brauchbare Kenntnisse im Lesen und Schreiben kann man in der heutigen Welt nicht zurechtkommen.

2. Mythos: Wer eine Dyslexie hat, stammt aus einer Familie, in der auch andere davon betroffen sind.

Es gibt viele Fälle, in denen mehrere Familienmitglieder ebenfalls betroffen sind. Bei unseren Gesprächspartnern trifft dies bei den meisten zu (Ella, Georg, Mia, Max, Sofia). Die Forschung hat versucht, Kinder aus solchen Familien als «Risikokinder» frühzeitig zu erfassen und sie speziell zu betreuen. Silvia Brem widmet sich mit einem Team von Mitarbeitenden der Universität Zürich derzeit einem solchen Forschungsprogramm. Ziel dieser Studie ist es, betroffene Kinder mit bildgebenden Methoden möglichst frühzeitig zu erkennen und sie beim Lesen lernen mit einem neu entwickelten Trainingsprogramm zu unterstützen. In dieses Programm werden Kinder im Kindergartenalter mit verzögerter Sprachentwicklung oder familiärer Dyslexie aufgenommen.

Nicht immer ist betroffenen Familien bewusst, dass ein erhöhtes Risiko besteht und viel zu oft werden Kinder erst sehr spät erfasst. Gerade intelligente Kinder können viele Schwierigkeiten lang kompensieren und unternehmen manchmal erst auf der Oberstufe, im Gymnasium oder sogar erst im Studium etwas gegen ihre Probleme. Zu einem so späten Zeitpunkt kann schon viel schiefgelaufen sein: Die unzähligen Misserfolgserlebnisse können die emotionale Entwicklung stark belasten. Depressionen, Angststörungen und allgemeine Mutlosigkeit sind in psychologischen Praxen entsprechend häufig zu beobachten (Scheerer-Neumann, 2015). Die Dyslexiediagnose kann Betroffene entlasten und helfen, verschiedene Lernmöglichkeiten anzupacken und so dazu verhindern, dass das Rechtschreiben auf der Strecke bleibt.

Fazit: Familien können bei Bedarf Schritte einleiten, selbst wenn die Schule es vielleicht gar nicht notwendig findet. Die Schule beurteilt die Kinder auf dem Hintergrund der aktuellen Klasse. Sie rät im Allgemeinen zu Zufriedenheit, wenn Leistungen knapp im Mittelfeld liegen. Je nach Klasse (schwache Klasse) oder Fähigkeiten eines Kindes (sehr gute allgemeine Fähigkeiten) kann dies zu Zufriedenheit mit Leistungen führen, die weit unter den Möglichkeiten des Kindes liegen. Abklärungen mit anerkannten Testverfahren, durchgeführt von Fachpersonen können solche Fehleinschätzungen korrigieren.

3. Mythos: Wer eine Dyslexie hat, stammt aus einer bildungsfernen Familie.

Es wird immer wieder festgestellt, dass Betroffene signifikant häufiger aus bildungsfernen Familien stammen (Scheerer-Neumann, 2015). Dies stimmt wohl statistisch, trifft jedoch auf unsere Gruppe nicht zu: Mehrere unserer Gesprächspartner stammen aus Lehrerfamilien (Mutter bei Max, Vater bei Georg oder beide bei Mia). Die anderen hatten bildungsorientierte Eltern die zum Teil sehr viel unternahmen, um ihrem Kind zu helfen: Abklärungen, Therapien, Privatschulen und Fremdsprachenaufenthalte gehörten zu den ergriffenen Maßnahmen. Alle unsere Gesprächspartner haben also Eltern, die sehr interessiert und engagiert waren. Vielleicht ist gerade dies ein Teil ihres Erfolgsgeheimnisses.

Fazit: Eltern sind äußerst wichtige »Entwicklungshelfer». Ihre Hilfe muss keineswegs auf den Bereich von Lesen und Schreiben beschränkt sein. Sie kann auch in einer emotionalen, stützenden Haltung bestehen, wie die Gesprächspartner uns berichten. Auf diese Weise unterstützt bildlich gesprochen das untere Gehirn (Emotion, unbewusstes Lernen) das obere (Kognition, bewusstes Lernen).

4. Mythos: Wer eine Dyslexie hat, ist nicht sprachbegabt.

Menschen mit Dyslexie können sprachlich begabt oder auch sehr begabt sein. Sie sind zwar nicht sicher im Rechtschreiben, können aber inhaltlich und formal gute Texte verfassen. Sie schreiben fantasievoll, gewandt, kreativ und mit Freude. Sie schreiben teilweise sogar, um ihren Lebensunterhalt zu verdienen.

Die praktische Erfahrung zeigt, dass sprachbegabte Dyslektiker nicht so selten sind, wie man oft glaubt. Auf der Liste der berühmten Legastheniker finden sich viele Schriftsteller (z. B. Agathe Christie, H. C. Andersen und J. W. von Goethe). Im Allgemeinen sind wohl nicht viele Menschen mit LRS so sprachbegabt wie in unserer Stichprobe. Wir haben Gespräche geführt mit erfolgreichen Menschen – und eine gute Sprachbegabung ist ein wertvoller und wichtiger Baustein sowohl für das Bewältigen der Schule als auch der Dyslexie.

Eine gute Sprachbegabung schützt also nicht vor Dyslexie– eine ziemlich zynische Geschichte: Es ist ja sinnvoll, im Leben etwas aus seinen Begabungen zu machen. Genau das ist hier aber außerordentlich schwierig. Wer trotzdem erfolgreich sein will wie Maria oder Mia, muss mit unglaublicher Energie daran arbeiten. In der Regel gehört es auch dazu, einsam und auf sich gestellt zu trainieren. Die Umwelt betrachtet es ja gerade nicht als sinnvoll, dass solche Menschen Lehrerin (Maria) oder gar Germanistin werden wollen (Mia). Damit muss man sich zusätzlich also auch noch auseinandersetzen – und standhaft seinen Weg weiter gehen.

Fazit: Eine gute Sprachbegabung schützt zwar nicht vor Dyslexie, kann aber helfen, hartnäckige Schwierigkeiten in der Schriftsprache zu überwinden. Damit wird sie zu einem weiteren Schlüssel zur erfolgreichen Bewältigung der Dyslexie.

Eltern können auf jeden Fall helfen, gute Sprachfähigkeiten zu entwickeln. Nicht alles ist in die Wiege gelegt, die meisten Fähigkeiten werden im Lauf des Lebens entwickelt. Eltern können kleinen Kindern Geschichten erzählen, mit ihnen Lieder singen, sie Verse lehren. Sie können mit älteren Kindern zusammen Bücher lesen oder Geschichten schreiben. Sie können darauf achten, dass die gesprochene Sprache am Familientisch immer wieder ein Thema ist (Witze, Rätsel, Geschichten berichten oder erfinden). Sie können die Sprache – selbst die geschriebene Sprache – zu einem permanenten und lebendigen Familienthema machen.

5. Mythos: Wer eine Dyslexie hat, ist nicht begabt genug für eine höhere Schule.
Wenn dieser Mythos auch nicht mehr so weitverbreitet ist, wie er es früher einmal war (Maria, Ella), staunt man in der Praxis doch, dass man ihn in Schulzimmern vor dem Übertritt auf die Oberstufe oder auf weiterführende Schulen immer noch antrifft. Für Schulerfolg ist, wie die Forschung schon lange zeigt, eine gute Sprachbegabung wichtig. Diese kann von einer LRS leicht maskiert werden. Man müsste in der Schule quasi «hinter die Kulissen» schauen und hinter den falsch geschriebenen Wörtern die guten Wörter, Formen und Strukturen entdecken. Oder die mathemati-

schen Fähigkeiten, die bei etlichen unserer Gesprächspartner ebenfalls ausgezeichnet sind (z. B. Ella, Ernst, Mia, Maria). So kann man hinter der Dyslexie die Talente finden oder mindestens erahnen.

Seit einigen Jahren gibt es in allen OECD-Ländern einen Nachteilsausgleich, damit auch Dyslexiebetroffene eine ihnen angemessene Schule und Ausbildung machen können. Dieser bringt formale Anpassungen, die helfen sollen, den dyslexiebedingten Nachteil auszugleichen.

Fazit: Eine schlechte Rechtschreibung sagt oft nichts über die sprachlichen Fähigkeiten aus. Da gilt es, «hinter» den Schwächen die Stärken zu finden und die guten Sprachbegabungen hinter einer Dyslexie zu entdecken.

6. Mythos: Wer eine Dyslexie hat, ist eher knapp begabt bzw. kann nicht hochbegabt sein.

Leistungen und Fähigkeiten können ziemlich weit auseinanderliegen. Man spricht von Minderleistung, wenn die Leistungen weit unter den Fähigkeiten liegen. Die Dyslexie ist eine spezielle Form der Minderleistung.

Auch eine hohe Begabung und selbst eine eigentliche Hochbegabung schützen nicht vor Dyslexie. Bei Ella liegt die Diagnose vor, bei andern (Maria, Mia, Ernst) ist sie aufgrund der Lebensgeschichte und der Gespräche zu vermuten. Nun könnte man denken: Wer so begabt ist, findet seinen Weg schon. Das ist letztlich wohl auch richtig, wie unsere Gesprächspartner zeigen. Gleichzeitig ist es aber auch eine große Belastung, die Diskrepanz zwischen hervorragender Begabung und sehr schwachen Schriftsprachleistungen auszuhalten. Das Wahrnehmen der eigenen Fähigkeiten wirkt zwar als Motor, der einen antreibt, an der Schwäche zu arbeiten. Aber das Aushalten dieses Zustands gleicht einem Spagat und ist eine große emotionale Herausforderung. Das schafft man nur mit viel Unterstützung durch Familie und andere wichtigen Menschen (Schule, Freunde).

Ella findet darum, Hochbegabung sei gar keine tolle Sache: Da sollte man eigentlich auch alles können, auch das, was man als Dyslektiker eben nicht kann. Manchmal wäre man lieber weniger begabt. Dann würden die LRS-Probleme weniger stören. Wenn Lehrer und Eltern denken, man könne auch das Lesen und Rechtschreiben einfach lernen, wird das als sehr mühsam erlebt, denn mit LRS ist es eben alles andere als einfach (Ella, Mia). Es ist, als bleibe man sich selbst etwas schuldig und das ist offensichtlich sehr irritierend.

Fazit: Lesen und Rechtschreiben kann auch auf hohem intellektuellem Niveau ein großes Problem und gar eine lebenslange Behinderung darstellen. Am besten hält man Intelligenz und Schriftsprache auseinander und schaut, was angesichts der Fakten, der Person und der Umstände hilfreich sein könnte.

7. Mythos A: Eine LRS-Therapie hilft immer.
Mythos B: Eine LRS-Therapie hilft nie.

Hier gibt es Meinungen, die von Forschung und Praxis unterstützt werden: Es gibt Dyslektiker, die von einer Therapie sehr profitieren (das spricht für Mythos 7A). Aber es gibt auch andere, die entweder wenig profitieren oder das Gefühl haben, die Unterstützung helfe überhaupt nicht (entspricht Mythos 7B).

Einige unserer Gesprächspartner haben eine LRS-Therapie erhalten in ihrer Schulzeit. Diese bestand in einer oder mehreren wöchentlichen Zusatzstunden bei einer Logopädin, Legasthenietherapeutin oder Heilpädagogin. Normalerweise kann man damit Erfolge erzielen. Man wird zwar nicht innert Wochen zum sicheren Leser oder Rechtschreiber, aber man kann sich deutlich verbessern, wenn man lang und intensiv genug dranbleibt. Mindestens zeigt die Forschung, dass man mit strukturierten und gezielten Maßnahmen Verbesserungen erreichen kann (Andreas Gold, 2011; Matthias Grünke, 2014; Ise, Engel & Schulte-Körne, 2012). Meine Erfahrung als LRS-Therapeutin bestätigte diese Vermutung durch viele Kontrolluntersuchungen, die im Verlauf von Therapien gemacht wurden.

Interessanterweise berichten Sofia, Max und Georg, diese Maßnahme hätte ihnen nicht wirklich geholfen. Wie ist das möglich? Aufgrund unserer Gespräche kann man Folgendes vermuten:

- Wenn man die Therapeutinnen fragen würde, würden diese ziemlich sicher alle finden, die Maßnahme sei erfolgreich gewesen, weil sie mit ihrer engmaschigen Verlaufskontrolle Unterschiede feststellen können. Diese Fortschritte sind dem einzelnen Lernenden nicht unbedingt auch klar, manchmal auch schwer klarzumachen.
- Früher machte man viele Funktionstrainings, was sich heute angesichts der Forschungsergebnisse nicht mehr empfiehlt (Ise et al., 2012). Man machte visuelle oder auditive Basis-Trainings, arbeitete aber wenig direkt am Lesen und Rechtschreiben. Ob Enten auf dem Blatt nach links oder nach rechts schauen, ist weder für Lesefluss noch für Leseverständnis zentral. Viel wichtiger ist es, das vor einem stehende Wort korrekt und zügig zu erfassen.
- Man müsste wohl im Einzelfall definieren, was ein Erfolg wäre. Ella gibt uns dazu ihren Schlüssel: Für sie wäre es ein Erfolg gewesen, wenn sie in Deutsch einmal Note 5 bekommen hätte. Ihre Lehrer und die Therapeutin bewerteten jedoch eine 3–4 schon als Erfolg für sie. Bei so unterschiedlichen Definitionen ist eine übereinstimmende Beurteilung unerreichbar.
- Auch ein guter Weg kann zum Holzweg werden, wenn die betroffene Person ihn gar nicht gehen will (Sofia, Max, Georg, Ella). Als Folge vieler schulischer Misserfolge können Betroffene zum Schluss kommen, dafür gar keine Zeit mehr

investieren zu wollen. So findet denn für solche Schüler das «richtige» Leben mehr und mehr außerhalb der Schule statt.

- Wer sich behindert fühlt durch diese Maßnahme, kann davon schwerlich profitieren. Wenn dann noch eine Therapeutin im Rollstuhl (Georg) oder Kinder mit gut hörbaren Sprachbehinderungen (Ella) dazukommen, hat man nicht ein Problem weniger, sondern eines mehr: Die gut gemeinte Maßnahme leistet einen weiteren Beitrag, um sich selbst ebenfalls als behindert zu erleben.
- Wer den Sinn für sich nicht findet (Sofia, Max), steigt nicht ein oder gibt auf, sobald der Sinn verschwindet (Ella).
- Die Förderung fand früher vor allem in der Freizeit statt, was für die Motivation natürlich eine große Herausforderung war (Ella, Sofia, Max, Georg).
- Aber: sich mit aller Kraft gegen die Sicht zu wehren, behindert zu sein, mag gesünder sein, als sie einfach zu akzeptieren. Das Lesen und Rechtschreiben lernt man auf diese Weise allerdings auch nicht besser.

Während die ersten drei Punkte mehr auf kognitiven Überlegungen (oberes Gehirn) beruhen, sind die anderen eher emotional (unteres Gehirn) gesteuert und ideal für Störmanöver.

Max, Sofia, Georg vermieden das innere Engagement recht aktiv und setzten auf eine andere Karte (Sport, Freizeit, Politik). Diese «Rechnung» kann durchaus aufgehen. Was hier wie ein Vermeidungsverhalten aussieht, ist gleichzeitig eine mächtige Ressource: In den außerschulischen Lebensbereichen fanden die Betroffenen viel Wertschätzung und Freude («Nahrung für die Seele») und trainierten gleichzeitig ihre Resilienz.

Alle Gesprächspartner fanden nicht die Förderung an sich schlecht. Man machte Spiele und trainierte dabei (Sofia, Max). Man konnte sogar seine thematischen Interessen verfolgen und dabei das Rechtschreiben trainieren (Ella). Aber man machte auch weniger interessante Dinge («Hat dieses Wort ein z oder tz?») und das war dann sehr schwierig.

Manchmal überließen unsere Gesprächspartner es auch dem Leben, suchten sich einen Duden (Ella), einen Freund, der helfen konnte (Sofia), gute Kollegen, die einen unterstützten (Maria, Mia) oder machten sie ein Coming-out und erlaubten sich das Fehlermachen öffentlich, so wie Max: «Ich darf das, weil ich Legastheniker bin!» So finden viele Menschen ihre eigenen Wege – so lange diese der Lern- und Lebensbewältigung dienen, sind sie hilfreich.

Fazit 1: Vorsicht vor nicht definierten Erfolgskriterien! Es lohnt sich zu erklären, was man als Therapeutin als Erfolg betrachtet. Man darf aber nicht vergessen, dass das Erfolgskriterium für Betroffene viel, viel höher liegen kann. Kommunikation und regelmäßige Kontrollen können helfen, hier Klarheit zu schaffen, vielleicht sogar Akzeptanz.

Es gibt wohl Menschen, die als Kinder schwer dazu zu bewegen sind, ihre Rechtschreib- oder Leseschwierigkeiten aktiv und ernsthaft anzupacken. Sie machen zwar mit, sind aber emotional wenig engagiert dabei. Da wir im Voraus nicht wissen können, wer in diese Gruppe gehört, können wir es nur durch Versuch und Irrtum herausfinden.

Man kann auch im Erwachsenenalter beschließen, etwas zu verändern, und dann klappt es. Manche unserer Gesprächspartner kümmerten sich später aus eigenen Stücken um die Rechtschreibung. Es ist nie zu spät, etwas zu lernen, das man lernen will (Maria, Ernst, Georg, Mia). So besuchen viele Erwachsene Kurse, wie sie vom Verein Lesen und Schreiben Schweiz angeboten werden, oder sie arbeiten in einer Dyslexietherapie über Jahre an diesem Thema.

8. Mythos: Motivation ist alles

Wenn man zwischen Buchdeckeln spannende Welten findet, motiviert das einen sehr dazu, das Lesen zu erlernen. Trotz dieser enormen Kraft kann es sehr mühsam und langwierig sein, den Zugang zum Lesen oder Rechtschreiben zu finden, wenn man mit einer Dyslexie unterwegs ist, wie Mia uns erzählt.

In der Pädagogik geht man oft davon aus, dass die Motivation alles sei und es mit der richtigen Motivation immer klappe. Das stimmt so nicht ganz, denn Hattie (2012) kommt in seiner Metaanalyse auf eine mittlere Effektstärke (d=0.48). Die Motivation ist nach Beywl & Zierer (2013) «besonders hoch, wenn Lernende kompetent sind, über ausreichende Autonomie verfügen, sich lohnende Ziele setzen, Feedback bekommen und Bestätigung von anderen erhalten» (2013, 58).

Einige dieser Voraussetzungen sind bei unseren Gesprächspartnern ungünstig: Kompetent als Leser oder Rechtschreiber konnte aufgrund der LRS-Diagnose ja niemand sein. Autonomie war in den Trainings wohl wenig vorhanden und die wirklich wichtigen Ziele lagen bei einigen Gesprächspartnern außerhalb der Schule. Über die Feedbackkultur kann man nur mutmaßen. Es ist also mehr als nachvollziehbar, dass die Lernmotivation für das Lesen und Schreiben bei einigen Gesprächsteilnehmern mindestens zeitweise nicht allzu groß war.

Nach Hattie (2012) sind Konzentration, Ausdauer und Engagement genauso wichtig wie die Motivation (d=0.48). Manchmal reicht alles zusammen nicht und die Fortschritte lassen auf sich warten. Dann gilt es, die Hoffnung nicht zu verlieren. Was heute nicht gelingt, könnte ja morgen zu schaffen sein. Unsere Gesprächsteilnehmer jedenfalls haben es einfach später geschafft.

Fazit: Es braucht eine starke Motivation, große Durchhaltekraft und viel Willen, um diese Lernklippen zu meistern. Wenn sich keine Erfolge einstellen, gilt es, den

Mut nicht zu verlieren, jeden Morgen wieder neu aufzubrechen und sich an anderen Dingen zu freuen, sei es Sport, Freizeit oder Politik.

9. Mythos: Viele Wege führen nach Rom – aber nicht alle.

Viele Wege führen nach Rom – aber längst nicht alle. Manche Wege wurden zwar erforscht: Man versuchte, das verdeckte Schielen zu korrigieren durch Schieloperationen oder Prismenbrillen, arbeitete mit farbigen Folien (sog. Irlen-Folien) und anderen Hilfsmitteln. Einigen Menschen half das und anderen nicht. Von Suchodoletz (2007) hat in seiner Übersichtsarbeit dargelegt, welche Wege aus Sicht der Forschung aussichtsreich sind. Dies bedeutet nicht, dass alternative Wege niemandem helfen könnten, sondern nur, dass sie bis heute nicht wissenschaftlichen Standards entsprechend erforscht wurden. Max hatte auch solche Wege versucht, leider nicht mit dem gewünschten Erfolg. Etliche Kinder in meiner Praxis profitierten jedoch von Prismenbrillen.

Fazit: Wenn auch die Forschung im Allgemeinen sehr wichtige Grundlagen liefert und immer gut im Überblick behalten werden sollte, kann Experimentieren dennoch angezeigt sein. Noch fehlen Langzeitstudien, die Wege und Ziele Betroffener von der Schule bis ins Erwachsenenalter erforschen. Da müssen wir wohl noch Geduld haben und uns inzwischen mit Einblicken in die Bewältigungswege einzelner Menschen begnügen.

10. Mythos: Wer LRS hat, dem ist das Lesen und Rechtschreiben egal.

Mit diesem Mythos wurden einige unserer Gesprächspartner konfrontiert: Man warf ihnen explizit oder implizit vor, sie würden sich nicht ernsthaft genug interessieren und bemühen. Über viele Jahre so missverstanden zu werden ist schmerzlich (Ella, Mia).

Die meisten Betroffenen schämten sich in ihrer Schulzeit sehr wegen ihrer Schwäche (Sofia, Maria, Mia, Ella, Max) und versteckten ihr Geschriebenes, wo immer es möglich war. Das Rechtschreiben war ihnen alles andere als gleichgültig. Vielen Menschen, die im Erwachsenenalter noch Schwierigkeiten haben mit der Rechtschreibung geht es ähnlich. Manche erfinden Ausreden oder Strategien, um ihre Schwierigkeiten zu verschleiern. Andere packen es an und besuchen Kurse für Erwachsene (www.lesen-lire-leggere.ch).

Max wagte ein Coming-out. Er sagt heute: «Ich bin Legastheniker. Ich darf das!» Maria meint: «Ich bin Legasthenikerin und die andern nehmen mich auch so an!» Das braucht sehr viel Mut, kann aber auch sehr viel bewirken. Menschen wie Max und Maria können viele Betroffene erreichen und ermutigen, zu ihrer Dyslexie zu stehen. Sie können dadurch wichtige Botschafter sein.

Andere sind glücklich, dass man es heute nicht mehr merkt, und sie verraten es niemandem, dass sie mit Dyslexie unterwegs waren oder es teilweise noch immer sind. Sie achten einfach darauf, ob jemand etwas merkt und sie freuen sich, wenn es nicht mehr auffällt (Mia, Maria, Ella). Meist sind ihre guten alten Freunde informiert, während neuer getroffene Menschen oder Menschen aus dem beruflichen Umfeld nichts davon erfahren. Sie stehen buchstäblich zwischen Coming-out und keiner merkts.

Fazit: Nicht jedem Mensch, der keine Fortschritte macht, ist das gleichgültig. Manche bemühen sich sehr und erleben immer wieder, dass sie missverstanden werden. Als Eltern und Lehrpersonen diese Bemühungen zu sehen und sie zu honorieren wäre eine große Hilfe für sie. Wenn man selber nicht betroffen ist, kann man sich kaum vorstellen, wie peinlich es ist, als gebildeter Mensch oder gar Fachperson in einem Bereich ständig so viele Rechtschreibfehler zu machen und «so dumm dazustehen».

11. Mythos: Mit einem, der nicht einmal richtig lesen kann, kann man in der Pause nicht spielen!

Dyslexie kann leicht zu sozialer Ausgrenzung führen, wie uns Sofia zeigt. Für die anderen Kinder ist die Dyslexie offensichtlich: Man liest langsam und macht viele Fehler beim Schreiben. Altersgenossen erscheinen solche Kinder als dumm und sie geraten leicht in eine Aussenseiterposition.

Wenn es dann noch gutgemeinte, aber verheerend wirkende Spielideen gibt in einer Schulklasse, ist ein Entrinnen fast unmöglich. Wenn der schnellste den Punkt für die Gruppe holt und die Gruppe wegen Georg verliert, ist er natürlich schuld daran. Da braucht man überwältigende soziale Fähigkeiten, um nicht ausgegrenzt zu werden.

Kinder orientieren sich in ihrer Freizeit unbewusst stark an ihrer Gruppe und halten sich meist in Gruppen auf, die in etwa so leistungsstark sind wie sie selbst: die schwachen Lerner spielen mit den schwachen, die starken mit den starken. Verschiedenen Gesprächspartnern war das bewusst und sie freuten sich, dass sie trotz ihrer schwachen Leistungen mit den Guten spielen konnten. Ella und Ernst gelang es offensichtlich, ihre sonstigen Fähigkeiten in die Waagschale zu werfen.

Manchmal können nur noch außerschulische Interessen helfen. Seine Rolle außerhalb des Lesens und Schreibens zu definieren (Ernst, der Zeichner und Kartenleser; Georg, der Politiker; Max, der Sportler; Ella, Mia und Sofia, die Mädchen mit den vielen Ideen; Maria, die Tüftlerin) und sich so erfolgreich gegen soziale Ausgrenzung zu wehren, ist ein ausgezeichneter Weg. Meist werden solche Interessen als Kompensation betrachtet. In Wirklichkeit sind sie jedoch viel mehr als das:

Sie sind eine wichtige Quelle der Selbstwirksamkeit («Ich kann auch etwas und bin auch jemand»). Hier ist man nicht behindert, sondern ein Experte. Auch als soziale «Währung» sind sie sehr kostbar.

Gute soziale Fähigkeiten helfen auch bei Dyslexie weiter: Man kann sie einsetzen zur Kompensation (Georg) oder man kann so ganz leicht Kollegen finden und Freunde haben (alle).

Fazit: Eine LRS kann weitreichende soziale Folgen haben. Lehrpersonen sollten sich das immer wieder vergegenwärtigen und rechtzeitig intervenieren. Eine inklusive Schule muss selbstverständlich auch LRS-Betroffene integrieren.

12. Mythos: Wer nicht gut lesen und richtig schreiben kann, soll die Klasse repetieren oder in die Kleinklasse gehen.

Repetition war früher eine gängige Maßnahme für Kinder mit Lernschwierigkeiten. Durch die Forschungsarbeiten von Hattie (2012) sind sie vollends in Verruf geraten. Die Repetition rangiert mit einer Effektstärke von -0.13 auf Platz 148, d. h. auf dem drittletzten Rang. Da Effektstärken im Minusbereich als schädlich betrachtet werden, sieht man heute häufig von einer solchen Maßnahme ab.

Nun ist allerdings die aktuelle Forschungslage recht mager. Jimerson & Brown (in Hattie & Anderman, 2013, 140) kommen zum Schluss, die frühere Sicht, die negativen Konsequenzen würden die positiven überwiegen, könne nicht bestätigt werden. Ihre Hauptkritik ist, dass es sehr wenige Studien gebe und dass diese sehr alt seien und heutigen wissenschaftlichen Standards nicht mehr genügten. Zudem wurden jeweils nur wenige Schüler untersucht und dies auch noch ausschließlich im Hinblick auf ihre Schulleistung. Außer Acht gelassen wurde, ob die Repetition den Kindern emotional nützte oder schadete.

Von einer Repetition waren Max, Ella, Sofia und Georg betroffen. Einige fanden, sie seien dadurch nicht besser geworden und haben diese Maßnahme nicht als hilfreich erlebt. Ella hatte diese im ersten Moment schlecht gefunden und erst im Verlauf der Zeit realisiert, wie gut sie ihr tat, da dadurch der Druck verringert wurde. Sie hat inzwischen erkannt, dass für sie Druck ein ganz heikler Faktor ist: Zu wenig Druck führt dazu, dass sie zu wenig macht und bei zu viel Druck löscht es ihr ab. Sie steuert ihren Druck heute sehr bewusst.

Mit einer Repetition kann man nochmals Zeit bekommen, um etwas Schwieriges zu lernen. Man ist zu Beginn normalerweise bei den guten Schülern dabei, was eine kraftvolle psychische Unterstützung darstellt. Als Heilpädagogin kann man erleben, dass sie durch die nun tieferen (und damit besser passenden) Anforderungen wirklich bessere Möglichkeiten haben mitzuarbeiten und dadurch langsam auch stoffmässig aufholen. Als Psychologin sieht man Kinder oft aufblühen in dieser Zeit. Da die Anforderungen aber erwartungsgemäß bald wieder steigen werden, sollten sie in dieser Zeit lernen, ihre Resilienz stärken, um nicht wieder «unten» zu landen, wenn der Druck ansteigt. Barbara Fredrickson (2011) und Martin Seligman (2012, 2015) beschreiben eindrücklich, welch große Bedeutung die Resilienz für die Lebensbewältigung hat.

Wenn die Repetition nicht genug half, folgte früher als nächste Stufe nicht selten die Kleinklasse. Das war für viele Kinder schlimm: «Mit LRS ist man niemand und kommt am Ende doch noch in die Kleinklasse!», fanden Georg und Sofia. Man war aus der Sicht der Altersgenossen «in der Dubelischuel» (Sofia). Das führte früher oft zu sozialer Ausgrenzung. Dieser zu entgehen forderte den betroffenen Kindern hervorragende soziale Fähigkeiten ab. Dies schafften unsere Gesprächspartner. Sie fanden im Rückblick, die Maßnahme Kleinklasse habe durchaus etwas Positives für sich gehabt:

- Man bekam Einblick in eine soziale Welt, die man überhaupt nicht kannte (Georg);
- Man erlebte: «Ich kann auch etwas! Ich bin gut!» (Georg, Sofia);
- Man merkte vielleicht: «Da muss ich nicht so lang lernen. Da habe ich mehr Zeit zum Spielen. Ich bleibe lieber da!» (Sofia, Georg).

Die Erkenntnis, nicht so viel lernen zu müssen, war für Sofia handlungsleitend, so lange sie noch zur Schule ging. Anschließend gab sie diese Erkenntnis glücklicherweise auf und schaffte so den Weg durch eine reguläre Lehre – was keine Selbstverständlichkeit ist nach einem so langen «Gastspiel» in einer Kleinklasse.

Fazit: Repetition und Kleinklasse sind obsolet gewordene pädagogische Maßnahmen. Ob das gut oder schlecht ist, darüber scheiden sich die Geister. Man müsste wohl im Einzelfall sehr differenziert darüber nachdenken, was heute trotz allem doch immer wieder geschieht. Sicher ist, dass man in der Kleinklasse interessante Dinge lernen kann, sich in einem Repetitionsjahr auch emotional wieder erholen kann und in beiden Lernsettings vieles lernen kann, was man noch nicht konnte.

13. Mythos: Gute pädagogische Maßnahmen wirken immer gut.

Gute pädagogische Interventionen wirken nicht immer gut. Sie können auch sehr mühsam werden: Das Wanderdiktat zum Beispiel, bei dem man mit LRS zigmal an die Tafel gehen muss, und am Ende das Wort doch nicht richtig geschrieben hat und nie fertig wird, ist ganz einfach demotivierend …(Ella). Ein gutgemeinter Wettbewerb kann sehr entmutigen, wenn man als Legastheniker seine Gruppe zum Verlieren bringt, weil man die Antwort zu langsam findet (Georg).

Gute pädagogische Maßnahmen wirken individuell. Während die einen Schüler von freieren Unterrichtsformen stark profitieren (Ella) und strukturiertere ablehnen, sind andere bei strukturierteren Formen leistungsfähiger (Ernst, Maria). Im Grunde genommen sollte die Schule nicht nur die Lernziele für ihre Schüler individualisieren, sondern auch die Lernwege. Das ist jedoch ein hoher Anspruch.

Auch bei guten pädagogischen Maßnahmen darf die Psychologie nicht vergessen werden: Menschen/Kinder möchten Erfolg haben und Ziele erreichen. Erleben sie das als unrealistisch, reagieren sie individuell, die einen mit Rückzug, die anderen mit Aggression. Die meisten aber verlieren irgendwann den Mut.

Eine pädagogische Förderung sollte aus Sicht der Forschung gut strukturiert, wohlwollend und angemessen fordernd sein (Grünke, 2014). Erfolgt diese im Einzelsetting, bewirkt sie mehr als Gruppenförderung (Gold, 2012). In der Praxis ist es wichtig, mit offenen Augen und offenem Geist zu beobachten, was bei wem, wann und wie wirkt. Wenn eine Intervention nicht das bewirkt, was sie sollte, muss sie angepasst werden.

Fazit: Auch wenn pädagogische oder sonderpädagogische Maßnahmen gut geplant und durchgeführt werden, muss die Wirkung keineswegs zwingend gut sein. Es gilt, achtsam und offen zu sein und neugierig immer wieder zu prüfen, ob die Hilfe wirklich hilft. Wenn sie nicht hilft, ist das keine Katastrophe, sondern etwas, das man auch einmal einen Moment lang beiseitelegen kann. Wer weiß, vielleicht hilft es später einmal. Vielleicht hilft hier im Augenblick aber ein anderer Weg besser. Das ist ja das Spannende am Lernen, dass man im Voraus nie genau weiß, was (wie) wirkt.

14. Mythos: Die öffentliche Schule kann alles.

Dieser Mythos ist heute in der Schweiz stärker denn je. Erfahrungen zeigen jedoch, dass dies nicht immer der Fall ist, weil die zeitlichen und personellen Ressourcen der öffentlichen Schule begrenzt und in der heutigen inklusiven Schule schnell aufgebraucht sind. Kommen dann noch Schüler mit Verhaltensauffälligkeiten hinzu, gehen LRS-Schüler leicht unter, denn sie sind selten so fordernd und störend wie Kinder mit Verhaltensauffälligkeiten.

So fanden wir bei unseren Gesprächspartnern gleich mehrere Fälle, in denen die Betroffenen für die Bewältigung ihrer LRS von einer Privatschule in verschiedenster Weise profitieren konnten.

Privatschulen können helfen, mit den Schwierigkeiten umzugehen (Max). Sie sind vielleicht toleranter (Max) oder strukturierter (Maria, Ernst). In den oft kleineren Klassen können die Lernenden individueller gefördert werden. Sind die Klassen nicht kleiner, hilft oft die «Philosophie» der Schule, denn Privatschulen haben ihre eigene Sicht der Schule.

Allerdings gibt es auch Privatschulen, die im Bereich Schriftsprache sehr tolerant sind und hier nicht fördern, weil sie das für unwichtig halten. Das kann im Moment zwar eine Entlastung bringen, langfristig aber zum Bumerang werden, weil es ohne einigermaßen funktionierende Lese- und Rechtschreibfertigkeiten in unserer Gesellschaft wirklich fast gar nicht geht.

Manche Privatschulen haben klare Lernkulturen und griffige Lernstrukturen. Meist sitzen alle Schüler beim Lernen in einem ruhigen Raum und es gibt keine ablenkende Elektronik. Hausaufgaben werden gemacht, es wird gelernt und Prüfungen werden vorbereitet. Da reicht die Lernenergie bei vielen Schülern weiter als zu Hause, wo man viele interessantere Dinge tun könnte als zu lernen.

Für Dyslektiker ist es eine sehr große Herausforderung, zwei Fremdsprachen zu meistern, sind sie doch durch die Muttersprache allein schon zur Genüge ausgelastet. Hier kann ein Fremdsprachenaufenthalt helfen, die Probleme zu verringern (Ella, Ernst, Maria). So ist es möglich, sich die größten Probleme mit einer Fremdsprache vom Leib zu schaffen. Solche Kurse sind nur außerhalb öffentlicher Schulen zu finden.

Fazit: Die öffentliche Schule leistet hierzulande sehr viel und Privatschulen auch. Diese beiden Arten von Schule ergänzen sich. Es lohnt sich nicht, die eine gegen die andere auszuspielen. Man sollte schauen, wo den Förderbedürfnissen Einzelner am besten begegnet werden kann und dann die bestmögliche Wahl treffen.

15. Mythos: Was alles helfen kann, eine Dyslexie zu bewältigen …

Eine Dyslexie kann man auch mit Mathematik bewältigen! Was paradox anmutet, zeigte sich in unseren Gesprächen mehrfach. Indem man Dinge findet, die man gut oder besser kann, bewältigt man emotional eine LRS. Mathematik kann zeigen: «Ich bin auch jemand! Ich kann auch etwas!» (Maria, Ernst). Natürlich kann das auch Sport, Wissen oder ein anderes Können sein.

Mathematik kann auch helfen, den geforderten Notenschnitt zu erreichen, um in der Klasse bleiben zu können. Mit einer guten Begabung für Mathematik kann man sich leichter in Mathematik verbessern als in Rechtschreiben.

Nach Joachim Bauer (2008) gibt es beim Lernen keinen Weg ohne Menschen. Ob Lehrperson, Therapeutin, Familie oder Freunde: Menschen spielen auch bei der Bewältigung von Dyslexie eine sehr große Rolle. Das haben alle Gesprächspartner berichtet. Lehrpersonen helfen durch Training oder Einbezug anderer Fachleute, aber auch durch emotionale Unterstützung («Du wirst einmal Autorin, so oder so!» – Mia). Eltern unterstützen beharrlich die Bemühungen ihres Kindes, zeigen Interesse und ermuntern.

Man kann das Leben sehr gut meistern, auch wenn man mit der Rechtschreibung nicht so weit gekommen ist, wie man gerne gekommen wäre. Das lernen wir aus der

Geschichte von Max. Wir lernen aus seiner Geschichte aber auch, dass es nur mit viel Einsatz geht – sei es in der Dyslexietherapie, in der Schule, im Sport oder im Beruf. Im Idealfall hat man überall und lang genug eine Art Trainer, der einem zeigt, wie das Nichtaufgeben funktioniert.

Auch die Resilienz, diese Mischung aus Hoffnung, Vitalität, Ausdauer, Tapferkeit, sozialer Intelligenz und Weitblick ist eine hervorragende Fähigkeit bei der Bewältigung von Schwierigkeiten. Alle diese Faktoren helfen Menschen, mit ihren Schwierigkeiten geschickt umzugehen. Sei es, dass sie diese bewusst ausklammern (Comingout: «Ich bin Legastheniker. Ich darf Fehler machen!» – Max), sei es, dass man Schwierigkeiten immer wieder anpackt – manchmal erst nach der obligatorischen Schule (wie Maria).

Fazit: Erstaunliche Dinge tragen dazu bei, eine Dyslexie zu bewältigen. Aber ohne Menschen und ohne Resilienz geht es sicher nicht. (Wir werden in Abschnitt 4.3 Positive Psychologie näher darauf eingehen.)

16. Mythos: Der Nachteilsausgleich ist neu.

Der Nachteilsausgleich (NTA), den es früher in der heutigen Form nicht gab, wurde informell oft praktiziert durch Berücksichtigung bei der Notengebung oder durch Zeitzugaben (Max, Ella).

Der NTA umfasst verschiedene Maßnahmen, beispielsweise Zeitzugaben, einen ruhigen Raum, einen PC zum Schreiben von Texten sowie die Nichtbenotung der Rechtschreibung außerhalb der Sprachfächer. Schüler oder Studenten können mehr Zeit bekommen oder Wörterbücher benutzen und ähnliches mehr.

Auf der Sekundarstufe II (Gymnasium, Berufsschule) ist der Nachteilsausgleich weitgehend angekommen (Lichtsteiner, 2013). Auf der Sekundarstufe I (Bezirksschule, Sekundarschule, Realschule) sucht man ihn heute oft immer noch vergeblich und in der Primarschule findet man ihn noch zu selten. Es gibt immer noch Lehrpersonen oder Schulen, die sagen, einen NTA gebe es an ihrer Schule nicht. Klar ist: Menschen mit einer LRS-Diagnose haben einen rechtlichen Anspruch auf einen Nachteilsausgleich. Diesen einzufordern stellt für Legastheniker oder ihre Eltern bisweilen einen großen Aufwand dar.

Allerdings kann auch ein Nachteilsausgleich nicht verhindern, dass Betroffene sich sehr intensiv mit dem Lesen und Schreiben auseinandersetzen müssen. Zudem ist längst nicht in jeder Schulstruktur eine maßgeschneiderte und effektive Unterstützung zu finden. Aber wie unsere Gesprächspartner zeigen, schaffen manche das tatsächlich aus eigener Kraft. Manche aber erst in späteren Jahren.

Georg hat im Hinblick auf die Maturaprüfungen einen Nachteilsausgleich erstellen lassen. Er hat diesen mit der Schule diskutiert und dort auch deponiert. Die

Schule rät ihm, es ohne NTA zu versuchen und diesen erst, wenn seine Leistungen knapp werden, einzusetzen. Georg versucht es jetzt so und hätte natürlich eine riesige Freude, wenn er es ohne NTA schaffen würde. Ella verzichtet auf den Nachteilsausgleich in ihrer Weiterbildung. Sie möchte es ohne diesen schaffen. Sofia hatte ihn in ihrer Lehre ebenfalls nicht beantragt und ist stolz darauf.

Heute streiten sich die Experten, ob es gerechtfertigt sei, eine LRS in Beziehung zur Intelligenz zu setzen oder nicht. Bei ausreichenden finanziellen Mitteln scheint mir diese Frage wirklich überflüssig: Eine LRS ist es dann, wenn jemand große Schwierigkeiten hat und sonderpädagogische Hilfe braucht – und die soll er bekommen, auch wenn es keine Diskrepanz gibt zwischen seiner Intelligenz und seinen Lese-Rechtschreib-Problemen.

Anders sieht es aus, wenn aus den LRS-Schwierigkeiten ein Nachteilsausgleich abgeleitet werden soll. Dann muss ein Nachteil nachzuweisen sein. Als Nachteil gilt es, wenn aufgrund der kognitiven Fähigkeiten angenommen werden kann, dass der oder die Betroffene die Fähigkeiten hat, den Schriftspracherwerb zu meistern. Die Diskrepanz zwischen Intelligenz und Schriftsprachfertigkeiten begründet einen Nachteilsausgleich.

Der NTA wird bei Dyslexie in der Regel nur für eine bestimmte Zeit gewährt, weil man davon ausgeht, dass sich die Situation durch Lernen und Trainieren verändern lässt. Häufig wird er auch verknüpft mit der Auflage, sich um Lesen und Rechtschreiben aktiv zu kümmern, eine Therapie aufzunehmen oder einen Förderkurs zu absolvieren. Dies kann für die Lernenden eine Chance sein, denn dann müsste die Schule ihnen eigentlich auch etwas anbieten und hilfreiche Maßnahmen finanzieren.

Fazit: Der Nachteilsausgleich bringt den Schulen mehr Aufwand, den Schülern aber Entlastung. Er kann dazu beitragen, Nachteile zu verringern. Ganz ausgleichen kann er sie allerdings nicht. Aber wenn man verhindern kann, dass eine angemessene Bildung verunmöglicht wird, ist das schon viel.

17. Mythos: LRS entsteht unabhängig vom Unterricht und hat nichts mit der Schule zu tun.

Dieser Mythos ist weitverbreitet und sehr beliebt. Es mag zwar stimmen, dass viele Dyslexie-Betroffene in jeder Art von Unterricht ihre Behinderung hätten. Es stimmt aber wohl auch, dass je nach Unterricht auch Personen, die in einer anders gearteten Schule keine massiven Schwierigkeiten entwickelt hätten, das Bild einer Dyslexie zeigen. Hätten sie das Rechtschreiben mithilfe eines systematischen Lehrgangs gelernt (vgl. Katharina Leemann, 2015), könnten sie es heute so gut, dass sie die Kriterien für eine Dyslexie nicht mehr erfüllen würden. Schließlich wird die Dyslexiediagnose nicht mit einer geheimnisvollen Testbatterie gestellt, sondern aufgrund von Lese- und Rechtschreibtests – und diese lassen sich mit systematischem Unterricht sehr direkt beeinflussen.

Auch der Unterrichtsstil spielt für viele Schüler eine Rolle. Bei unseren Gesprächspartnern war herauszuhören, dass gut strukturierter Unterricht sehr hilfreich sein kann. Maria und Ernst profitierten von einem klaren Unterrichtsstil, in dem man mit Logik weiterkam: Regeln und Ausnahmen in der Rechtschreibung waren ihnen leichter zugänglich als viele Beispielwörter. Mithilfe der Regeln gelang es ihnen, die Sprache zu durchschauen und so die Rechtschreibung zu bewältigen.

Der klare Auftrag, im Fremdsprachenunterricht Vokabeln zu lernen oder die Aufgabe, Sätze auswendig zu lernen, mag in einer modernen Pädagogischen Hochschule einen Schüttelfrost auslösen. Für Maria und Ernst waren das jedoch die Wege, mit denen sie in den Fremdsprachen weiterkamen, weil sich auf diese Weise ihr Ohr an Wörter und Sätze gewöhnte.

Fazit: Die Schule hat viel mit der Entstehung von LRS zu tun. Da bin ich mit Schlee, Sirch und Valtin einverstanden. In der Schweiz hatten wir bis vor wenigen Jahren Ressourcen für die Förderung von Schülern mit Dyslexie. Heute gibt es vielerorts offiziell weder LRS noch eine wirksame Unterstützung – und in vielen Schulen auch keinen klar strukturierten Rechtschreibunterricht. Eine einfache Hilfe, von der am meisten Kinder profitieren könnten und die nicht einmal zusätzliche Kosten verursachen würde, wäre ein moderner und systematischer Rechtschreiblehrgang für alle.

18. Mythos: Ein Schulabbruch ist immer eine Katastrophe.

Im Allgemeinen ist ein Schulabbruch wohl häufiger eine Katastrophe als eine Hilfe. Er macht das Versagen des Systems bei einem Menschen deutlich. Bei unseren Gesprächspartnern sahen wir jedoch, dass ein guter Neuanfang daraus folgen kann (Ella, Max, Ernst). Die Betroffenen fanden, sie würden von der Schule, in der sie steckten, nicht mehr profitieren und brachen sie kurzerhand ab, um eine andere Schule zu besuchen (Ernst), eine Lehrstelle zu suchen (Max) oder einen Sprachaufenthalt zu machen, um in Englisch weiterzukommen (Ella).

Die Schule zu unterbrechen kann auf späteren Schulstufen (Gymnasium) auch eine gute Idee sein (Maria), wenn man dadurch die Zeit nutzen kann, sich mit einer Fremdsprache so intensiv auseinanderzusetzen, dass sie einen nach der Rückkehr nicht mehr am Fortkommen hindert.

Fazit: Ein Schulabbruch ist eine Maßnahme wie andere auch. Er muss sorgfältig überlegt werden, kann dann jedoch zu einem Neuanfang führen. Er kann dem Lern- und Lebensweg neue Energie verleihen und Lernenden helfen, eine gute Wendung zu finden. Für die Schule, die einen ihrer Schüler vor dem Abschluss verliert, ist die

Einsicht, dass man nie allen Lernbedürfnissen gerecht werden kann ein Anstoß zum Weiterdenken.

4.2 Die Rolle der exekutiven Funktionen bei der Bewältigung der Dyslexie

Die exekutiven Funktionen waren in unseren Gesprächen nicht einfach aufzuspüren. Am besten zeigten sie sich bei Personen, die bildungsmässig sehr weit gingen (Mia, Maria, Ernst). Dies könnte ein Hinweis darauf sein, dass exekutive Funktionen denjenigen am meisten bewusst werden, die lange und intensiv lernen. Dank ihres langjährigen Bildungsgangs haben sie einen tieferen Einblick in ihr Lernen.

Außerdem wurde den exekutiven Funktionen früher im Unterricht noch keine Bedeutung beigemessen, weil die Schule auf die Lerninhalte und nicht auf die Lernwege fokussierte. Einige unserer Gesprächspartner sind ja noch in den Sechzigerjahren zur Schule gegangen.

Die Hirnentwicklung spielt wohl auch hier eine Rolle: Wer noch intensiv am Lernen war, als das Gehirn weit genug entwickelt war, um über sein Lernen ohne Hilfe von außen nachdenken zu können, konnte mehr über seine exekutiven Funktionen berichten. Die exekutiven Funktionen sind bekanntlich weitgehend abhängig von der Entwicklung des Frontallappens (oberes Gehirn), jenem Teil des Gehirns, der zuletzt heranreift und sich bis ins Alter von 25–30 Jahren noch sehr stark entwickeln kann (Aamodt & Wang, 2012).

Eigentlich müsste man die exekutiven Funktionen «in flagranti» erwischen: Wenn Menschen lernen oder Probleme lösen, zeigen sie sich. Ist dieser Prozess abgeschlossen, sind sie auch bald wieder von der Bildfläche verschwunden. Unsere Gespräche wurden mit den meisten Personen viele Jahre nach dem Schulabschluss geführt, was sie die exekutiven Funktionen nicht gerade einfach sichtbar werden lässt. Indirekt lassen sich exekutive Funktionen teilweise aus der Biografie erschließen. Die exekutiven Funktionen haben jedenfalls ihrem Ruf, etwas Geheimnisvolles zu sein, wie Ann Brown dies 1984 schrieb, seither alle Ehre gemacht.

Selbstregulation

Wie wir bereits gezeigt haben (s. Kap. 2.3 Kognitive Psychologie und exekutive Funktionen), ist die Selbstregulation eine äußerst wichtige exekutive Funktion.

Bei unseren Gesprächspartnern war die Selbstregulation im Allgemeinen gut: Alle Personen haben ihr Leben energisch, erfolgreich und manchmal gegen erheblichen Widerstand angepackt: Mia, die gegen den Professor kämpfte, Ella, die eigentlich im Wesentlichen gegen alle Lehrer war und selbst bestimmen wollte, was sie tut und was nicht, Ernst, dessen Eltern das Studium nicht befürworteten, Sofia, die aus eigener Kraft trotz Sonderklassenkarriere eine richtige Lehrstelle fand und heute mit der Vorbereitung auf die nächste Lehrabschlussprüfung im zweiten Beruf beschäftigt ist, ebenso wie Maria, die für die Möglichkeit kämpfte, trotz LRS Lehrerin zu werden.

Ob diese Personen die Schwierigkeiten mit der LRS so gut bewältigten, weil sie von Geburt an eine gute Selbstregulation und auch viel Widerstandskraft hatten oder ob sie diese in ihrem Leben entwickelten, ist schwer zu sagen. Es ist aber durchaus anzunehmen, dass die Dyslexie auch dazu beitrug, Durchsetzungskraft und Ausdauer zu trainieren. Sie half, die Aufmerksamkeit auf die jeweils wichtigen Punkte zu legen, eine gute Motivation aufzubauen und aufrechtzuerhalten und seinen Impulsen nicht einfach nachzugeben, sondern diese zu zähmen. Die Geschichten dieser Menschen zeigen, dass die Selbstregulation bei der Bewältigung des Problems Dyslexie eine gewichtige Rolle spielte. Das obere Gehirn arbeitete hier mit dem unteren ganz gut zusammen.

Betrachtet man die Gespräche etwas genauer, stellt man fest, dass sich eine Selbstregulation der Aufmerksamkeit, der Motivation und der Impulse beobachten lässt. Nicht in jedem Fall ist diese für alle Lebensbereiche oder für das ganze Leben gleich groß. Je nach Alter und Lebensbereich kann diese ganz unterschiedlich ausgeprägt sein: Nicht alle unserer Gesprächspartner verfügten während ihrer Schuljahre über eine gute Selbstregulation für schulisches Lernen oder für das Erlernen der Schriftsprache. Da gab es interessante Unterschiede und Entwicklungen:

Ella musste sich mit einer schwachen Selbstregulation der Aufmerksamkeit, Motivation und Impulse durch die Schuljahre kämpfen. Auch in der Berufsausbildung fiel ihr diese noch schwer. Erst jetzt in der Weiterbildung fällt ihr diese leichter, weil sie die Themen interessieren und sie davon ausgeht, das Gelernte im Beruf brauchen zu können. Außerdem hat sie diese Weiterbildung selbst gewählt – ein ganz entscheidender Punkt für sie.

Mia hatte als Kind eine gute Selbstregulation, wenn sie etwas Kreatives tun konnte: Das Texteschreiben gehörte ebenso dazu wie das Theaterspielen. Ging es aber um die Rechtschreibung, musste sie sich während ihrer Schuljahre stark auf die Fremdsteuerung durch ihre Eltern abstützen. Während des Studiums konnte sie ihre Selbstregulation auch für das Rechtschreiben einsetzen und hier sehr große Fortschritte erzielen.

Sofia hatte für das schulische Lernen durch ihre ganze Schulzeit hindurch eine schlechte Selbstregulation und musste sich stark auf die Fremdregulation durch ihre Eltern abstützen. Erst während der Lehre entdeckte sie das Lernen und nach der Lehre erst merkte sie, «dass es sich lohnt, sich hinzusetzen, weil man dann etwas erreichen kann». Diese Erfahrung der Selbstwirksamkeit stärkte ihre Selbstregulation und ihr Selbstvertrauen. Sie machte sie auch für das schulische Lernen nutzbar. Sie entwickelte sich zu einer Lernern, die sich bis heute immer wieder neue Ziele setzt (erste Lehre, kaufmännische Ausbildung, Kosmetikerinnen-Ausbildung, Sprachkurs, zweite Lehre mit geplanter Lehrabschlussprüfung). Sofia bedauert es ein wenig, das Lernen so spät entdeckt zu haben.

Max kämpfte bis zur Lehre mit seiner Selbstregulation für schulisches Lernen. Das Entgegenkommen für seine LRS-Probleme in der Berufsschule tat ihm sehr gut. Aber so richtig in Fahrt kam Max erst mit dem Profisport und schließlich im Beruf. Hier hat er auch heute noch so viel Tatendrang, dass er sich manchmal buchstäblich bremsen muss. Auch das Bremsen ist eine Aufgabe der Selbstregulation. Ab und zu wundert er sich, wie er «vom Faulpelz zum Workaholic» werden konnte. Auch er hat erlebt, dass er aus eigener Kraft sehr weit kommen kann. Mit seiner Dyslexie hat er seinen ganz persönlichen Umgang gefunden.

Ernst verfügt ebenfalls über eine gute Selbstregulation, die er in den Schuljahren meist für Mathematik, naturwissenschaftliche Fächer, Orientierungslauf und andere Freizeitaktivitäten nutzte. In der Berufswahlschule begann er sie für das schulische Lernen einzusetzen: In Deutsch lernte er nun das Rechtscheiben. Später brauchte er die Selbstregulation für Englisch und Französisch. Inzwischen kommt sie überall, wo er es nötig findet, zum Einsatz.

Maria hatte neben ihrer allgemeinen Selbstregulation auch eine gute für das schulische Lernen, sogar für das Rechtschreiben. Für sie war es wichtig, Feedback zu erhalten, was in den späten Fünfzigerjahren, als sie die Primarschule besuchte, noch nicht selbstverständlich war. Wenn sie kein Feedback bekam, gab sie es sich selbst («Wenn ich etwas aus der Kiste nehmen darf, bedeutet das, dass ich es gut gemacht habe»). Diese Kunst des Selbstfeedbacks begleitet sie durch das Leben und Lernen und kommt immer wieder zum Einsatz, wenn sie Motivation und Durchhaltekraft stärken will. Hier unterstützt das untere Gehirn das obere und umgekehrt.

Zu viel Druck ist schlecht für die Selbstregulation. Ella beschreibt eindrücklich, wie diese zusammenbricht, wenn zu viel Druck da ist: Der Laden gehe hinunter und die Motivation sei weg, erklärt sie. Hier stört das untere Gehirn das obere, das limbische System den Frontallappen. Inzwischen hat Ella gelernt, wie sie das untere Gehirn beruhigen kann, so dass es das obere nicht mehr stört. Sie denkt sich einfach, die anderen hätten auch Probleme. Vielleicht im Rechnungswesen, wo sie überhaupt keine habe.

Alle Gesprächspartner hatten Eltern, die sie in ihrer Selbstregulation förderten, aber nicht überforderten. Die Eltern übernahmen Steuerungsfunktionen, wenn die ihres Kindes noch nicht stark genug waren. Die Fremdsteuerung war eine Art von Entwicklungshilfe für die Selbststeuerung, denn über Fremdsteuerung kann man zur Selbststeuerung gelangen.

Fazit: Selbstregulation ist für das Lernen und die Lebensbewältigung extrem wichtig. Das zeigten die Arbeiten von Mischel (2015) und Moffitt (2011). Heute werden in der Schule sehr gute Selbstregulationsfähigkeiten vorausgesetzt, denn nur so kann man in der inklusiven Schule selbstständig genug arbeiten, um voranzukommen.

Solange die Selbstregulation noch nicht gut genug entwickelt ist, ist man auf Fremdregulation durch Eltern, Lehrpersonen oder Therapeuten angewiesen (Brunsting, 2014a, b; 2015a, b). Lernenden diese vorzuenthalten, wäre aus meiner Sicht ein gravierender erzieherischer, pädagogischer oder therapeutischer Fehler.

Zur Selbstregulation gelangt man über viele kleinere und größere Schritte, angeleitet und begleitet durch Bezugspersonen. Die Selbstregulation als wichtiger Schlüssel zu den exekutiven Funktionen, zum Lernen und zu Lebensbewältigung erfordert einiges an Aufmerksamkeit. Es gilt, sie zu bemerken und zu stärken, wo immer sie sich zeigt (z. B. Fußball oder Mathematik). Auf diese Weise kann sie bewusst gemacht werden (oberes Gehirn). Auch der Transfer sollte im Auge behalten werden («Im Fußball schaust du ganz genau und kickst die Bälle exakt zum richtigen Spieler! Versuch mal, ob du beim Abschreiben eines Wortes auch so gezielt vorgehen kannst!»). Auf diese Weise kann der Transfer von anderen Bereichen in die Rechtschreibung hinein gesucht und trainiert werden.

Handlungsplanung

Die meisten Gesprächspartner hatten Lernziele. Manche kamen aber erst nach Abschluss der obligatorischen Schule zum Lernen von schulischen Inhalten. Diese Ziele regten sie zum Planen an, was implizit (und meist unbewusst) oder explizit sein kann. Die Planung kann mehr emotional gefärbt sein («Cool, wenn ich das fertig habe, game ich!») oder mehr kognitiv («Also erst lese ich das, dann unterstreiche ich …»).

Manche Pläne werden nie formuliert und sind unbewusst (unteres Gehirn). Man geht planmäßig vor, ohne sich dessen bewusst zu sein. Implizite Pläne, die nie zur Sprache kommen, kann man häufig an der Biografie gut ablesen.

Andere Pläne sind explizit und so bewusst, dass sie erzählt werden können. Manche finden einen Platz auf Post-it-Notizzetteln.

Bei der Handlungsplanung sind die Ziele von großer Bedeutung. Sie funktionieren wie ein Navigationssystem, auch wenn die einzelnen Schritte damit noch nicht geklärt sind. Die Ziele lassen einen Wege finden und schließlich auch einzelne Schritte planen.

Ella wollte einmal Lehrerin werden oder Geschichte studieren, Sofia Bäckerin-Konditorin und später Kosmetikerin werden, Mia wollte Germanistik studieren und Max Profisportler werden, dann Fitnessstudiomanager. Georg möchte Schreiner und dann Bodenleger werden. Heute will er eine Matura machen. Maria wollte Lehrerin werden, dann Pädagogik studieren und Ernst plante, Verkäufer zu werden und später wollte er Volkswirtschaft studieren.

Das waren alles Fernziele, also bewusste Pläne, die große Linien vorzeichneten. Geraten die großen Ziele aus dem Blickfeld wie bei Ella, kann die Planung völlig zusammenbrechen. Ohne große Ziele ist es schwer, Schritte zu planen. Ella zeigt uns, dass man neue Ziele finden kann. Aber es ist ein langer und anstrengender Weg.

Planung kann bedeuten, möglichst wenig für das Lesen und Rechtschreiben zu tun während der Primarschulzeit und stattdessen jede freie Minute im Freien zu verbringen (Sofia, Ella). Es kann aber auch bedeuten, sich genau zu überlegen, für welches Fach man lernen will, in welchem Fach sich der Einsatz am meisten lohnt (Maria). Man kann einen Sprachaufenthalt planen (Ernst, Maria, Ella), Nachhilfestunden nehmen (Georg) oder einen Nachteilsausgleich beantragen (Georg). Man kann auch planen, auf diesen zu verzichten, solange es ohne ihn geht und ihn als Sicherheit im Hintergrund zu haben.

Man kann natürlich auch explizit oder implizit die nächsten zwei Wochen planen («Dann lerne ich das, trainiere jenes, schreibe Listen») oder die Vorbereitung für die nächste Prüfung gestalten. Darüber konnten wir bei unseren Gesprächspartnern kaum etwas hören, weil solche Überlegungen wohl zu weit zurückliegen, als dass man sich heute noch daran erinnern könnte. Solch kleinräumige Planungsschritte sind aber für die Förderung im Alltag wichtige Ansatzpunkte und sollten immer wieder initiiert und auch explizit gemacht werden.

Wer plant, sollte mit Hindernissen rechnen, lehrt uns die kognitive Psychologie. Dann wird man nicht von ihnen überrumpelt, sondern kann sich im Voraus überlegen, was man bei welchem Hindernis tun könnte. Gawrilow, Guderjahn & Gold (2013) zeigen, wie dies im Alltag funktionieren kann.

Fazit: Unsere Gesprächspartner planten implizit und explizit und je nach Alter und Lebensbereich unterschiedlich stark. In unserer modernen Schule werden viele Planungsfähigkeiten benötigt, um mit Wochenplan, Prüfungsvorbereitungen und Projekten zurechtzukommen. Auch hier ist es unabdingbar, dass Erwachsene oder weiterentwickelte Gleichaltrige helfen, diese aufzubauen.

Organisation des Verhaltens

Wie man sich innerlich auf das Lernen einstellt und sich auch äußerlich sichtbar organisiert, spielt beim Lernen eine wichtige Rolle. Diese Organisation wird von verschiedenen Personen ganz unterschiedlich bewältigt.

Von Studenten hört man oft, dass sie zum Lernen in die Bibliothek gehen, weil dort alle anderen auch ruhig sind und lernen, nichts sie also ablenkt. Andere schalten alle elektronischen Geräte aus, machen Ordnung auf dem Tisch oder suchen sich einen ruhigen Platz. Dieser muss keineswegs im eigenen Zimmer sein. Als Ernst merkt, dass er am besten im Zug lernt, organisiert sich von diesem Zeitpunkt an entsprechend.

Wir hörten in den Gesprächen einiges über äußere Organisation und andere Personen, die einen Teil dieser Organisation für die Betroffenen übernahmen. Bei Ella waren die Eltern sehr engagiert: Sie suchten Abklärung, Begabungsförderung, LRS-Therapie und später auch eine Art von Nachteilsausgleich für ihre Tochter. Ellas Therapeutin suchte eine enge Kooperation mit den Lehrern und traf inhaltliche Absprachen. Ella machte längere Zeit gut mit. Sie organisierte sich innerlich und stellte sich gut darauf ein. Sobald sie selbst die Organisation übernehmen konnte, sah es allerdings anders aus: Sie warf die Schultasche in die Ecke, wenn sie nach Hause kam und rannte nach draußen mit dem festen Entschluss, so lange zu spielen, wie noch jemand da war, und nachher erst zu lernen, falls noch Zeit übrig war. Auch das ist eine Art äußerer Organisation, gepaart mit einer eigenwilligen Planung. Inzwischen hat sie gelernt, es anders zu machen: Sie fasst den Entschluss zu lernen und teilt die Zeit ein (innere Organisation). Dann setzt sich dann hinter die Bücher (äußere Organisation).

Auch bei Sofia unterstützten Eltern und Therapeutin die äußerlich sichtbare Organisation. Sie selbst war bis zum Beginn ihrer Lehre innerlich nicht wirklich dabei. Sie machte mit, tat aber keinesfalls mehr, als man von ihr verlangte. Seit dem Lehrabschluss ist sie nun äußerlich und innerlich voll dabei. Sie lernt, übt und plant heute gar einen Fremdsprachenaufenthalt, um ihr Englisch zu verbessern.

Mia übernahm das von den Eltern vorgegebene Prozedere, übte erst Lesen oder Schreiben und ging erst danach hinaus. Später organisierte sie sich selbst mit Kollegen, Zetteln (äußere Organisation) und innerer Entschlossenheit (innere Organisation), dank der ihr bemerkenswerter Weg überhaupt erst möglich wurde.

Max ist heute innerlich wie äußerlich minutiös organisiert. In seiner Kindheit war er das im Sport auch, jedoch nicht beim schulischen Lernen. Für die innere und äußere Organisation war während der Schuljahre die Mutter zuständig. Max spielte mit, wenn auch ohne Begeisterung.

Georg ist heute äußerlich wie innerlich bestens organisiert. Er fokussiert auf die wichtigen Fächer für seine Matura und sucht sich Unterstützung von außen, auch für das Rechtschreiben.

Ernsts Vorgehen ähnelt dem von Georg: Er war früher schon gut organisiert, wenn auch bis zur Berufslehre nicht fürs Lernen der Schriftsprache. Die Unterstützung durch das Elternhaus war vorhanden, aber nicht sehr stark und auf jeden Fall eher emotionaler als fachlicher Natur. Ab der Berufslehre gehörte neben dem Trainieren der Schriftsprache auch das Lernen generell mit zu den Feldern, die Ernst innerlich wie äußerlich gut organisierte.

Maria organisierte ihr inneres und Äußeres Verhalten im Hinblick auf ihre Ziele bereits in der Schulzeit: Sie stellte sich innerlich darauf ein, mit der Mutter im Wohnzimmer Diktate zu üben und blieb dabei, selbst wenn das nicht so erfolgreich war, wie sie es sich wünschte. Eine andere Unterstützung war auch für Maria noch nicht in Reichweite. Für ihre Berufsausbildung und ihre Studienpläne fuhr sie fort, sich innerlich und äußerlich gut zu organisieren.

Fazit: Eine gute innere und äußere Organisation kann helfen, die Ziele nicht aus den Augen zu verlieren. Wer das nicht glauben mag, möge einen Selbstversuch wagen, den Arbeitstisch frei räumen oder an einen ruhigen Platz gehen, die Augen schließen und sich für zwei Minuten innerlich auf die Aufgabe einstellen, die er danach anpacken will. Diese stille Minute (Brunsting, 2013, 2014) kann helfen, neu zu fokussieren und anschließend besser voranzukommen.

Ist die äußere Umgebung sehr ablenkungs- und geräuschreich, können ein ruhigerer Raum oder ein Platz mit Blick an eine ruhige Wand oder auch Kopfhörer helfen. Die visuellen und akustischen Geräuschquellen sind in Klassen mit viel individualisiertem Unterricht erheblich. Gleichzeitig sind Kinder und Erwachsene heute stärker ablenkbar. Dass das nicht einfach so zusammenpasst, liegt auf der Hand.

Zeitgefühl und Zeitmanagement

Zeitgefühl und Zeitmanagement sind für einige der Gesprächspartner wichtige Themen, weil sie mit ihrer LRS erlebten was es heißt, wenn man zu wenig Zeit hat für das, was man eigentlich will. «Alles brauchte so viel Zeit!», stellt Ella fest. Deshalb entschlossen sich die einen (Ella, Sofia, Georg und Max) dazu, möglichst wenig Zeit mit dem leidigen Lesen und Schreiben zu verbringen. Alle bekamen zwar Unterstützung neben der Schule. Aber diese wurde leider in ihrer Freizeit anberaumt. «Die andern hatten Hobbys in dieser Zeit!», seufzt Ella heute noch. Die gutgemeinte Förderung zum falschen Zeitpunkt über Jahre hinweg, war für sie mehr eine Belastung als eine wirkliche Hilfe. Umso mehr, als sie selbst kaum Erfolg für ihre Bemühungen feststellen konnte.

Die wirklich interessanten Dinge fanden einige unserer Gesprächspartner jahrelang in anderen Feldern als im Lesen und Rechtschreiben. Bei diesen Tätigkeiten zählt die Zeit meist nicht, denn da läuft die Uhr anders. Wenn die Zeit auf dem Spielplatz verbracht wurde, gab es nicht mehr genug Zeit zum Lernen. Zeitgefühl und Zeitmanagement mussten irgendwie in Übereinstimmung gebracht werden. Das war in der Kindheit sehr schwierig (Ella, Sofia, Max).

Andere Gesprächsteilnehmer gingen mit ihrer Zeit anders um. Maria überlegte sich, in welches Fach sie ihre knappe Zeit investieren sollte und entschied sich für Mathematik, weil für sie hier schnellere Erfolge möglich waren.

Fazit: Auch bei Kindern kann die Zeit knapp sein. Wenn man sie bei der Zeiteinteilung unterstützen kann, sollte man das so lang als nötig tun. Später werden sie es selber tun: Alle unsere Gesprächsteilnehmer haben es gelernt, allerdings zu einem großen Teil erst nach der obligatorischen Schulzeit.

Gelingt es, Betroffenen zu zeigen, dass sich zeitlicher Einsatz lohnt, ist schon viel gewonnen. Mit Geschick und Fantasie kann man kleine Erfolge herbeiführen, die aufzeigen, dass sich das Lernen auszahlt. Sich eine Wörter- oder Bilderliste so lang zu merken, wie man will und zu zählen, wie viele Elemente man erinnert, kann zu einem beachtlichen kleinen Lernerfolg führen, wenn man in einem zweiten Durchgang noch drei Minuten mehr investiert.

Flexibilität des Verhaltens

Etwas immer wieder gleich zu machen, auch wenn es sich nicht bewährt, wäre unklug. Trotzdem haben viele als Schulkinder immer wieder auf dieselbe Art versucht, durch die Schule zu kommen. Sie haben lange ihre Interessen verfolgt (Freizeit, Sport) statt für die Schule zu lernen. Alle haben es aber in der Zwischenzeit gelernt und wenden nun andere Strategien zum Lernen an als während ihrer Schuljahre.

Als Maria realisiert, dass sie so viel lernen kann wie sie will, und doch weder Rechtschreibung noch Französisch auf die Reihe bringt, beschließt sie, das Gymnasium zu unterbrechen, um einen Fremdsprachenaufenthalt zu machen. Durch diese Neuausrichtung des Lernens verloren auch bei Ella und Ernst die Sprachen ihren größten Schrecken. Alle drei waren nachher den Anforderungen in Ausbildung und Beruf gewachsen. Ihre Flexibilität hatte sich ausgezahlt.

Als der Berufswahllehrer der Klasse zeigt, wie man das Rechtschreiben lernen kann, packt Ernst zu. Er findet heraus, wo er am besten lernt, tut das, was der Lehrer vorschlägt und hat damit viel Erfolg. Mia benutzt die Zettel ihrer Kollegen, um auf diese Weise die aktuell wichtigen Wörter korrekt schreiben zu lernen. Je nach Umfeld kann der geforderte Wortschatz stark variieren. Die Wörter zu trainieren, die man jetzt hier braucht, ist eine gute Strategie und zeigt flexibles Verhalten.

Fazit: Die Impulse der Lernumgebung oder der Lehrer aufzunehmen und zu prüfen, lohnt sich in den meisten Fällen. Manche Idee kann helfen, andere passen vielleicht nicht, bringen einen aber vielleicht auf eine andere Idee. Wer nicht flexibel reagiert, verpasst Lernchancen und verbaut sich seinen Erfolg. Stur zu wiederholen, was schon einmal nicht geklappt hat, ist keine wirklich gute Idee.

Arbeitsgedächtnis

Das Arbeitsgedächtnis, das lediglich eine sehr kurze Zeitspanne umfasst, ist bei den allermeisten Menschen mit Lernschwierigkeiten sehr schwach entwickelt (Scheerer-Neumann, 2015). Als Gedächtnissystem mit der kürzesten Speicherdauer bildet es die Grundlage für die längerdauernden Gedächtnissysteme und ist für das Lernen von großer Bedeutung.

Beim Leseverständnis spielt es eine ganz herausragende Rolle: Mit einem schlechten Arbeitsgedächtnis hat man größte Schwierigkeiten, Instruktionen, Anleitungen, Prüfungsaufgaben oder andere Texte zu verstehen. Das langsame Lesetempo der meisten Dyslexiebetroffenen fordert das Arbeitsgedächtnis ganz besonders heraus: Solange ich zum Entziffern eines Satzes länger brauche, als das Arbeitsgedächtnis die entzifferte Information behalten kann, werde ich den Sinn des mühsam Gelesenen nie verstehen.

Man kann das Arbeitsgedächtnis aber auch – wie fast alles! – trainieren. Durch Lernen und manche andere geistigen Aktivitäten wird es mehr oder weniger von selbst trainiert. Man kann natürlich auch spezielle Trainings machen, wie das PC-Training Braintwister von Walter Perrig et al. (2008; 2013) oder mit Papier und Bleistift trainieren (www.gfg-online.de).

Über das Arbeitsgedächtnis unserer Gesprächspartner in ihrer Schulzeit ist heute nur noch wenig herauszufinden. Ellas Erzählung von dem verhassten Wanderdiktat indes zeigt, dass ihr Arbeitsgedächtnis damals nicht gut war. Man kann aufgrund der Forschung und der praktischen Erfahrung davon ausgehen, dass es auch bei den anderen Gesprächspartnern ähnlich gewesen sein dürfte in den Kinderjahren.

Fazit: Das Arbeitsgedächtnis ist eine wichtige Grundlage des Lernens, auch des Lesen- und Rechtschreibenlernens. Das Arbeitsgedächtnis lässt sich trainieren (s. o.), was unsere Gesprächspartner aber noch nicht wissen konnten, da diese Erkenntnis neueren Datums ist (Perrig, 2008).

Metakognitionen

Unter Metakognitionen wird meist Wissen über das Wissen oder Wissen über das Lernen verstanden. Auch das Wissen, wie ich was am besten lerne (Lernstrategien) und wo ich das Gelernte brauchen kann (Transfer), gehören dazu, sowie weiteres Wissen über sich selbst als Lerner gehören dazu.

Alle Gesprächspartner verfügen inzwischen über gutes Wissen in diesem Bereich. Einige kennen sehr viele auf die eigenen Bedürfnisse abgestimmte Lernstrategien, die ihnen dabei helfen, und die sie heute auch bewusst einsetzen (Mia, Maria, Ernst). Mia ist auch heute noch immer wieder auf der Suche nach dem besten Weg und hofft, ihn noch zu finden.

Ella und Mia erlebten ihre hohe Begabung als besonderes Handicap: Ihre Lehrpersonen und Eltern waren der Überzeugung, sie müssten das Lesen und Rechtschreiben gut lernen – und doch schafften sie es damals nicht. Das war hochgradig irritierend und führte dazu, dass sie sich sehr unverstanden fühlten.

Sofia fragte sich immer wieder, ob sie dumm sei, weil sie so schlecht lesen und rechtschreiben könne. Erst viel später erlebte sie, dass auch sie durchaus gut lernen konnte, wenn sie sich hinsetzte und übte. Heute bedauert sie, dass sie so lang brauchte, bis sie zu dieser so wichtigen Entdeckung kam. Die Erfahrung der Selbstwirksamkeit ist eine wichtige Motivationsquelle für alle ihre weiteren Bemühungen. Sofia erlebte von der Lehre an, dass dank Freude und Interesse am Stoff das Lernen kein Problem war. Interessiert sie der Stoff, ist sie motiviert und es läuft fast wie von selbst. Sie ist aber auch sehr froh, jemanden zu haben, der sie dabei begleitet und stupft und motiviert, wie eben ihr Partner das tut.

Max hat in den Förderstunden zwar viel über das Rechtschreiben gelernt, wendet dies jedoch vermutlich kaum an. Inzwischen hat er sich längst für die Flucht nach vorn entschieden: «Ich bin Legastheniker. Ich darf Fehler machen!», so lautet heute sein Credo. Georg weiß, wie er am besten lernt, und er nutzt diese Strategien für seine Maturavorbereitungen. Ernst und Maria haben sehr viel metakognitives Wissen gesammelt, was kein Wunder ist, da beide Lehrer waren.

Fazit: Metakognitionen sind eine große Hilfe beim Lernen, weil durch die übergeordnete Ebene das Wissen breiter wird, d. h. auch in anderen Lernbereichen eingesetzt werden kann. In der Praxis sieht man jedoch zu oft, dass keine Zeit für Metakognitionen eingesetzt wird und dass Lerner zu schnell zur nächsten Aufgabe weitergehen. Auch die Autorin ertappt sich immer wieder dabei, dass sie zu wenig Augenmerk darauf richtet. Im eigenen Leben sind längst nicht alle Helfer so stark metakognitiv ausgerichtet unterwegs. Diese typische Aktivität des oberen Gehirns könnte noch viel öfter eingesetzt und besser nutzbar gemacht werden. Hier wäre wohl einiger Förderbedarf auch bei vielen Förderern …

Handlungskontrolle, -korrektur und Reflexion

Hier geht es darum, seine Handlungen am Ende zu kontrollieren, allenfalls zu korrigieren und sich schließlich genügend Zeit zu nehmen, um über die Handlung reflektieren. Damit kann man aus bewältigten Aufgaben viel lernen für die nächsten anstehenden Herausforderungen, je nach dem aber auch für das Leben an sich. Dieser Blick zurück wäre eigentlich sehr wichtig – und doch macht ihn heute selten jemand spontan.

Eine Ausnahme bildet hier Maria, die bis heute reflektiert, was sie erfahren hat in ihren Jahren des Lernens. Man hat den Eindruck, dass sie bis heute daraus lernt – für sich und andere. Als Lehrerin und Dozentin an einer Pädagogischen Hochschule hatte sie sich auf Dyslexie spezialisiert und konnte so ihre Erfahrung und ihr Wissen auch in den Beruf einbringen.

Bei Mia kam die Handlungskontrolle sehr schön zum Tragen: Sie schildert genau, wie sie vorgeht, wenn sie eine anspruchsvolle Aufgabe erledigt. Sie hat wie Maria und Georg Helfer organisiert für die Endkontrolle ihrer schriftlichen Arbeiten.

Ella berichtet, wie sehr sie die Korrekturen in der Therapie ärgerten («Und dann saß dann jemand neben einem und sagte einem laufend, was nicht gut war …») und wie wenig sie sich von der Schule dazu bewegen ließ, ihre Arbeiten selbst zu kontrollieren. Die als Hilfe gedachten Feedbacks scheinen hier mehr zu stören als zu helfen.

Sofia reflektiert über ihre Schulkarriere und erzählt, dass sie in ihrer Primarschulzeit überhaupt nicht lernen wollte und deshalb alles daran setzte, in der Kleinklasse zu bleiben zu dürfen, wo man nicht so viel lernen musste.

Maria und Mia freuen sich, dass heute die meisten Leute nicht mehr merken, dass sie mit einer LRS unterwegs waren oder es teilweise immer noch sind.

Max äußert sich nicht zum Thema Handlungskontrolle. Wenn Georg über sein aktuelles Lernen reflektiert, hält er fest, dass er es sich in den Kopf gesetzt habe, die Matura zu machen, selbst wenn er im Moment noch keine Pläne hat, was er damit anstellen will.

Fazit: Handlungskontrolle, Handlungskorrektur und Reflexion können auf sehr unterschiedliche Weise ausgeübt werden. Man stellt immer wieder fest, dass diese Denkhandlungen nicht ausgeübt werden – und zwar bei Lernenden aller Stufen. Diese Aktivitäten sind jedoch sehr geeignet, einen vom Lernprozess noch mehr profitieren zu lassen. Man kann vom Blick zurück auch für die nächste oder für eine andere ähnliche Aufgabe profitieren. Man kann die Kontrolle verschieden angehen und verstehen («Wenn ich aufmerksam korrigiere, kann ich Fehler finden und eine bessere Note erhalten»; «Wenn ich die Wörter gut kann, kann ich auf der nächsten Reise schneller verstehen, worum es geht»). Auch die Reflexion kann man breiter oder eher eng anpacken. So oder so hilft sie, sich Dinge klarzumachen. Sich immer wieder an die Notwendigkeit solcher Reflexionen zu erinnern, kann eine gute Idee sein.

4.3 Was kann die Positive Psychologie zur Bewältigung der Dyslexie beitragen?

Nun gehen wir mit den zehn wichtigsten Charakterstärken der Positiven Psychologie durch die Geschichten unserer Gesprächspartner und versuchen zu ergründen, welche wie zum Erfolg beigetragen hat.

Hoffnung, Optimismus, Zuversicht

«Optimistische Menschen sind positiv gegenüber der Zukunft eingestellt, sie denken, dass sie darauf Einfluss haben. Sie hoffen das Beste und tun ihr Mögliches, um ihre Ziele zu erreichen.» (Internet: VIA-IS Interpretationshilfe, Persönlichkeitspsychologie und Diagnostik, Universität Zürich, 2007, S. 8)

Bei allen Gesprächspartnern spürt man viel Hoffnung und Optimismus. Bei fast allen war dies schon in den Schuljahren der Fall – wenn auch oft nur in der Freizeit. Trotz des Leidens, welches das Lernen damals verursachte, gelang es eigentlich allen, ihre Hoffnung am Leben zu erhalten:

Wenn Sofias Hoffnung auch in früheren Jahren hart auf die Probe gestellt wurde durch ihre schwachen Schulleistungen, tankte sie immer wieder Hoffnung bei ihrer Mutter, die meinte, es komme schon irgendwie gut. Als sie eine Lehrstelle suchte, wurde die Hoffnung deutlich sichtbar und ihre weiteren beruflichen Pläne zeigen, dass sie voller Optimismus ist. Ganz ähnlich geht es Mia in Sachen Zuversicht während der Schulzeit. Nun, da sie ihr Ziel (den Studienabschluss) erreicht hat, fasst sie gleich den nächsten Plan. Hoffnung ist bei Mia auch in Sachen Lernen wirklich da.

Die Hoffnung von Max wird während seiner Schuljahre in den Pausen und im Sport genährt. Trotz der schwierigen Zeiten ist er heute optimistisch und hoffnungsvoll unterwegs.

Georg ist zuversichtlich und steht kurz vor seiner Matura. Er entwickelte in der Lehre einen Optimismus, der ihn heute noch dazu motiviert, große Ziele in Angriff zu nehmen. Seine vielen früheren Misserfolge lasten zwar immer noch auf ihm, und auch die Trauer von damals ist manchmal noch zu spüren. Seine Hoffnung lässt sich aber an seinen Handlungen klarer ablesen als an seinen Worten.

Ella ist zuversichtlich und freut sich auf ihren Bachelor. Maria ist voller Hoffnung, dass sich die Probleme mit Dyslexie in den Schulen künftig besser lösen lassen. Ernst schließlich ist überzeugt, dass er alles schaffen wird, was er schaffen will. Sein Optimismus ist praktisch unbegrenzt. So sind alle unsere Gesprächsteilnehmer heute hoffnungsvoll und optimistisch unterwegs und haben wohl gerade dank dieser Hoffnung überhaupt so vieles erreicht.

Fazit: Hoffnung, Optimismus und Zuversicht werden im Leben immer wieder auf die Probe gestellt. Hoffnung und Zuversicht sind eine wertvolle Kraftquelle. Wer darin aber nicht so stark ist, kann es üben. Man kann sich an drei Freuden erinnern – wenn man sich diese notiert (Brunsting, 2012), kann man später wieder darauf Bezug nehmen. Man kann auch an Dinge denken, die man geschafft hat und damit gleich verfahren. Beide Möglichkeiten können «emotionale Tankstellen sein» und helfen, Optimismus und Zuversicht aufzubauen und zu erhalten. Partner, Eltern, Lehrpersonen oder Therapeuten können einen darin unterstützen.

Tatendrang, Enthusiasmus und Begeisterungsfähigkeit

«Begeisterungsfähige Menschen streben mit viel Energie und Enthusiasmus nach ihren Zielen. Sie machen keine halben Sachen. Das Leben ist für solche Menschen ein Abenteuer.» (Internet: VIA-IS Interpretationshilfe, Persönlichkeitspsychologie und Diagnostik, Universität Zürich, 2007, S. 6).

Auch in Sachen Tatendrang sind unsere Gesprächspartner stark. Praktisch alle zeigten während der Schuljahre enorm viel Tatendrang in ihrer Freizeit: Sport, Spiel, kreative Projekte, ja sogar Lesen und Schreiben (Mia) waren angesagt. In der Schule und beim Erlernen der Schriftsprache hatte diese Begeisterungsfähigkeit verständlicherweise kaum Platz.

Wer eine Berufslehre machte, konnte diese Vitalität von Lehrbeginn an in die Berufsbildung einfließen lassen (Sofia, Max, Georg und Ernst) und es gab Entwicklungen, die man nicht erwartet hätte. Endlich konnte man etwas lernen, das einen interessierte. Man erlebte, dass man etwas bewirken konnte, wenn man sich hinsetzte und lernte. Wie ein Phönix aus der Asche stiegen sie auf und sind bis heute mit derselben Vitalität unterwegs. Verschiedene Gesprächspartner berichten voller Freude, wie sie in der Lehre aus sich heraus eine große Lernmotivation entwickeln konnten (Sofia, Georg, Ernst).

Wer eine weiterführende Schule besuchte, musste seinen Enthusiasmus auch ohne die Kraft eines solchen Neuanfangs selbst generieren und in die höhere Schule hineintragen. Dies gelang offensichtlich auch (Maria, Mia, Ella), war aber sicherlich schwieriger als bei einem inhaltlichen und formalen Neubeginn, wie ihn eine Berufslehre darstellt.

Maria entwickelte Pläne, die weit über denen lagen, die man ihr in der Primarschule zugetraut hätte. Sie ist heute noch so aktiv wie damals. Mia und Ella sind immer noch in Ausbildungen.

Fazit: Der Tatendrang entfaltet seine Wirkung nach außen wie innen. Er ist sichtbar in den Lern- und Lebensgeschichten und hörbar in den Gesprächen. Der Tatendrang ist sehr individuell und beim Einzelnen in den verschiedenen Lebensbereichen oder zu unterschiedlichen Zeiten auch ganz unterschiedlich ausgeprägt.

Man kann Lernende motivieren, ihren Tatendrang zu entdecken und ihnen dabei helfen, diesen im Bereich des Lernens aufzustöbern oder zu entwickeln («Darauf bin ich stolz! Das habe ich geschafft!») oder ihn aus der Welt der Freizeit in die Welt des Lernens zu transferieren («Im letzten Spiel/Wettkampf habe ich sehr gut gespielt – und das werde ich jetzt bei dieser Aufgabe genauso versuchen!»).

Bindungsfähigkeit und Fähigkeit zu lieben

«Menschen mit ausgeprägter Fähigkeit zu lieben und sicherer Bindungsfähigkeit schätzen Beziehungen sehr hoch ein, die von gegenseitigem Geben und Nehmen geprägt sind.» (Internet: VIA-IS Interpretationshilfe, Persönlichkeitspsychologie und Diagnostik, Universität Zürich, 2007, S. 7).

Bindungsfähigkeit wird im Allgemeinen allen gesunden Menschen attestiert. Der bekannte Neurowissenschaftler Joachim Bauer geht davon aus, dass Kooperation (und damit Bindung) das Geheimnis der Entwicklung der Menschheit, aber auch des einzelnen Menschen ist (Bauer, 2008).

Max ist ein sehr bindungsfähiger Mensch und zeigt mit seiner Geschichte, dass seine Bindungsfähigkeit seine Entwicklung sehr förderte. Zwar schlägt er sich immer noch mit LRS-Problemen herum. Weil er diese aber nicht mehr wichtig findet und das Leben trotz seinen Schwächen und mithilfe seiner Stärken bestens meistert, läuft für ihn alles gut. Er genießt die Kontakte mit seiner Familie, mit Freunden und Kunden. Er braucht sie wie der Fisch das Wasser.

Man kann durch Bindung Welten entdecken wie Georg, der dank seiner guten Bindungsfähigkeit in Familien eingeladen wurde, die in ganz anderen Welten lebten als er selbst. So lernte er in der Kleinklasse viel über Welten, die für ihn später auch beruflich wichtig werden sollten.

Bindungsfähigkeit kann zu einem Berufswunsch führen wie bei Ella, die jahrelang Lehrerin werden wollte: «Ich hatte es nicht immer leicht und wollte, dass es den andern nicht auch so geht.» Bindungsfähigkeit kann auch helfen, die lernmässige und die emotionale Unterstützung durch die Mutter oder andere Personen anzunehmen. Sie kann motivieren, selber zur Helferin zu werden: Maria etwa unterstützt andere in Mathematik.

Auch die Bindung an die Lehrpersonen ist wichtig. Ist diese schlecht, ist das sehr belastend (Sofia, Ella). Manche sehen ihre Lehrpersonen in der Retrospektive zwar ein wenig anders und haben ein gewisses Verständnis für das, was sie damals taten. Sie hatten keine Zeit (Sofia) oder sie haben es ganz gut gemacht, da sie etwa eine 6-Klassen-Schule zu führen hatten (Ernst).

Ist die Bindung zwischen Schüler und Lehrerin gut, kann es verwirrend und zugleich verletzend sein, dass die Lehrerin «einen loswerden will» und den Besuch einer Kleinklasse empfiehlt (Georg). Aber auch der nette Lehrer, der einen immer wieder zu besseren Leistungen anspornen will, kann eine Herausforderung sein (Mia).

Fazit: Gute Bindungen zu anderen Menschen zaubern keine LRS weg. Sie helfen jedoch, diese anzupacken oder besser zu ertragen. So pflegen alle unsere Gesprächspartner gute Kontakte – sei es zu Familie, Kollegen und/oder Freunden. Sie haben heute dauerhafte Freundschaften oder Partnerschaften und ertrugen damals dank ihrer Bindungsfähigkeit die lange Durststrecke in den Schuljahren recht gut. Da kein Berufsleben im menschenleeren Raum stattfindet, lernten die Betroffenen in diesen Jahren auch für ihr berufliches Leben nach Schule oder Studium.

Neugier und Interesse

«Neugierige Menschen interessieren sich für alle möglichen Dinge des Alltags, stellen immer wieder Fragen und finden unterschiedliche Themen und Inhalte sehr interessant und faszinierend. Sie erforschen und entdecken gerne die Welt.» (Internet: VIA-IS Interpretationshilfe, Persönlichkeitspsychologie und Diagnostik, Universität Zürich, 2007, S. 6).

Neugier ist eine starke Kraft, die uns verschiedene Richtungen erkunden lässt, je nach dem, was uns interessiert. Wie die Neurowissenschaften zeigen, basieren Neugier, Lernen, Spielen, Motivation und Interesse auf demselben Botenstoff wie Wettbewerb und Experimentierfreude, nämlich auf Dopamin. Wer neugierig ist oder experimentiert, stimuliert seinen Dopaminstoffwechsel. Die Folge: Man ist aktiv und zufrieden unterwegs.

Wir hatten das Glück, Gespräche führen zu können mit interessierten und neugierigen Menschen. Hätten sie sich von Anfang an stark für das Lesen oder Rechtschreiben interessiert, hätten wir sie vermutlich nicht getroffen, weil eine LRS dann wohl trotz aller Genetik oder Epigenetik keine Chance gehabt hätte, sich so richtig zu entwickeln. Da jedoch ihre Neugier anderen Feldern galt: den Naturwissenschaften (Ernst, Maria), der Politik und Stadtgeschichte (Georg), dem Sport (Max, Ella), dem Spielen an der frischen Luft (Sofia, Ella), der Natur oder den dicken Büchern (Mia) und sie ihren Tatendrang entsprechend auch dort auslebten, blieb nicht allzu viel Energie übrig für das Lesen und Rechtschreiben. Dafür trainierten sie ihren Dopaminhaushalt und übten, sich schwungvoll und begeistert zu engagieren.

Maria wollte und will immer noch viel wissen und können und liebt es, herumzutüfteln. Ihre Neugier ist ungebrochen und umfasst auch die LRS: Sie möchte wissen, wie das Problem entsteht und wie man in der Schule damit besser umgehen kann.

Georg reist durch die Welt, um zu erfahren, wie es anderswo ist. Er ist neugierig, ob er die Matura schafft. Auch auf die Entwicklung seiner Partnerbeziehung ist er neugierig.

Mia hat wegen ihrer großen Neugier auf Buchinhalte das Lesen gelernt, was zwar sehr schwierig, aber bis zum heutigen Tag sehr belohnend für sie ist.

Sofia beschreibt sehr schön, welch wichtiger Lernmotor die Neugier ist: Als sie endlich etwas lernen kann, das sie interessiert, läuft es wie von selbst.

Ella arbeitete lange und sehr motiviert mit, als sie endlich in der Legasthenietherapie an den Inhalten und Themen arbeiten konnte, die sie interessierten. Bei ihr wurde die Begabungsförderung mit der LRS-Therapie kombiniert, was sie sehr beflügelte. Als die Schule mehr direktes und auf konkrete schulische Inhalte bezogenes Training forderte, verlor sie leider ihre Motivation wieder. Heute hat sie einen guten Weg gefunden: In ihrer freiwillig gewählten Weiterbildung kann sie das lernen, was sie interessiert.

Fazit: Die Positive Psychologie zeigt, dass neugierige Menschen das Leben gut meistern, viele Erfahrungen machen und damit ihr Leben gut gestalten können. Deshalb kann einen die Beobachtung mit Sorge erfüllen, dass viele Kinder und Jugendliche, die in psychotherapeutischer Behandlung sind, kein Feld mehr für ihre Neugier zu finden scheinen, weder in der Schule noch außerhalb, von sehr kurzfristigen und oft genug elektronischen Vergnügen abgesehen. Also könnte man sich überlegen, da und dort auch die Neugier zu fördern durch Forschen, Tüfteln und durch Fragen-Stellen, aber auch durch das Fragen-stellen-Lassen.

Wer sich einmal für etwas wirklich interessierte und neugierig unterwegs war, kann später an diesem Gefühl immer wieder anknüpfen und die Neugier auch für andere Inhalte nutzbar machen (Ella). Sogar das Lesen und Rechtschreiben kann man mit Neugier angehen (Maria, Ernst, Mia, Georg).

Ausdauer, Beharrlichkeit und Fleiß

«Beharrliche und fleißige Menschen streben danach, begonnene Arbeiten zu Ende zu führen, auch wenn Schwierigkeiten auftauchen. Sie lassen sich nicht durch innere und äußere Faktoren ablenken und erleben eine Zufriedenheit in der Aufgabenerfüllung.» (VIA-IS Interpretationshilfe, Persönlichkeitspsychologie und Diagnostik, Universität Zürich S. 6).

Mit dieser Charakterstärke sind alle unsere Gesprächspartner sehr gut unterwegs. Alle haben gelernt, durchzuhalten und Durststrecken zu überbrücken. Die einen trainierten ihre Beharrlichkeit als Kinder in der Freizeit im Sport und heute im Beruf (Max, Sofia). Die anderen trainierten bereits in den Schuljahren das Lesen oder Rechtschreiben (Maria, Ernst, Mia) und heute auch noch im Beruf. Alle profitierten von ihrem Ausdauertraining, einerlei, wo es stattfand.

Wenn auch die Schuljahre für alle eine große emotionale Belastung darstellten, hat sich das wohl insofern gelohnt, als die Betroffenen anhand ihres Umgangs mit der Dyslexie ihre Ausdauer trainierten. Auch ihre seelische Widerstandskraft (Resilienz) profitierte: Als Sofia in der Handelsschule eine Prüfung nicht bestand, war das für sie nicht weiter schlimm, dank ihrer Durchhaltekraft konnte sie einfach noch einmal antreten. Georg, der trotz großem Einsatz in seinen Rechtschreibfertigkeiten heute noch viele Schwierigkeiten hat, gibt nicht auf: Er weiß nicht, wie weit er noch kommen wird. Er will es wissen.

Fazit: Mentale Ausdauer kann man ebenso trainieren wie die körperliche. Man wird gut im Laufen, wenn man viel läuft – dasselbe gilt für die mentale Ausdauer. Die Ausdauer und Beharrlichkeit sind nicht bei jedem Menschen in allen Lebensbereichen immer gegeben. Die meisten haben Präferenzen und trainieren in diesen Bereichen. Um diese auszudehnen (z. B. auf das Lesen oder Schreiben) braucht es einiges. Einige lassen erst die Schule hinter sich, ehe sie ihre Beharrlichkeit in schulischen Bereichen in der Berufsausbildung anwenden (Sofia, Ella). Wer keine Ausdauer oder Beharrlichkeit hat, wird sein Leben nur mit Mühe meistern können, denn diese Charakterstärke ist in jedem Lebensentwurf unverzichtbar.

Dankbarkeit

«Dankbare Menschen sind sich bewusst über gute Dinge, die sie in ihrem Leben haben und zeigen auch ihre Dankbarkeit. Sie werden als dankbare Personen eingeschätzt, weil sie sich immer Zeit nehmen, um ihre Dankbarkeit auszudrücken.» (VIA-IS Interpretationshilfe, Persönlichkeitspsychologie und Diagnostik, Universität Zürich S. 8).

Gefühle der Dankbarkeit führen, wie die Forschung zeigt, zu einer ganz spezifischen Hirnaktivität, die sich in bildgebenden Verfahren zeigen lässt. Dankbar zu sein bedeutet hier nicht, sich in frommer Dankbarkeit zu üben, sondern sich aktiv und selbstbestimmt Situationen in Erinnerung zu rufen, für die man dankbar ist. In diesen Erinnerungen stecken Energien, die man sehr gut brauchen kann, um seinen Weg weiter zu gehen. Jemandem oder den Umständen dankbar zu sein und sich dies kognitiv und emotional zu vergegenwärtigen, tut einem gut. Es stärkt einen auch für die nächsten Herausforderungen. Manchmal überträgt sich diese mit Dankbarkeit verbundene Gelassenheit auch auf unser Gegenüber.

Deshalb wurde in den Gesprächen immer auch die Frage nach der Dankbarkeit explizit gestellt: Auf diese Weise konnten die Gesprächspartner für eine Weile eintauchen in die guten Gefühle, die mit einer solchen Suche verbunden sind. Das Experiment gelang und alle fanden Quellen für ihre Dankbarkeit. Für die meisten waren es Menschen (Partner, Familie, Freunde und andere Menschen). Manchmal gehörten auch Lehrpersonen dazu (Maria, Ernst) oder Lehrmeister (Sofia) und manchmal noch viel mehr Menschen, wie etwa bei Maria, die allen dankbar ist, die «mir Feedback gaben und trotz der Fehler meine Fähigkeiten sehen und würdigen konnten. Allen, die nicht auf meinen Fehlern herumritten.»

Georg ist dem Leben dankbar für die «Schuljahre in ruhigen Gewässern», die trotz Kränkung etwas Gutes hatten. In der Kleinklasse lernte er Welten kennen, die er sonst nie kennengelernt hätte, und die für seine berufliche Karriere sehr wichtig waren.

Max ist dem Schicksal dankbar für seine langsame körperliche Entwicklung, die dazu führte, dass er im Schulzimmer nicht auffiel, obwohl er viel älter war als seine Klassenkameraden. Dankbar ist er aber auch für seine Schuljahre in der Klasse seiner Mutter und für sein Sporttalent.

Mia ist dankbar, dass sie das studieren konnte, was sie wirklich interessierte und dass sie mit ihrer Lieblingstätigkeit nun sogar ihren Lebensunterhalt verdienen kann.

Fazit: Die Positive Psychologie, die Neurowissenschaften, aber auch die Meditationsforschung untersuchen die Dankbarkeit. Dankbarkeit trägt viel dazu bei, dass wir das Leben (inkl. Dyslexie) zufrieden und glücklich meistern. Will man sie stärken, kann man einiges tun: In der Positiven Psychologie wird vorgeschlagen, eine Dankbarkeitsliste («Wofür bin ich dankbar?») zu schreiben. Man kann auch ein Dankbarkeitstagebuch führen und regelmäßig stichwortmässig festhalten, wofür man am vergangenen Tag dankbar war. So kann man sich den Weg zu einem zufriedenen Leben erleichtern – und auch mit seiner Dyslexie besser klarkommen.

Humor und Verspieltheit

«Menschen mit dieser Stärke lieben es zu lachen, es lustig zu haben und andere zum Lachen zu bringen. Sie versuchen, verschiedene Situationen von einer leichteren Seite her zu betrachten.» (VIA-IS Interpretationshilfe, Persönlichkeitspsychologie und Diagnostik, Universität Zürich S. 8).

Eigentlich haben die meisten Menschen mit LRS in der Schule wenig zu lachen. Zwar würde die Distanz, die durch Humor oder eine spielerische Haltung entsteht, ihnen helfen, die Dyslexie leichter zu ertragen oder gar besser zu meistern. Unsere Gesprächsteilnehmer berichten jedoch weder direkt noch indirekt viel, woran man ihren Humor spüren könnte, wenn sie von der Schule erzählen. Auch Jahrzehnte nach ihren schwierigen Jahren spürt man ihnen im Gespräch die Last noch an, die die Schule damals für sie bedeutete.

Ella meint, mit weniger Druck könnte man eher zum Humor Vorstoßen. Denn dann könne sie «es mit Humor nehmen, mal darüber lachen; mitreden und mal etwas Falsches sagen». Sofia gab hie und da eine freche Antwort oder spielte einen Streich. Maria berichtet von einer Kindheitserinnerung, in der sie die Kindergärtnerin überlisten wollte. Sie freut sich heute noch darüber, dass es ihr beinahe gelungen wäre.

Max nimmt sich die Freiheit, das Thema LRS humorvoll und übertrieben zu kommunizieren. Wenn er an einer Sitzung etwas schreiben müsse, sage er jeweils: «Ich bin Legastheniker. Ich darf Fehler machen!» – Diese Narrenfreiheit tut ihm gut. Er spürt, dass er damit gut fährt und dass die anderen diese Offenheit schätzen. Manche sind auch entlastet, weil sie das Problem am eigenen Leib erfahren haben. «Mit Humor kann man Menschen in Verbindung bringen», meint der Clown Dimitri (in der Sendung «Sternstunde Philosophie», Fernsehen SRF, 20.9.2015), was sehr hilfreich sein kann, um Lebensschwierigkeiten zu bewältigen.

Fazit: Humor könnte sicherlich helfen, viele Schwierigkeiten rund um die Dyslexie besser zu meistern. Es ist allerdings eine große Herausforderung, humorvoll zu reagieren in einem Feld, in dem man so offensichtlich massive Schwierigkeiten hat. Es könnte sich jedoch lohnen, genau dies zu versuchen, denn Humor kann man lernen und trainieren, wie Fußball und die meisten anderen Dinge auch. Für Erwachsene gibt es Humortrainings. An der Universität Zürich in der Abteilung Persönlichkeitspsychologie und Diagnostik von W. Ruch finden solche immer wieder statt. Für Kinder gibt es sie allerdings noch nicht. Es wäre jedoch nicht schwierig, so etwas für Kinder oder Jugendliche zu adaptieren. Man könnte mit ihnen den Humor im Alltag suchen, witzige Geschichten erfinden oder lesen. Weil es für Schüler eine große Belastung ist, sich mit einer Dyslexie durch die Schule zu quälen und weil Humor ihnen dabei helfen kann, schwierige Situationen zu bewältigen oder zu ertragen, wäre dies sicher einen Versuch wert.

Tapferkeit und Mut

«Mutige und tapfere Menschen fürchten sich nicht vor Bedrohungen, Herausforderungen, Schwierigkeiten und Schmerzen. Sie stehen zu ihren Meinungen und Überzeugungen trotz Widerständen.» (VIA-IS Interpretationshilfe, Persönlichkeitspsychologie und Diagnostik, Universität Zürich S. 6).

Wer mit einer LRS einen guten Entwicklungsweg machen will, muss schon tapfer sein und sollte den Mut möglichst nie verlieren. Es gibt meist unzählige Rückschlage und Herausforderungen. Wenn man Pech hat, muss man trotz aller Anstrengung die Klasse repetieren (Max, Georg, Sofia) oder kommt in die Kleinklasse (Sofia, Georg). Da tapfer weiterzumachen, ist nicht jedermanns Sache. Unsere Gesprächspartner haben es geschafft, jeder auf seine Weise.

Andere ließen die gutgemeinten Hilfen tapfer über sich ergehen. Sie gaben nicht auf, auch wenn es mit dem Lesen und Rechtschreiben nicht so recht klappen wollte während ihrer Schuljahre (Sofia, Ella). Sie haben bis heute nicht aufgegeben. Max machte die Flucht nach vorn und bleibt diesem Weg treu.

Mia erlebte einen wahren Schock, als sie merkte, dass längst überwundene Schwierigkeiten sie bei einer neuen Arbeit wieder einholten: Katalogisieren in einer großen Bibliothek erfordert eine äußerst präzise visuelle Wahrnehmung und höchste Konzentration. Tapfer sucht sie alle ihre Strategien zusammen und bewältigt auch diese sehr schwierige Aufgabe.

Sich trotz vieler Misserfolge genau bei diesem Thema einen beruflichen Schwerpunkt zu setzen und dabei immer wieder an seine eigenen Schwierigkeiten erinnert zu werden, wie Maria dies tut, ist wohl auch so etwas wie eine lebenslange Mutprobe.

Nur wer davon überzeugt ist, dass er alles schafft, was er will, ist in Sachen Tapferkeit und Mut nicht allzu sehr gefordert (Ernst). In einer solchen beneidenswerten Position sind allerdings nicht viele Menschen.

Fazit: Mutproben wie bei den Pfadfindern sind nicht überall möglich. Aber als LRS-Betroffene Notizen zu erstellen, die andere einsehen können, oder eine Präsentation mit einem Text zu machen, ist auch fast eine Mutprobe. Mut und Tapferkeit kann man trainieren, indem man sich an entsprechende Situationen erinnert: «Kürzlich habe ich etwas ganz Schwieriges ganz gut geschafft!», oder: «Auch wenn es Fehler gab im einen oder andern Wort, ist davon die Welt nicht untergangen.» – «Die andern nehmen mich auch so!», meint Maria etwa heute. So oder so: Mut und

Tapferkeit lassen sich trainieren. Auch das lernen wir von den Neurowissenschaften, der Verhaltenstherapie und Positiven Psychologie. Zuallererst aber von den in diesem Buch versammelten Gesprächen.

Soziale Intelligenz, soziale Kompetenz

«Sozial kompetente Menschen sind sich ihrer Motive und Gefühle hinsichtlich anderer Menschen bewusst und wissen, wie sie sich in unterschiedlichen sozialen Situationen verhalten müssen.» (VIA-IS Interpretationshilfe, Persönlichkeitspsychologie und Diagnostik, Universität Zürich S. 7).

Alle unsere Gesprächspartner verfügen über ausgezeichnete soziale Fähigkeiten. Ist dies Zufall oder gehört die soziale Intelligenz zum Geheimnis ihres Lern- und Lebenserfolgs trotz widriger Umstände? Erinnern wir uns an die Befunde von Mischel und Moffitt (s. 2.2.), scheint es so zu sein, dass die soziale Intelligenz über die Selbstregulation mit Lebenserfolg eng verknüpft ist.

Ella und Mia interessierten sich immer für andere Menschen und waren oft in Gruppen unterwegs. Ella und Ernst waren als schlechte Schüler immer mit guten Schülern zusammen, was beide bis heute erstaunt. Mias Beiträge an Gruppenprojekte wurden in der Schule sehr geschätzt und sie genoss diese Aktivitäten (Theaterstücke schreiben oder schauspielern). Ella ist in einem Beruf unterwegs, in dem sie ständig mit vielen Menschen zu tun hat. Mia hat neben den sozialen Aspekten in ihrem Beruf mit den Büchern einen Rückzugsort, der ihr viel Freude macht.

Sofia war in dieser Hinsicht in ihren Schuljahren in einer weniger glücklichen Situation und musste sich in der Schule viel mit Ausgrenzung auseinandersetzen. Immer aber hatte sie ihr persönliches soziales Netz, das ihr bis heute hilft, das Leben gut zu bewältigen. Sie ist heute auch in einem Beruf mit viel Sozialkontakt tätig und dies gefällt ihr sehr gut.

Max schaffte es, trotz seiner vielen Lernschwierigkeiten in Gruppen gut integriert zu sein. Er war zwar der, «der nicht so viel konnte», aber er war Anführer unzähliger sportlicher Aktivitäten und außerhalb des Schulzimmers meist in Gruppen anzutreffen. Er ist bis heute diesem Feld treu geblieben: Sport und Menschen sind seine Themen im Beruf.

Georg versteht soziale Probleme rasch und konnte schon in seiner Kindheit gut zwischen den verschiedensten Menschen vermitteln. Als Unternehmer hat er seine Angestellten jahrelang mit Leichtigkeit geführt. Im Moment ist er jedoch sehr auf sich gestellt, weil er sich auf die Matura vorbereitet. Er kann sich also auch auf sich selbst konzentrieren.

Auch Maria verfügt über eine ausgezeichnete soziale Intelligenz. Sie war in der Kindheit in der Freizeit meist in Gruppen anzutreffen und fühlt sich auch heute noch sehr wohl in Gruppen.

Ernst versteht soziale Probleme ebenfalls sehr schnell. Er klärt, arrangiert und delegiert und führt in seiner Firma ein Team von Mitarbeitern mit Freude. Er kann ähnlich wie die anderen Gesprächspartner aber auch allein und auf sich gestellt gut arbeiten.

Auf sich allein gestellt gut zu funktionieren ist eine wichtige und gute Lernvoraussetzung, denn das Lernen ist letztendlich doch eine eher einsame Geschichte: Auch wenn man vieles in der Gruppe machen kann, muss man schließlich die Inhalte selber in sein eigenes Gehirn bringen. Wer sich nur in der Gruppe wohlfühlt, könnte da leicht auf der Strecke bleiben.

Fazit: Unsere erfolgreichen Dyslektiker zeigen ausgezeichnete soziale Fähigkeiten, die ihnen auch bei der Bewältigung ihrer LRS sehr gut helfen konnten. Mit ihren guten sozialen Fähigkeiten bewältigten sie das Gruppenleben in der Freizeit und in der Schule. Sie konnten sich aber auch zurückziehen und allein lernen. Den einen gelang dies schon während ihrer Schuljahre, den anderen erst danach. Sie konnten recht flexibel wechseln von Gruppen- zu Einzelaktivitäten und meisterten so auch das Lernen.

Reife und Weitblick

«Weitsichtige Menschen haben einen guten Überblick und eine reife Sichtweise des Lebens. Sie besitzen die Fähigkeit, über das Leben eine sinnvolle Bilanz ziehen zu können. Dabei geht es um die Koordination des gelernten Wissens und der gemachten Erfahrungen eines Menschen, die zu seinem Wohlbefinden beitragen.» (VIA-IS Interpretationshilfe, Persönlichkeitspsychologie und Diagnostik, Universität Zürich S. 10).

Unsere Gesprächspartner äußerten sich über das Lernen und ihre Dyslexie und haben hier interessante Einsichten gewonnen:

Für Ella gehört die Konstruktion von Sinn zu den Grundfesten des Lernens. Wenn sie keinen Sinn sieht, ist es für sie extrem schwierig. So verlor sie jede Motivation und gab das Lernen auf, als sie in ihrer Jugend zum Schluss kam, eine Matura würde sie nie schaffen. Sieht sie jedoch den Sinn, weil sie davon ausgeht, dass sie den Schulstoff im Leben brauchen kann, geht es gut. So kommt sie heute im Studium gut voran. Wichtig ist für sie auch, selber entscheiden zu können. Das ist ihr heute ganz bewusst.

Sofia strebt nach einem Beruf, der ihr gefällt und ist bereit, viel dafür auf sich zu nehmen. Sie kommt gut voran und freut sich über ihre Erfolge. Für die Lehrpersonen, die ihr in ihrer Kindheit das Leben wirklich schwer machten, zeigt sie viel Verständnis. Sie sieht deren Sachzwänge und entschuldigt ihre Verhaltensweisen.

Mia verstand schon in den ersten Schuljahren, dass sie sehr viel würde arbeiten müssen, um in ihrem Traumberuf anzukommen. Sie ist heute sehr froh, dass ihre Eltern sie unterstützten, an ihren Schwierigkeiten zu arbeiten.

Max setzte sich mit seiner Geschichte intensiv auseinander, als er ein Buch über seine Dyslexie schrieb. Er kam eines Tages zum Schluss, dass es sich nicht lohnte, weiter an der Dyslexie zu arbeiten und dass er seine Energie besser für seine beruflichen Ziele einsetzen wolle. Er arrangierte sich mit der Dyslexie, schloss sozusagen «Frieden mit ihr». Er versteckt sie überhaupt nicht mehr und stürzt sich jeden Tag aufs Neue zufrieden und hochmotiviert in seinen faszinierenden Beruf.

Georgs Lebensmotto lautet: «Lass dich nicht unterkriegen!» und er hält sich wirklich daran. Er arbeitet an seinen Schwierigkeiten und will bald seine Matura in der Tasche haben. Bestimmt ist er viel weiter in seinen Lese-Rechtschreib-Fertigkeiten als noch vor ein paar Jahren. Die Matura dient im Moment nicht dazu, ein neues berufliches Ziel ins Auge zu fassen. Sie ist sein ganz persönliches Lebensziel. Es ist eine Matura um der Matura willen.

Maria hat sich persönlich und beruflich so viel mit dem Thema Dyslexie auseinandergesetzt, dass sie Vieles dazu zu sagen hat. Es wäre ein großer Gewinn für Betroffene und für die Schule, wenn an jeder Pädagogischen Hochschule in der Schweiz jemand wie Maria wäre. Jemand, der die Probleme sieht, ernst nimmt und nach Lösungen sucht.

Ernst zeigte schon am Ende der Berufswahlschule einen beachtlichen Weitblick: Er überlegte sich genau, welche Lehre er aus welchen Gründen machen wollte und tat dies dann auch. Auch in der Studienwahl folgte er seinen Interessen. Heute, Jahre nach dem Studium und mit seiner reichen Berufserfahrung und einem herausfordernden Neustart als Unternehmer ist er immer noch begeistert von den Themen, um die es da geht.

Fazit: Unsere Gesprächsteilnehmer zeigen, dass man auf seinem Lebensweg immer wieder neue Einsichten gewinnen kann. Man kann seinen Blick weiten und so Schritt für Schritt seiner Reife näherkommen. So ändern sich Sichtweisen, Ziele und Ansichten im Verlauf der Jahre. Metakognitionen und Reflexionen, wie wir sie im Abschnitt über die exekutiven Funktionen beschrieben haben, können dabei sehr hilfreich sein.

Was kann man für die Charakterstärken tun?

Wer weitere Impulse zur Förderung der Charakterstärken sucht, findet eine Fülle von Büchern (z. B. Bucher, 2008; Fredrickson, 2011; Vopel, 2003). Hier kann man aus unzähligen Ideen auswählen und für Kinder, Jugendliche und Erwachsene, aber auch für Klienten, sich selbst oder seine eigenen Kinder Herangehensweisen aussuchen, um ihre Charakterstärken zu fördern.

4.4 Keine Zusammenfassung, oder: Was man aus den Gesprächen und Geschichten lernen kann

Wir haben gesehen, dass man verschiedene Dinge lernen kann aus den Gesprächen, Geschichten und Überlegungen. Man kann

- etwas über das Lernen lernen;
- lernen, Strategien zu finden und zu nutzen;
- lernen, seine Selbstregulation zu steuern;
- lernen, den Mut nicht zu verlieren;
- lernen, sich an allem zu freuen, was man gut kann;
- lernen, Hilfestellungen überall zu suchen;
- lernen, an unerwarteten Orten Hilfe zu finden;
- lernen, Hilfestellungen anzunehmen, auch wenn es schwerfällt;
- lernen, niemals (oder fast nie) aufzugeben.

Bestimmt gibt es noch viele andere Dinge, die hier nicht zur Sprache gekommen sind. Alle diese unzähligen Möglichkeiten zusammenzufassen wäre, als würde man einen bunten Sommerstrauss zwischen zwei Buchdeckel pressen: Außer ein paar Farben und Fetzen würde nicht viel davon übrigbleiben. Also lassen wir dies am besten sein und halten fest: Viele Wege führen nach Rom. Mit der Positiven Psychologie können wir uns emotional stärken, mit der kognitiven Psychologie können wir uns Selbstregulation, Strategien und andere exekutive Funktionen aneignen und mit der Hilfe der Pädagogik und Sonderpädagogik den (beschwerlichen) Weg unter die Füße nehmen. In einem Satz:

Vieles kann helfen – nur aufzugeben hilft nie!

5. Dank

Ella, Ernst, Georg, Maria, Max, Mia und Sofia sind die eigentlichen Hauptpersonen. Ohne die freundlichen und engagierten Gesprächspartnerinnen und Gesprächspartner wäre ein solches Buch nicht möglich geworden. Alle waren sehr offen und gaben viele interessante Einblicke in ihre Lernwege. Sie lasen die getippten Texte durch und änderten, was nötig war. In vielen kürzeren oder längeren Gesprächen wurden die Geschichten immer klarer. Herzlichen Dank euch allen!

Monika Lichtsteiner danke ich für aufschlussreiche Gespräche und Literaturhinweise und dem Verband Dyslexie Schweiz für sein Engagement.

Matthias Haupt danke ich ganz herzlich für sein Interesse an einem Thema, das nicht bestsellerverdächtig ist und für seine Bereitschaft, es trotzdem zu produzieren! Gregor Szyndler (www.korrigieren.biz) hat den Entwurf geduldig begleitet, lektoriert und korrigiert und mit vielen Hinweisen und Anregungen für Besserung gesorgt.

Meinem Lebensgefährten Robert, der mich ein Jahr lang gestresster erlebte als sonst üblich, meinen Freunden, die mich anrufen mussten, weil ich keine Zeit dazu hatte, und meiner Familie danke ich ganz herzlich für das Verständnis.

Alle diese Personen – und noch viel andere mehr – haben dazu beigetragen, jede auf ihre Weise, dass dieses Buch entstehen konnte. Ihnen allen gilt mein herzlichster Dank!

6. Literatur und Links

Aamodt, S. & Wang, S. (2012). *Welcome to your child's brain.* München: O.H. Beck

Bauer, J. (2008). *Prinzip Menschlichkeit: Warum wir von Natur aus kooperieren.* München: Heyne

Bauer, I. & Baumeister, R. F. (2013). Self-regulatory strength. In: Vohs, K. D. & Baumeister, R. F. (Eds.): *Handbook of self-regulation.* New York: Guilford, 2013, S. 64-82

Bakermans-Kranenburg, M. J. et al. (2008). Experimental evidence for differential susceptibility: Dopamine D4 receptor polymorphism moderates intervention effects on toddlers' externalizing behavior in a randomized controlled trial. *Developmental Psychology, Bd. 44,* S. 293

Berndt, C. (2015). Das Geheimnis der psychischen Widerstandskraft. Was uns stark macht gegen Stress, Depressionen und Burn-out. München: DTV

Brown, A. L. (1984). Metakognition, Handlungskontrolle, Selbststeuerung und andere noch geheimnisvollere Mechanismen. In: Weinert, F. E. & Kluwe, R. H. (Hrsg.): *Metakognition, Motivation und Lernen.* Stuttgart: Kohlhammer, S. 60–109

Brunsting, M. (2015 a). *Lernschwierigkeiten. Wie exekutive Funktionen helfen können.* Bern: Haupt

Brunsting, M. (2015 b). Selbstregulation als Schlüssel zum Erfolg. *Schweizerische Zeitschrift für Heilpädagogik, 2015, 1,* S. 29–35

Brunsting, M. (2014 a). Exekutive Funktionen und Lernschwierigkeiten, oder: Wo ist denn hier der Regisseur? In: Kubesch, Sabine (Hrsg.): *Exekutive Funktionen und Selbstregulation.* Bern: Huber, S. 269–288

Brunsting, M. (2014 b). *Träumer oder ADS?* Oberuzwil: Verlag Am Weiher

Brunsting, M. (2012). *Meine drei Freuden heute. Logbuch.* Oberuzwil: Verlag Am Weiher

Brunsting, M. (2003). Psychotherapeutische Elemente in der Legasthenietherapie. In: Brunsting, M., Keller, H.-J., Steppacher, J. (Hrsg.): *Teilleistungsschwächen,* S. 259-277. Luzern: Edition SZH

Brunsting, M., Nakamura, Y. & Simma, C. (Hrsg. 2013). *Wach und präsent.* Bern: Haupt

Brunsting, M., Keller, H.-J. & Steppacher, J. (Hrsg. 2003). *Teilleistungsschwächen.* Luzern: Edition SZH

Bucher, A. (2008). *Was Kinder glücklich macht. Ein Ratgeber für Eltern.* München: Ariston/Hugendubel

Duckworth, A. L. & Seligman, M. (2006). Self-discipline outdoes IQ in predicting academic performance of adolescents. *Psychological Science, 16 (12),* S. 939–944

Eigsti, I., Zayas, V., Mischel, W. et al. (2006). Predictive cognitive control from preschool to late adolescence and young adulthood. *Psychological science, 17,* S. 478–484

Fink, R. P. (2010). *Successful careers. The secrets of adults with dyslexia.* Online: www.insightspsychological.com/Library/Successful Careers Dyslexia.doc (Letzter Zugriff am: 22.8.2015)

Fredrickson, B. (2011). *Die Macht der guten Gefühle.* Frankfurt: Campus

Gawrilow, C., Guderjahn, L. & Gold., A. (2013). *Störungsfreier Unterricht trotz ADHS. Mit Schülern Selbstregulation trainieren – ein Lehrermanual.* München: Reinhardt

Gold, A. (2011). *Lernschwierigkeiten.* Stuttgart: Kohlhammer

Gollwitzer, P. M. & Sheeran, P. (2006). Implementation intentions and goal achievement: A meta-analysis of effects and processes. *Advances in Experimental Social Psychology, 38 (2006),* S. 69–119

Hattie, J. & Anderman E. M. (2013). *International Guide to Student Achievement.* New York: Routledge

Hattie, J. (2012). *Visible learning for teachers.* London: Routledge

Hauschild, J. (2015). *Können Sie denn nicht lesen? Leo-Studie (Level one- Studie) 2011.* Hauschild auf www.spektrum.de/news/warum-gibt-es-so-viele-analphabeten-in-deutschland/137326

Ise, E., Engel, R. R., & Schulte-Körne, G. (2012). Was hilft bei der Lese-Rechtschreibstörung? *Kindheit und Entwicklung 21 (2),* S. 122–136

Jimerson, S. R. & Brown, J. A. (2013). Grade Retention. In Hattie, J. & Anderman, E. M. (Eds.): *International guide to student achievement.* S. 140–142. London: Routledge

Koole, S. L., Van Dillen, L. F., & Sheppes, G. (2013). The Self-Regulation of Emotion. In: Vohs, K. D. & Baumeister, R. F. (Eds.) *Handbook of self-regulation.* New York: Guilford, 2013, S. 28–40

Lauth, G.W., Grünke, M. & Brunstein, J.C. (2014). *Interventionen bei Lernstörungen. Förderung, Training und Therapie in der Praxis.* Göttingen: Hogrefe

Leemann, K. (2015). *Grundbausteine der Rechtschreibung.* Zug: Klett & Balmer

Lichtsteiner, M. (2013). *Dyslexie, Dyskalkulie. Chancengleichheit in Berufsbildung, Mittelschule und Hochschule.* Bern: Hep

Mischel, W. (2015). *Der Marshmallow-Test.* München: Siedler

Moffitt, T. E., Arsenault, L., Belsky, D. et al. (2011). *A gradient of childhood self-control predicts health, wealth, and public safety.* www.pnas.org/cgi/doi/10.1073/pnas.1010076108 (letzter Zugriff 24.2.2016)

Perrig, W. (2013). *Gedächtnis, Selbstregulation und Dyslexie. Mit kognitivem Training Lesen und Schreiben verbessern.* Referat Tagung Verband Dyslexie Schweiz. Zürich, 2.11. 2013

Perrig, W. (2008). *Braintwister.* Universität Bern (s. u. bei den Links)

Ranschburg, P. (1916). *Die Leseschwäche (Legasthenie) und Rechenschwäche (Arithmasthenie) der Schulkinder im Lichte des Experiments.* Berlin: Springer

Ruch, W. (2008). *Die positive Psychologie als neue Perspektive in Forschung und Intervention.* Referat Universität Zürich, 11.9.2008

Scheerer-Neumann, G. (2015). *Lese-Rechtschreib-Schwäche und Legasthenie. Grundlagen, Diagnostik und Förderung.* Stuttgart: Kohlhammer

Schenk-Danzinger, L. (1968). Handbuch der Legasthenie im Kindesalter. Beltz, Weinheim

Seligman, M. (2015). *Wie wir aufblühen: Die fünf Säulen des persönlichen Wohlbefindens.* München: Goldmann

Seligman, M. (2012). *Flourish – wie Menschen aufblühen.* München: Kösel

Seligman, M. (2003). *Der Glücksfaktor.* Bergisch-Gladbach: Ehrenwirth

Siegel, D. & Bryson, T. (2015). *Achtsame Kommunikation mit Kindern.* Freiburg: Arbor

Tallal, P. (1980). Auditory temporal perception, phonics and reading disabilities in children. In: *Brain and Language, 9 (2),* S. 182–198

Trommer, Margret (2015). *Geschafft trotz allem – Legasthenie ist kein Hindernis!* Newsletter des Verbands Dyslexie Schweiz (www.verband-dyslexie.ch)

Vohs, K. D. & Baumeister, R. F. (2013). *Handbook of self-regulation.* New York: Guilford

Von Suchodoletz, W. (2006). *Therapie der Lese-Rechtschreibstörung (LRS).* Stuttgart: Kohlhammer

Vopel, K. (2003). *Praxis der positiven Psychologie.* Salzhausen: ISKO-Press

Links

www.alphaprof.de	Website der LegaKids-Stiftung München, interessante Trainingsideen
www.braintwister-unibe.ch	Website der Uni Bern (Prof. W. Perrig) mit PC-Programm zum Training von Aufmerksamkeit
www.charakterstaerken.org	Website der Uni Zürich (Prof. W. Ruch) zum Erfassen von Charakterstärken

www.gfg-online.de	Website der Gesellschaft für Gehirntraining e.V., Ebersberg, Trainingsmaterial für Arbeitsgedächtnis
www.lesen-lire-leggere	Website des Verbands Lesen und Schreiben Schweiz, Kurse Lesen und Schreiben für Erwachsene
www.verband-dyslexie.ch	Website des Verbands Dyslexie Schweiz, interessante Informationen rund um Dyslexie

7. Anhang

Erfassungsmöglichkeiten, Trainingsmöglichkeiten

7.1 Wie man seine exekutiven Funktionen kennenlernen und auf sie aufpassen kann

1. **Handlungsplanung**
- Was ist meine Aufgabe?
- Was ist mein Ziel?
- Wie kann ich vorgehen?

2. **Organisation des Verhaltens (innere und äußere)**
- Habe ich mich innerlich auf die Aufgabe eingestellt?
- Habe ich die äußere Umgebung entsprechend ausgewählt oder eingerichtet?
- Habe ich Ablenkungen (Smartphone, PC, Spielkonsolen) Außer Sichtweite gebracht?

3. **Zeitgefühl und Zeitmanagement**
- Wie viel Zeit steht mir zur Verfügung?
- Habe ich genug Zeit?
- Ist mein Zeitgefühl einigermaßen zutreffend?
- Wie teile ich meine Zeit ein?

4. **Flexibilität des Verhaltens**
- Wie gehe ich vor bei solchen Aufgaben?
- Was mache ich, wenn es nicht funktioniert?

5. **Arbeitsgedächtnis**
- Kann ich mir Dinge kurzfristig merken?
- Bin ich vergesslich?
- Verliere ich bei komplexen Gedankengängen den roten Faden?
- Was kann ich tun, um weniger zu vergessen?

6. Selbstregulation (Aufmerksamkeit, Motivation, Impulse)

- Tue ich das, was ich sollte?
- Lenken mich Gedanken ab? Na ja, dann lasse ich die ziehen und komme wieder zurück zu dieser Aufgabe.
- Bin ich motiviert? Nein? Dann muss ich mich besonders bemühen bei dieser Aufgabe.
- Bin ich Außer mir vor Wut oder Ärger?
- Wenn es ganz schwierig ist, könnte eine stille Minute helfen.
- Habe ich angefangen?
- Bin ich dran?
- Bin ich fertig?

7. Metakognitionen

- Was weiß ich über das Lernen generell?
- Wie lerne ich am besten?
- Wie lerne ich am liebsten?
- Wie lerne/löse ich solche Aufgaben am besten?

8. Handlungskontrolle, -korrektur und Reflexion:

- Habe ich die das Ziel erreicht oder bin ich ihm nähergekommen?
- Habe ich Schritte in die richtige Richtung gemacht?
- Habe ich die Aufgabe richtig gemacht oder muss ich etwas korrigieren?
- Was habe ich hier gemacht?
- Was habe ich gelernt oder trainiert?
- Wo kann ich das sonst noch brauchen? (Transfer)

7.2 Fast ein Tool, oder: Wie man seine zehn wichtigsten Charakterstärken kennenlernen kann

Lesen Sie die folgenden Sätze oder lesen Sie sie Ihrem Kind vor und überlegen Sie, wie ausgeprägt diese ist. Die Skala reicht von 1 (fast gar nicht) bis 10 (total). Jede Zahl kann eingesetzt werden.

Formulieren Sie Sätze so um, dass sie für Erwachsene passen, falls Sie sie als Erwachsener brauchen wollen.

Wer mag, rechnet sich den Durchschnitt aus bei diesen verschiedenen Sätzen. So findet man seine persönliche größte Charakterstärke.

Wer es genauer wissen möchte, geht auf www.charakterstaerken.ch, wo es Fragebogen für Erwachsene und für Kinder gibt.

1. Gedanken, die optimistische und zuversichtliche Menschen oft haben:

Wenn ich in der Schule eine schlechte Note erhalte, denke ich an das nächste Mal, wenn ich besser abschneide werde.	1 2 3 4 5 6 7 8 9 10
Wenn mir etwas nicht gleich gelingt, stelle ich mir vor, wie ich es endlich schaffe.	1 2 3 4 5 6 7 8 9 10
Wenn ich groß bin, bin ich bestimmt ein glücklicher Erwachsener.	1 2 3 4 5 6 7 8 9 10
Wenn ich nicht weiß, wie etwas herauskommen wird, stelle ich mir immer wieder vor, wie es gut kommen wird.	1 2 3 4 5 6 7 8 9 10

2. Gedanken, die begeisterungsfähige und enthusiastische Menschen oft haben:

Ich liebe mein Leben.	1 2 3 4 5 6 7 8 9 10
Ich mache gerne tolle Sachen.	1 2 3 4 5 6 7 8 9 10
Wenn ich morgens aufwache, freue ich mich auf den neuen Tag.	1 2 3 4 5 6 7 8 9 10
Ich lasse mich leicht begeistern für interessante Themen, Ideen und Projekte.	1 2 3 4 5 6 7 8 9 10
Ich fühle mich gut, wenn ich etwas tun kann.	1 2 3 4 5 6 7 8 9 10

3. Gedanken, die Menschen mit viel Bindungsfähigkeit oft haben:

Ich weiß, dass ich für einen anderen Menschen ein sehr wichtiger Mensch bin.	1 2 3 4 5 6 7 8 9 10
Ich mache lieber etwas mit anderen zusammen als allein. Auch wenn es dann nicht genau das ist, was ich eigentlich wollte.	1 2 3 4 5 6 7 8 9 10
Auch wenn ich mit meiner Schwester, meinem Bruder oder meinem Cousin streite, habe ich sie immer noch lieb.	1 2 3 4 5 6 7 8 9 10
Ich mag es, mit der Familie zusammen zu sein.	1 2 3 4 5 6 7 8 9 10
Ich bin nicht so gern allein.	1 2 3 4 5 6 7 8 9 10

4. Gedanken, die neugierige Menschen oft haben:

Auch wenn ich allein bin, ist mir nie langweilig.	1 2 3 4 5 6 7 8 9 10
Mich interessiert vieles.	1 2 3 4 5 6 7 8 9 10
Wenn ich etwas wissen will, finde ich es mit einem Buch oder am PC heraus.	1 2 3 4 5 6 7 8 9 10
Ich sehe immer wieder interessante Dinge, die ich nicht verstehe.	1 2 3 4 5 6 7 8 9 10
Wenn ich erwachsen bin, wäre ich gerne Forscher oder Erfinder.	1 2 3 4 5 6 7 8 9 10

5. Gedanken, die Mensch mit viel Durchhaltekraft, Ausdauer und Fleiß oft haben:

Meine Eltern/andere loben mich dafür, dass ich die Dinge zu Ende bringe.	1 2 3 4 5 6 7 8 9 10
Ich bekomme, was ich haben will, wenn ich mich richtig anstrenge.	1 2 3 4 5 6 7 8 9 10
Ich halte durch, auch wenn es manchmal nicht so einfach ist und freue mich, wenn ich es geschafft habe!	1 2 3 4 5 6 7 8 9 10
Je öfter ich etwas mit Durchhaltekraft, Ausdauer und Fleiß zu Ende bringe, desto sicherer bin ich, dass ich das Ziel das nächste Mal auf diese Weise auch erreiche.	1 2 3 4 5 6 7 8 9 10

6. Gedanken, die dankbare Menschen oft haben:

Ich finde in meinem Leben jeden Tag etwas, für das ich dankbar bin.	1 2 3 4 5 6 7 8 9 10
Wenn ich über mein Leben nachdenke, entdecke ich viele Gründe, um dankbar zu sein.	1 2 3 4 5 6 7 8 9 10
Ich bin dankbar, dass mir das Leben so viel Gutes gebracht hat.	1 2 3 4 5 6 7 8 9 10
Ich vergesse nie, mich bei Menschen zu bedanken, die mir geholfen haben.	1 2 3 4 5 6 7 8 9 10

7. Gedanken, die Menschen mit viel Humor öfter haben:

Ich lache gern.	1 2 3 4 5 6 7 8 9 10
Ich erzähle gerne Witze.	1 2 3 4 5 6 7 8 9 10
Die meisten anderen Kinder würden sagen, dass es Spaß macht, mit mir zusammen zu sein.	1 2 3 4 5 6 7 8 9 10
Ich möchte gern noch besser lustige Geschichten oder Witze erzählen können.	1 2 3 4 5 6 7 8 9 10
Wenn einer meiner Freunde traurig ist oder wenn ich unglücklich bin, mache oder sage ich etwas Lustiges, und dann sieht alles schon wieder viel besser aus.	1 2 3 4 5 6 7 8 9 10
Wenn mir etwas Blödes passiert, lache ich darüber, wann immer es geht.	1 2 3 4 5 6 7 8 9 10
Es gibt im Leben viele Möglichkeiten zum Lachen.	1 2 3 4 5 6 7 8 9 10

8. Gedanken, die mutige Menschen oft haben:

Ich mache, was ich für richtig halte, auch wenn ich Angst habe.	1 2 3 4 5 6 7 8 9 10
Auch wenn mich die anderen vielleicht auslachen, sage ich, was ich für richtig halte.	1 2 3 4 5 6 7 8 9 10
Ich wage etwas, auch wenn ich nicht sicher weiß, wie es herauskommen wird.	1 2 3 4 5 6 7 8 9 10

Manchmal möchte ich am liebsten aufgeben. Dann mache ich mir Mut, halte durch und mache weiter, bis ich fertig bin.	1 2 3 4 5 6 7 8 9 10
Auch beim Lernen muss ich manchmal mutig und tapfer sein: Wenn die anderen anrufen und mit mir etwas abmachen wollen, ich aber noch lernen sollte.	1 2 3 4 5 6 7 8 9 10

9. Gedanken, die Menschen mit guter sozialer Intelligenz oft haben:

Ich gehöre in jeder Gruppe immer dazu.	1 2 3 4 5 6 7 8 9 10
Wenn ich fröhlich oder wütend bin, weiß ich meist warum.	1 2 3 4 5 6 7 8 9 10
Ich bin gern mit andern Menschen zusammen.	1 2 3 4 5 6 7 8 9 10
Ich verstehe schnell, worum es geht, wenn irgendwo etwas los ist zwischen Menschen.	1 2 3 4 5 6 7 8 9 10
Wenn irgendwo zwei miteinander streiten, habe ich oft Ideen, wie sie sich wieder vertragen könnten.	1 2 3 4 5 6 7 8 9 10
Wenn ich mit jemandem gestritten habe, mag ich den anderen trotzdem noch oder sicher bald wieder.	1 2 3 4 5 6 7 8 9 10

10. Gedanken, die reife Menschen oft haben:

Die anderen sagen oft, dass ich für mein Alter reif bin.	1 2 3 4 5 6 7 8 9 10
Ich weiß, worauf es im Leben ankommt.	1 2 3 4 5 6 7 8 9 10
Ich denke oft über das Leben nach.	1 2 3 4 5 6 7 8 9 10
Ich blicke gern und oft in meine Vergangenheit und in meine Zukunft.	1 2 3 4 5 6 7 8 9 10
Ich denke gern über verschiedene Themen nach.	1 2 3 4 5 6 7 8 9 10
Andere fragen mich oft um Rat.	1 2 3 4 5 6 7 8 9 10

Hauptthema: Pädagogik/Heilpädagogik

Monika Brunsting

Lernschwierigkeiten – Wie exekutive Funktionen helfen können

Grundlagen und Praxis
für Pädagogik und Heilpädagogik

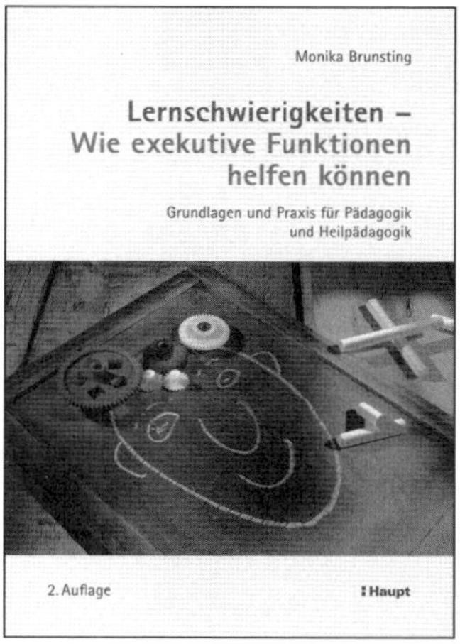

2. Auflage 2011. 217 Seiten, 5 Abb., 74 Tab., kartoniert
ISBN 978-3-258-07716-1

Praktische Hilfe bei Lernstörungen wie Legasthenie, Dyskalkulie und ADHS.

Exekutive Funktionen sind mentale Prozesse, mit denen Menschen ihr Verhalten steuern. Sie helfen bei allen gezielten Handlungen: beim Setzen von Zielen, bei der Planung, der Entscheidung für Prioritäten, bei der Impulskontrolle usw. Monika Brunsting zeigt in diesem Buch, wie Heilpädagogen/innen Störungen der exekutiven Funktionen – Legasthenie, Dyskalkulie, ADHS u.a. – erkennen und was sie dagegen im Unterricht unternehmen können. Die Autorin präsentiert eine Fülle von praktischen Möglichkeiten, wie dieses Wissen von Lehrpersonen in unterschiedlichen Lernfeldern und auf verschiedenen Altersstufen umgesetzt werden kann.

Mit Zusatzmaterial unter: www.haupt.ch/ef

Haupt

Haupt Verlag Bern
verlag@haupt.ch • www.haupt.ch

Monika Brunsting/Yuka Nakamura/
Christoph Simma (Hrsg.)

Wach und präsent – Achtsamkeit in Schule und Therapie

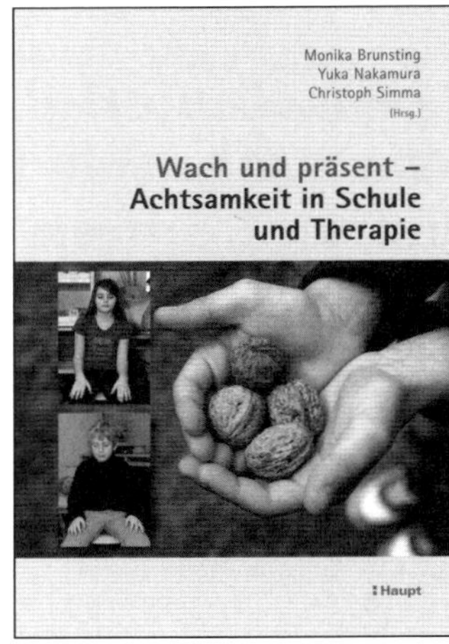

2015. 213 Seiten, div. Fotos, kartoniert
ISBN 978-3-258-07821-2

Dieses Buch richtet sich an Lehrpersonen aller Stufen (Kindergarten bis Gymnasium) und Arten (Regelklassenlehrpersonen, Heilpädagogen, Fachlehrpersonen usw.) und möchte sie für das Konzept der Achtsamkeit sensibilisieren. Achtsamkeit hilft Lehrpersonen und Schülern, innerlich im Gleichgewicht zu bleiben, und bildet eine wichtige Basis für das Lernen. Gerade in Zeiten von Hektik und Überlastung ist die Übung von Achtsamkeit ein konkreter und effektiver Weg zurück in die eigene Mitte. Das Buch gibt eine fundierte Einführung in das Thema Achtsamkeit und ihre Bedeutung für die pädagogische Arbeit. Ausgehend von der Fragestellung «Wie kann man in der Schule lernen, achtsamer zu sein und achtsamer zu leben?», werden mögliche Wege zu mehr Konzentration, Aufmerksamkeit, Ruhe und Stille aufgezeigt.

Im ersten Teil diskutieren die Autorinnen Achtsamkeit im Kontext von Pädagogik und Heilpädagogik und fassen den aktuellen Stand der Forschung zu den Wirkungen von Achtsamkeit zusammen. Im zweiten Teil berichten verschiedene Autoren aus Regelklassen, aus den Bereichen Schulische Heilpädagogik, Psychomotorik-Therapie und Psychotherapie, wie sie Achtsamkeit in ihrem beruflichen Kontext praktizieren. Viele konkrete Praxisbeispiele, die zum Ausprobieren in der Klasse oder Gruppe einladen, aber auch Anregungen, die in der Familie aufgenommen werden können, sind hier zu finden.

Haupt

Haupt Verlag Bern
verlag@haupt.ch • www.haupt.ch